Zu diesem Buch

Die beiden führenden Shiatsu-Therapeuten Japans legen mit diesem Buch eine umfassende Einführung in Theorie und Praxis des Shiatsu vor. Dieses Grundlagenwerk zeigt, daß Shiatsu, richtig angewandt, ein ganzheitliches Heilsystem sein kann, das durch eine Aktivierung der Selbstheilungskräfte zur Harmonisierung von Körper und Geist verhilft.

Anhand von 370 Illustrationen wird die praktische Shiatsu-Behandlung für die verschiedensten Krankheitsbilder in allen Einzelheiten demonstriert.

Ein spezielles Kapitel über Selbst-Shiatsu zeigt zudem, wie die Heilmassage als wirksames Mittel der Selbsthilfe eingesetzt werden kann.

Shitsuto Masunaga
Wataru Ohashi

Shiatsu

Theorie und Praxis
der japanischen Heilmassage

Aus dem Englischen
von Sabine Reinhardt-Jost

rororo
Rowohlt

Gesundheit steht bei den meisten Menschen an erster Stelle ihrer Wünsche an die persönliche Zukunft. Gesund sein, das bedeutet nicht nur nicht krank sein. Gesundheit manifestiert sich in körperlich-seelischer Harmonie, im entspannten Umgang mit dem eigenen Körper. Denn viele organische Leiden haben ihre Ursache in seelischen Verspannungen, bei denen die herkömmliche Pharma- und Apparatebau-Medizin meist versagt.

Medizin und Gesundheit faßt deshalb das Themenspektrum weit. Unter dieser Klammer erscheinen Titel zu neuen Entwicklungen der naturwissenschaftlichen und psychosomatischen Medizin und zur Medizingeschichte, aber auch praktische Ratgeber zum Umgang mit spezifischen Krankheiten und ihrer Heilung. Ernährungsratgeber sind hier ebenso zu finden wie Bücher zum Streßabbau, zu Körpertherapien und Entspannungsprogrammen.

Umschlagentwurf Manfred Manke
Die deutsche Erstausgabe erschien unter dem Titel
«Das große Buch der Heilung durch Shiatsu»
im Scherz Verlag, Bern und München.
Titel der Originalausgabe «Zen Shiatsu»
Veröffentlicht im Rowohlt Taschenbuch Verlag GmbH,
Reinbek bei Hamburg, Januar 1989

Satz Garamond (Linotron 202)
Gesamtherstellung Clausen & Bosse, Leck
Printed in Germany
1480-ISBN 3 499 18416 8

Inhalt

Vorwort: Shiatsu und Zen

Vieles in der japanischen Kultur ist von Zen beeinflußt. So zum Beispiel Kendo, Bogenschießen, Judo, japanische Gartenkunst, Architektur, Teezeremonie, Blumenstecken, No, Tuschemalen, Kalligraphie, Haiku und sogar einiges in der Küche, wie das Kochen mit Tofu (Sojabohnenquark), gesalzenen Pflaumen und Miso. Ja, der Einfluß ist allgemein so verbreitet, daß viele Japaner sich gar nicht mehr über dessen Ausmaß im klaren sind. Die meisten Menschen in Japan meinen, Zen sei nur eine der Richtungen des Buddhismus oder auch nur eine Schulung durch Meditation für Mönche. Aufgrund der zunehmenden Popularität von Zen im Westen beginnen sich jedoch viele Japaner erneut mit Zen zu befassen und lernen östliches Wissen im Zusammenhang mit der Kultur, Gesundheit und Lebensführung zu sehen.

Zen zielt im wesentlichen darauf hin, daß die Menschen durch die Entdeckung ihres Selbst zur Erleuchtung gelangen. Shiatsu ist eine Körperbehandlung, die in diesem Jahrhundert in Japan entwickelt wurde. Zurückzuführen ist sie auf alte chinesische Techniken, nämlich Do-in und Anma. Do-in hat viel Ähnlichkeit mit Yoga, und Anma läßt sich mit westlicher Massage vergleichen. Diese beiden Techniken sind die ältesten Formen medizinischer Behandlung im Osten.

In jüngster Zeit gewannen moderne Behandlungsmethoden wie Chiropraktik und Osteopathie neue Anerkennung in der Medizin. Massage aber wurde weiterhin höchstens als zweitrangiges Heilmittel betrachtet. In Japan wendet man Anma, das meist von Blinden praktiziert wird, mehr zur Entspannung und zum Vergnügen an. Shiatsu ist erst seit kurzem als eigenständige medizinische Behandlungsmethode anerkannt. Um den Unterschied zu Anma deutlich zu machen, greifen Shiatsu-Therapeuten ganz bewußt zu medizinischem Wissen des Westens und erklären mit dessen Hilfe diese Behandlungsmethode. Manche Therapeuten betonen überschwenglich, daß allein durch Fingerdruck alle Leiden geheilt werden können. Dieselbe Haltung findet man bei denen, die behaupten, daß Satori (die «Erleuchtung») im Zen einzig durch Sitzen in Meditation erreicht wird.

Solche Äußerungen lassen die tiefere Bedeutung außer acht, die sich hinter den scheinbar einfachen Methoden verbirgt. Natürlich beginnt Zen mit Meditation, aber es ist überhaupt nicht klar, warum wir sitzen und meditieren. Denn im Zen lassen sich Antworten nicht durch den Verstand finden. Es besteht nur die Möglichkeit, daß wir über den Weg der Meditation dahingelangen zu begreifen. Ebenso ist es bei Shiatsu. Es beginnt mit dem Druck der Finger, aber es ist schwer zu erklären, weshalb das Drücken bestimmter Punkte Leiden behebt. Sowohl bei Zen wie auch bei Shiatsu haben wir es mit etwas zu tun, das wir nicht verstandesmäßig erklären können, sondern das wir mit unserem ganzen Wesen erfahren müssen.

Bei der Beschäftigung mit Zen ist es schwer, das Wissen zu erfassen, das hinter der östlichen Philosophie steht – aber es ist notwendig, um Zen wirklich zu begreifen. Bei Shiatsu wird das Drücken allein nicht das Wesen dessen offenbaren, was man drückt. Ohne Kenntnis der östlichen Philosophie ist man nicht fähig, den Sinn des Lebens zu erfassen, und wird deshalb Shiatsu nicht korrekt anwenden. Das Grundprinzip des Shiatsu, das ich immer wieder hervorhebe, ist – genau wie bei Zen –, einen psychischen Kommunikationsstrom, ein «Lebensecho» mit dem Empfänger von Shiatsu zu erreichen. Manche Japaner messen diesem Aspekt keine Bedeutung zu, aber damit reduzieren sie Shiatsu zu einer eher mechanischen Technik, statt es als Heilmittel für die Lebenskräfte in unserem Körper zu nehmen.

Bei Zen ist es wichtig, daß man einen guten Meister hat. Bei Shiatsu ist der Patient unser Lehrer. Von besonderer Bedeutung ist, daß man durch Berühren diagnostiziert. In Japan bezeichnen wir diese Art der Diagnose als Setsu-shin. Wir suchen dabei nicht nach einer speziellen Krankheit, sondern bemühen uns, den Patienten psychisch und körperlich zu verstehen. Es gibt verschiedene Schulen von Shiatsu, aber es ist schwer, jemanden zu finden, der es auf der Basis von östlicher Medizin praktiziert. Die meisten der im Westen eingeführten Shiatsu-Techniken sind eher als Hausmittelchen und Symptombehandlung denn als wirkliche Heilmethode zu betrachten.

Man nimmt an, daß die östliche Medizin weitgehend von der indischen beeinflußt worden ist. In einem buddhistischen Sutra, das aus Indien stammt, fiel mir eine Passage besonders auf. Sie erläutert, wie der «König der Medizin» die Krankheit gut kennen, ihren Ursprung und ihre Ursache herausfinden, die Krankheit behandeln und dabei um die geistige Erleuchtung ebenso bemüht sein soll wie um die körperliche Verfassung. Das ist für mich die ideale Haltung der Medizin gegenüber. Konfuzius erklärte, er sei die Achse, die dazu da ist, Himmel, Erde und die Menschen zu verbinden. Er meinte, er spiele eine wesentliche Rolle dabei, die universale Ordnung der Natur und die Sitten der Menschen in Einklang zu bringen. Das ist keineswegs eine arrogante Haltung, sondern das Bewußtsein seiner selbst in bezug auf das universale Gesetz. Wir, die wir mit Medizin zu tun haben, sollten dasselbe Ziel anstreben.

Die östliche Medizin ist nicht so sehr auf den Verstand und die Wissenschaftlichkeit ausgerichtet wie die westliche. Wenn wir allerdings die Geheimnisse des Lebens achten und den Patienten dazu bringen, sich selbst wahrzunehmen, wird die Krankheit verschwinden und der Patient sich bemühen, von sich aus gesund zu werden. Gehen Sie mit Ihrer Hand zu einem Punkt oder Tsubo und folgen Sie den Meridian-Linien, vielleicht spüren Sie das «Echo» des Lebens. Wenn es Ihnen gelingt, diese Wahrnehmung zu empfangen und zu verstehen, wird Krankes sich auflösen.

Ich hoffe, mit diesem Buch die Techniken nicht allein von der manipulativen Anwendung her zu erläutern, sondern auch unter einem philosophischen Aspekt, damit Sie das Wesen von dem, was Sie tun, verstehen können. Und ich glaube, daß Sie nicht nur ein Recht darauf haben, gesund zu sein, sondern auch die Pflicht.

Shitsuto Masunaga

Erster Teil

Die Philosophie des Shiatsu

1. Die Geschichte des Shiatsu in Japan

Die Anerkennung von Shiatsu in Japan als eine echte, verläßliche Form der manipulativen Therapie kam vor etwa 70 Jahren, nachdem es unter anderen Bezeichnungen und in etwas anderer Form, zum Teil als eine Mischung aus Anma und Do-in, schon seit Jahrzehnten populär gewesen war. Zuvor wurden für Anma oder die Japanische Massage gesetzliche Bestimmungen erlassen, die festlegten, daß die Ausübenden eine Zulassung zum Praktizieren benötigten. Viele Therapeuten, die mit östlicher Massage arbeiteten, änderten daraufhin, um diese Bestimmungen zu umgehen, den Namen ihrer Behandlungsmethode und wandelten sie auch etwas ab. So kam die Bezeichnung Shiatsu auf, wobei *shi* Finger und *atsu* Druck bedeuten. Als diese Behandlungsform wegen ihrer einfachen und zugleich wirkungsvollen Technik immer beliebter wurde, erkannte man sie legal als Form der Therapie an.

Die drei gesetzlich zugelassenen Formen der manipulativen Therapie sind in Japan Anma, westliche Massage und Shiatsu. Einige Therapeuten betonen, daß zwischen diesen drei Behandlungsmethoden große Unterschiede bestehen. Ich meine, so groß können die Unterschiede auf ein und demselben Gebiet, nämlich der durch die Hände hervorgerufenen Stimulierung des Körpers, gar nicht sein. Natürlich gibt es eine Vielzahl von Methoden und Schulen, aber grundlegend ähneln sie alle einander. In Japan heben die Leute meist die medizinische Seite von Shiatsu hervor und grenzen es damit von Anma ab. Das beruht weniger auf der angewendeten Technik als darauf, daß Anma mehr unter dem Aspekt des Vergnügens als dem der Gesundheit gesehen wird.

Es ist auch wichtig, darauf hinzuweisen, daß die Wirksamkeit jeglicher Behandlung sowohl vom

Praktiker wie von der Methode und dem Zusammenspiel von beiden abhängt. So kann das Ergebnis von einem Therapeuten zum anderen sehr unterschiedlich sein.

2. Die Wirkungen verschiedener Behandlungsmethoden

Die in alten Standardwerken über Anma beschriebene Anma-Methode setzt sich aus Diagnose und Behandlung zusammen. Das war der erste ganzheitliche Zugang zur Medizin. Vor ungefähr 1000 Jahren kam die chinesische Medizin nach Japan. Zu jener Zeit war die Anma-Methode im Bereich der Medizin gut bekannt und wurde als der sicherste und einfachste Weg zur Behandlung des menschlichen Körpers angesehen. Während der Edo-Periode (vor etwa 300 Jahren) mußten die Ärzte in Japan Anma studieren, um den Bau des Körpers kennenzulernen und mit seiner Funktionsweise unter dem Gesichtspunkt der Meridian-Linien vertraut zu werden. Die Schulung in dieser mit den Händen ausgeführten Therapie brachte sie dazu, exakt diagnostizieren, die chinesische Kräutermedizin anwenden und die «Tsubos» lokalisieren zu können, wie die Akupunktur-Punkte in Japan genannt werden. Das machte ihnen später, wenn sie ausgelernt hatten, auch die Akupunktur-Behandlung leicht.

Leider beschränkte sich diese alte Methode im Laufe der Zeit darauf, nur noch einfache Leiden zu behandeln wie steife Schultern und Verspannungen im Rücken, und wurde zu einem Betätigungsfeld für Blinde. Da diese wiederum bei der regulären Ausbildung in Diagnose und Behandlung benachteiligt waren, ergab es sich allmählich, daß Anma nicht mehr als medizinische Therapieform betrachtet wurde.

Die westliche Massage ist als Behandlungsmethode bereits in der Geschichte des alten Ägypten und Griechenlands dokumentiert. Heute wird sie in Frankreich und anderen Ländern sowohl als Ergänzung zur Medizin als auch als Mittel zur Erhaltung der Schönheit und der Geschmeidigkeit eingesetzt. Diese Form der Massage wurde in Japan vor rund 100 Jahren populär, als es sich dem Westen öffnete. Jedoch blieb sie hier immer außerhalb des medizinischen Bereichs.

Etwas später kam noch eine andere Behandlungsmethode von China nach Japan, die stärker den Knochenbau, das autonome Nervensystem und die Funktionen der inneren Organe berücksichtigte als die Muskeln, das Lymphsystem und den Blutkreislauf wie bei der Massage. Einige traditionelle Anma-Therapeuten befaßten sich mit dieser neuen Methode, kombinierten sie mit ihrer eigenen Technik und entwickelten daraus eine neue Behandlungsart, die dann meist den Namen ihres Urhebers trug. All diese Techniken wurden unter dem Begriff Shiatsu zusammengefaßt. Wenn wir also von Shiatsu reden, müssen wir damit rechnen, eine ganze Reihe verschiedener Manipulationsmethoden anzutreffen.

3. Der Grund und Nutzen verschiedener Massage-Therapien

Im chinesischen *Nei Ching*, «Des Gelben Kaisers Lehrbuch der inneren Medizin», fragt dieser einen Meister der orientalischen Medizin, warum es so viele verschiedene Methoden zur Behandlung eines einzigen konstitutionellen Leidens gäbe und warum jede davon helfen würde. Der Meister entgegnete, die Umgebung sei der Grund für die unterschiedlichen Behandlungsmethoden: «Im östlichen Teil dieses Landes leben die Menschen dicht am Meer, essen mehr Fisch und Eiweiß und neigen zu Hautkrankheiten. In diesem Fall ist Akupunktur die wirkungsvollste Therapie. Der westliche Teil dieses Landes ist von Bergen und Wüste bestimmt. Die Menschen dort essen mehr tierisches Eiweiß und neigen zum Dicksein. Das wiederum ruft leicht Funktionsstörungen der inneren Organe hervor, die man am besten mit Kräuter-Medizin heilt. Der nördliche Teil dieses Landes hat ein kaltes Klima, und die Menschen haben daher mehr Weideland für Milchtierhaltung. Die inneren Organe verkühlen sich leicht, und es kommt zu Husten und Problemen mit Schleim. In solchem Fall ist Moxibustion am besten geeignet. Der südliche Teil dieses Landes ist heiß und feucht, und die Leute essen dort für gewöhnlich mehr Saures und Reifes. Sie sind für Krämpfe anfällig. Akupunktur ist unter diesen Bedingungen sehr heilsam. In der Mitte des Landes, wo es flach ist, essen die Leute gern, ohne hart zu arbeiten. Von daher ist allgemeine Schwäche weit verbreitet. Do-in und Ankyo (Anma) sind hier als Therapie angezeigt.» So verband der heilige Arzt diese Methoden zu einer äußerst wirkungsvollen umfassenden Behandlung, die sich nach dem Zustand des Patienten richtete.

An diesem Beispiel können wir sehen, wie die Effektivität einer jeden Methode von der Situation abhängt. Ein Laie mag jemanden behandeln und auch heilen. Beeindruckt von dem Erfolg seines Tuns, wendet er dieselbe Methode bei jemand anderem an. Hat er das Glück, auf den gleichen Typ und die gleichen Bedingungen zu treffen, wird er wie beim ersten Mal erfolgreich sein. Ansonsten wird er nichts erreichen und auch nicht verstehen, warum. Ein professioneller Therapeut wird sich in einem solchen Fall fragen, wieso die Heilung ausbleibt, und erkennen, daß er nicht auf einer Methode beharren darf. Die Kenntnis von einer Vielzahl von Behandlungstechniken hilft außerordentlich dabei zu bestimmen, welche die wirksamste Art der Behandlung für die jeweilige Person und ihr Leiden ist.

Viele Schulen der Massage-Behandlung betonen, daß ihre eigene Methode die wirksamste sei. Aber Kritik an den anderen besagt noch lange nicht, daß man weiter fortgeschritten oder erfolgreicher ist als die anderen. Diese Haltung, die zur Abwertung der Japanischen Massage geführt hat, und der Fehler, nur eine Methode gelten zu lassen, schadet allen; zu oft ist der Patient der Leidtragende. In unserem Eifer, wissenschaftlich objektiv zu sein, sind wir unempfänglich geworden für den subjektiven Teil jeder Krankheit – nämlich den Patienten.

Um die wirksamste Behandlung für eine bestimmte Person zu finden, müssen wir den verschiedensten Therapieformen gegenüber aufgeschlossen sein und stets den Patienten im Auge behalten.

4. Vergleich zwischen östlicher und westlicher Medizin

Mit der Renaissance sorgte das Aufkommen der Naturwissenschaften im Abendland dafür, daß mit «Aberglauben» aufgeräumt und exakt nachprüfbares Wissen in allen Bereichen in den Mittelpunkt gerückt wurde. Ungeheure Fortschritte und die Entdeckung ferner Länder folgten, und es entstand eine Kultur, die sich auf die meßbaren «Naturgesetze» gründete. Die neuen Konzepte befaßten sich nicht mehr wie z. B. zu Aristoteles' Zeiten mit der Frage nach dem «Wesen» eines Vorgangs oder eines Dinges (qualitativer Ansatz), sondern mit dem Wie, wozu dieser Vorgang in meßbare Faktoren zerlegt werden mußte (quantitativer Ansatz).

Diese Beschränkung auf das Wie eines Naturvorgangs, ohne Rücksicht auf sein Wesen, führte zu einer Flut von neuen exakten Naturerkenntnissen, die über lange Zeit als Erlösung aus einer unwissenden, primitiven Weltsicht gewertet wurden. Naturvorgänge sind quantitativ und meßbar geworden, und «das große Buch der Natur liegt aufgeschlagen vor uns» (Keppler). Der Siegeszug der europäischen Naturwissenschaft war nicht mehr aufzuhalten. Der medizinischen Wissenschaft gelang es in der Folge, immer mehr schwierige Krankheiten zu heilen, und man begann zu meinen, ein quasi paradiesischer Zustand werde bald erreicht sein, in dem es kein Leiden und keinen Tod mehr geben würde.

Die chinesische Medizin basiert auf einer anderen Vorstellung. So sagt zum Beispiel ein klassisches chinesisches Buch über die Medizin, geschrieben vor 2000 Jahren, die Menschen seien in früheren Zeiten sehr gesund gewesen und hätten ein Alter von über hundert Jahren erreicht. Heutzutage aber würden die Menschen nur noch halb so lange leben. Kam das daher, daß sich die Zeiten geändert hatten, oder waren es die Menschen selbst, die ihr Leben so verkürzten? Eine ähnliche Beobachtung findet sich später in dem buddhistischen Konzept vom Verfall der Zeitalter, in dessen Verlauf die Menschen von einem glücklichen Zustand immer mehr zu einem unglücklichen voranschreiten. Doch bevor wir uns völlig vernichten und von der Erde verschwinden, so sagt der Buddhismus, bekommen wir Hilfe, die uns wieder zu dem heilen Zustand zurückbringt. Religion und Medizin sind dabei ausschlaggebend.

In der westlichen Vorstellung beginnt die Menschheit an einem dunklen Punkt und entwickelt sich hin zu einer strahlenden, glücklichen Zukunft. Wir haben es mit einer geraden, linearen Entwicklung zu tun. Im östlichen Denken dagegen hat der Mensch zu Beginn in einer idealen, heilig zu nennenden Welt gelebt und gelangte dann allmählich zu einem schlechten, unglückseligen Dasein, kann aber den ursprünglichen harmonischen Zustand wiedererlangen. Das ist eine zyklische Theorie.

Um die Ordnung der Natur zu verstehen, analysiert das westliche lineare Denken Phänomene und sucht auch Ursachen dafür, kombiniert dann die gefundenen Ergebnisse und unterwirft alles der Vernunft, um nach schönen Theorien alle Phänomene in ein System einordnen zu können. Doch statt, wie beabsichtigt, Lebensvorgänge zu verstehen und zu erklären, verfängt sich das westliche rationale Denken in

Widersprüchen. Daraus entwikkelte sich die Dialektik. Sie entspricht im Grunde der östlichen Theorie von Yin und Yang, bei der ein natürliches Phänomen von einem Standpunkt der zyklischen Entwicklung her betrachtet und erklärt wird.

5. Lineare und zyklische Theorien

Medizin entwickelte sich aus der Erfahrung der Menschen, und es wurden im Laufe der Zeit die Methoden ausgewählt, die sich als wirksam herausstellten. In den modernen Wissenschaften analysiert man und leitet daraus rein rational neue Behandlungsmöglichkeiten ab. Das hat zur Entwicklung der modernen pharmazeutischen Präparate geführt. Die zugrunde liegenden medizinischen Theorien werden durch Experimente im Reagenzglas herausgearbeitet. Die Versuchsobjekte sind rein gehaltene Bakterienkulturen und mit Krankheitserregern infizierte Tiere. Hinter diesem Vorgehen steht die Theorie, daß man die Krankheit heilen kann, vernichtet man nur den sie verursachenden Erreger. Das entspricht ganz dem Wesen linearen Denkens. Dieses Konzept, bei dem der krankheitsauslösende Erreger unschädlich gemacht werden muß, führte zwangsläufig zur Anwendung chemischer Medikamente. Dabei wird, betrachten wir es einmal so, kleineres Leben getötet, damit größeres überlebt. Aber die pharmazeutischen Präparate trennt nur eine hauchdünne Wand vom Gift, und sie können rasch zum Schädlichen umschlagen. Sie zu verabreichen ist häufig eine heikle Gratwanderung.

Die chinesische Naturheilkunde setzt dagegen Pflanzen, Tierknochen und Mineralien ein. Sie geht nicht direkt die Krankheit an, sondern hilft dem Betroffenen, sie zu überwinden. Manchmal verschlimmert sich dabei erst einmal vorübergehend das Befinden, was wir in Japan als *Menken* bezeichnen. In der westlichen Medizin legen die Ärzte großen Wert darauf, die Krankheit sofort unter Kontrolle zu bringen und die Schmerzen zu beheben. In der chinesischen Naturheilkunde ist das Vorgehen – dem Wesen der Krankheit entsprechend – kreislaufartig (zirkulär), damit das Leiden an seinem Ursprung behandelt wird. In der westlichen Medizin begnügt man sich im allgemeinen damit, Symptome zu kurieren und geradlinig Macht gegen Macht zu setzen. Dem gegenüber nimmt die östliche Medizin mit ihrer zyklischen Theorie die Bedingungen an, wie sie sind, und geht von diesem Punkt aus, um dem Patienten Erleichterung zu bringen.

6. Volksmedizin

Heutzutage haben wir uns so sehr an die moderne Medikamente-Therapie gewöhnt, daß wir die Bedeutung und Notwendigkeit der Selbstheilungskräfte unseres Körpers vergessen haben. Ohne diese ihm innewohnende Fähigkeit aber würde unser Körper ständig krank sein. Unglücklicherweise erkennt die moderne Wissenschaft keine Phänomene an, die nicht nach ihren rationalen Maßstäben zu erklären sind. Deshalb ist auch die Selbstheilungsfähigkeit viel zu wenig im Bereich der Medizin beachtet und berücksichtigt worden. Dieselbe Haltung zeigt die Medizin der Volksheilkunde gegenüber. Da ihr Grad an Wirksamkeit nicht wissenschaftlich analysiert und gemessen werden kann, wird sie als Quacksalberei abgetan. Jedoch bestehen vom Standpunkt der Erfahrung her keine Zweifel an ihrer Effektivität.

Eine wachsende Zahl von Menschen, die um die schädlichen Nebenwirkungen der chemisch-pharmazeutischen Medikamente wissen, wendet sich heute jedoch der Volksmedizin als einer brauchbaren Alternative zu. Im Übereifer wurde allerdings so manches Buch geschrieben, in dem sie als das Allheilmittel dargestellt ist. Diese Übertreibung ist genauso schädlich wie ein Bericht, in dem behauptet wird, ein bestimmtes pharmazeutisches Präparat könne alle Krankheiten ausrotten. So etwas widerspricht völlig der Grundauffassung vom Wesen von Krankheit und Gesundheit. Gesundheit ist Ausgeglichenheit unserer Lebenskraft, die Pflege der Selbstheilungskräfte des Körpers und das Vertrauen darauf. Medizin jeglicher Art, ob natürlich oder chemisch, ist nur zweitrangig. Soll eine Behandlung anschlagen, muß man berücksichtigen, was sie wert ist, und ihre Grenzen wie auch ihre Möglichkeiten erkennen. Wenn wir richtiges Wissen über die Volksmedizin und ihre richtige Anwendung populär machen wollen, ist es wichtig, sie in dem ihr eigenen Rahmen zu sehen.

7. Die Funktion der Medizin

Wenn wir ein natürliches, gesundes Leben führen, brauchen wir, außer in Notfällen, keinen Arzt.

Die Geschichte zeigt uns, daß die Medizin oft ein Spiegel der sozialen Verhältnisse einer Zeit war. Während eines Krieges, wo soziales Chaos herrschte, waren Epidemien an der Tagesordnung, und medizinische Hilfe wurde dringend gebraucht.
Der heutige große Bedarf an ärztlicher Betreuung ist ein Anzeichen dafür, daß wir unnormal und nicht nach den Gesetzen der Natur leben.
Damit Krankheiten wirklich behoben werden, müssen wir ihre *Ursachen* beheben. So ist zum Beispiel eine Weiterentwicklung der Behandlungsmethoden für Kriegsverwundete im Grunde widersinnig. Wir sollten uns lieber darum bemühen, keine Kriege mehr zu führen. Eine Medizin, die durch Luftverschmutzung verursachte Schäden zu heilen versucht, kann nicht als Fortschritt angesehen werden, solange wir nicht mit der Verschmutzung aufhören.
Wenn sich die Medizin weiter darauf konzentriert, Symptome von Krankheiten zu kurieren, die von unserem unnatürlichen gesellschaftlichen und technologischen System hervorgerufen werden, trägt sie nur dazu bei, diese abnorme Lebensweise weiter zu festigen.

8. Vorbeugende Medizin

Im Westen bedeutet vorbeugende oder vorsorgende Medizin, daß man frühzeitig Infektionen und andere Erkrankungen erkennt und sie umgehend behandelt. Man möchte möglichst gesunde Körper «konstruieren» und sie durch regelmäßige Inspektionen auf ihre Funktionstüchtigkeit überprüfen lassen wie technisches Gerät. Aber ist das wirklich vorbeugend?
Allgemeine Richtlinien, die verhindern sollen, daß Krankheiten epidemische Ausmaße annehmen, sprechen die Masse insgesamt an, appellieren aber noch lange nicht an die Verantwortung des einzelnen, für seine Gesundheit Sorge zu tragen. Außerdem werden Krankheiten in der vorbeugenden Medizin wie auch generell als eine Sammlung fein säuberlich etikettierter Symptome gesehen, die für jeden Patienten die gleiche Gültigkeit haben.
In der östlichen Medizin suchen wir nicht nach einer bestimmten, genau umrissenen Krankheit, sondern bemühen uns statt dessen, das ungesunde Geschehen zu diagnostizieren, das sich in einem bestimmten Individuum abspielt. Wir sehen den Patienten im Hinblick auf seinen Körper als einzigartig und unterschieden von je-

dem anderen an und beziehen seine konstitutionellen Voraussetzungen in unsere Betrachtungen mit ein. Es geht uns darum herauszufinden, *warum* eine Krankheit sich überhaupt herausbilden konnte, und da setzen wir mit unserer eigentlichen Arbeit an, statt nur nach einer Beseitigung der Symptome zu suchen.

Dr. Hans Selyes Streß-Theorie bestätigt die östliche Medizin mit ihrer Abstimmung der Behandlungsmethode auf das Phänomen, das sie bei einem bestimmten Patienten beobachtet hat, statt eine Therapie anzuwenden, die lediglich für die Krankheit, aber nicht für den Menschen angezeigt ist.

Heutzutage gibt es viele Menschen, die sich in einem Zustand zwischen gesund und krank befinden. Man könnte sie als halbgesund oder beinahe-krank bezeichnen. Nach dem Prinzip der westlichen wissenschaftlichen Medizin kann ihnen erst geholfen werden, wenn sie richtig krank geworden sind. In der östlichen Medizin dagegen ist es möglich, sofort damit zu beginnen, diesem halbgesunden Menschen zu helfen, bevor die Krankheit sich ausgeprägt hat, und auch dann, wenn uns noch keine Diagnose vorliegt.

Ähnliches gilt für Ayurveda, das uralte indische medizinische System. Auch dort werden bestimmte Vorgänge, die sich in einem Patienten abspielen, diagnostiziert und nicht eine spezielle Krankheit gesucht. Kurz gesagt, man betrachtet Strukturen (Verhältnisse) und behandelt die Erscheinungen, nicht aber einen Krankheitsbegriff, hinter dem der Mensch verschwindet.

Es kann in diesen Systemen sehr wirkungsvoll behandelt werden, wenn man die Störung oder anormale Erscheinung rasch erkennt, bevor sie sich zu einer konkreten und diagnostizierbaren Krankheit entwickelt. Wachsamkeit für die Beschaffenheit des eigenen Körpers zu entwickeln und sensibel dafür zu sein, wann etwas damit nicht in Ordnung ist, trägt sehr zur wahren Gesunderhaltung bei. Je weißer das Papier, desto eher zeigt es uns den Schmutz. Je sensibler jemand für Störungen ist, desto gesünder bleibt er.

Vorbeugende Medizin im eigentlichen Sinn bedeutet, für normale Verhältnisse im Körper zu sorgen. Denn der normal funktionierende Organismus wird dann von selbst mit Erkrankungen fertig. Doch dazu muß jeder lernen, sich wieder verantwortlich für die Gesunderhaltung seines Organismus zu fühlen und diese in sein tägliches Leben mit einzubeziehen.

9. Was Shiatsu für Sie tun kann

Ich halte Shiatsu für eine der besten Gesunderhaltungsmethoden im Alltag, die nicht nur Erkrankungen behebt, sondern auch dagegen vorbeugt. Shiatsu-Behandlungen sollten auch mit einer ausgewogenen Ernährung einhergehen. Denn Nahrung ist die Grundlage des Lebens und die Kost die Wurzel unserer Gesundheit. Unser körperlicher, seelischer und geistiger Zustand begründet sich darauf, was wir von unserer Umwelt in uns aufnehmen, wie wir uns ernähren.

Damit der Körper überhaupt richtig von der ausgewogenen Kost profitieren kann, ist es wichtig, daß wir unser Essen unter entspannten Bedingungen zu uns nehmen. Denn nur so wird für gute Verdauung gesorgt, die grundlegend für unser inneres Gleichgewicht ist. Die Art, wie wir essen und verdauen, hängt stark von unserer sozialen Umgebung ab. So wird wiederum unsere Gesundheit zu einem Großteil von den menschlichen Beziehungen bestimmt und spiegelt diese wider.

Jeder Mensch braucht tiefergehenden Kontakt zu anderen, doch in unserer streßerfüllten Zeit hat so mancher nicht mehr die Zeit und den Mut für intensivere Beziehungen. Den Mangel und die Enttäuschungen sammeln wir dann in Form von Spannungen in der Haut an. Diese führen zu Störungen im Hautbereich, die wiederum allmählich die inneren Organe in Mitleidenschaft ziehen.

Shiatsu-Behandlung gibt uns die Chance, uns nicht nur der körperlichen, sondern auch der gesellschaftlichen Störungen bewußt zu werden. Empfindet es jemand als angenehm, eine Shiatsu-Behandlung zu erhalten, hat er ziemlich sicher gute Beziehungen zu anderen Menschen. Empfindet er es hingegen als unangenehm und schmerzhaft, so sind wahrscheinlich Spannungen zum sozialen Umfeld vorhanden, die eine Ursache für innere Störungen sein können. Im ersten Fall kann Shiatsu helfen, den Menschen noch freier und offener zu machen, im zweiten wird der Patient lernen zu erkennen, wie sich seelische Schwierigkeiten in Blockaden im Körper manifestieren. Sie werden durch die Behandlung abgebaut, und die dann entstehende Harmonie und Vitalität führen zu tieferen sozialen Kontakten und Gesundheit.

Sind wir gesund, reagiert unser Körper auf äußerliche Einflüsse in einer natürlichen, positiven Weise. Bei Shiatsu entsteht zwischen dem Behandelnden und dem Empfangenden durch den

Berührungskontakt und den Druck auf den Körper eine warmherzige und verstehende Beziehung; sie werden füreinander sensibilisiert. Geistiges und emotionales Unbehagen beim Behandelten sind durch den Hautkontakt sofort zu fühlen. Ebenso wird Unbehagen und anormales Funktionieren des Geistes und des Körpers beim Shiatsu vom Praktiker auf den Patienten übertragen. In manchen Fällen ist dieses Unbehagen erst einige Zeit später zu spüren.

Beschwerden, die durch den Reiz in Form von Fingerdruck hervorgerufen werden, regen die natürlichen Selbstheilungskräfte in unserem Körper an und lassen uns überhaupt auf sie aufmerksam werden. Indem der Patient seine Störungen fühlt, hat er die Chance, auf sie zu achten und nach ihren Ursachen Ausschau zu halten. Ist sein Zustand nicht zu ernst, kann er auf die Selbstheilungsfähigkeiten seines Körpers bauen. Menschen, denen es bisher an Selbstwahrnehmung fehlte, führt Shiatsu dahin, aus Unbehagen und Schmerz lesen zu lernen, was sich in ihrem Körper abspielt und was ihm fehlt. Der Shiatsu-Therapeut kann solche Patienten zu einem erfüllten Leben zurückführen, wenn er sie auf diese Erscheinungen und Zusammenhänge aufmerksam macht.

Es gehört zur Aufgabe des Shiatsu-Therapeuten, aufrichtig bei der Anwendung seines Wissens zu sein. Er sollte niemals die Schwächen eines Patienten bemängeln, sondern mitfühlend auf seinen Schmerz eingehen.

Zweiter Teil

Die Theorie des Shiatsu

1. Definition von Shiatsu

Das japanische Gesundheitsministerium definiert Shiatsu folgendermaßen: «Shiatsu-Therapie ist eine Form von manueller Behandlung, ausgeführt mit den Daumen, anderen Fingern und den Handflächen, ohne Zuhilfenahme irgendwelcher Instrumente. Durch Druck auf die menschliche Haut beseitigt sie innere Störungen, fördert und erhält die Gesundheit und behandelt spezielle Beschwerden.»

Die alte Japanische Massage (Anma), die moderne Massage und Shiatsu lassen sich nach der Art, wie die manuelle Behandlung erfolgt, unterscheiden. Shiatsu kann man auch als die Anwendung von punktuellem Druck bezeichnen, der in Rhythmus, Stärke und Stimulationstechnik wechselt. Alle drei Massage- beziehungsweise manuellen Behandlungsmethoden wollen die Funktionen des menschlichen Körpers stabilisieren, wobei ihre Unterschiede darin liegen, ob sie die Blutzirkulation und Nervenreaktionen direkt oder indirekt anregen. Die Wirksamkeit der manuellen Therapie ist durch moderne wissenschaftliche Experimente nachgewiesen worden, die sich mit der Reizung der Haut befaßten. Von dieser Seite her gibt es keine Unterschiede zwischen den drei Techniken, auch wenn sie von unterschiedlichen Prinzipien ausgehen.

Die drei Methoden werden offiziell zwar als verschieden bezeichnet, aber professionelle Praktiker sagen, daß die Unterschiede gar nicht so groß sind. Die Absicht der Massage- oder manuellen Therapien ist es, die dem Menschen innewohnende natürliche Heilkraft zu aktivieren und dadurch jeweils vorhandene innere Störungen zu beheben. Der Name Shiatsu sollte eigentlich nur kennzeichnen, daß es sich um eine Massage zur Heilung und weniger zur Entspannung und zum Vergnügen handelt.

2. Shiatsu als medizinische Behandlung

Im Westen hat sich die Medizin schon sehr zeitig zur Notfall- und Symptombekämpfungsmedizin entwickelt. Der Zusammenhang zwischen geographischer Lage und Krankheit und der Besonderheit des Patienten fanden und finden noch immer wenig Beachtung. Sie sah ihre Aufgabe in der Bezwingung großer Seuchen und ist heute in erster Linie eine Reparaturmedizin, ohne die Gesamtheit des menschlichen Körpers zu berücksichtigen. Die Massage hat darum im Bereich der westlichen Schulmedizin nur eine bescheidene Randfunktion. Die östliche Medizin dagegen sieht den Menschen und das kosmische Geschehen als eine untrennbare Einheit. Krankheiten sind Störungen dieser Harmonie und betreffen den gesamten Organismus und das seelische und geistige Leben. Massage-Therapien standen darum immer im Mittelpunkt der Medizin. Unterschiede wie Japanische Massage (Anma), europäische Massage und Shiatsu erklären sich aus gesellschaftlichen Gegebenheiten. Hinter den leicht verschiedenen Wirkungsweisen stehen leicht abweichende Prinzipien, die jedoch ein großes Grundprinzip verbindet, nämlich den Energiefluß im Körper anzuregen und Blockierungen aufzulösen. Anma und die europäische Massage stimulieren direkt die Blutzirkulation und konzentrieren sich darauf, stagnierendes Blut in der Haut und den Muskeln zu lösen und Spannungen und Steifheit, die von Zirkulationsstörungen herrühren, zu beheben. Shiatsu wiederum befaßt sich mit der Korrektur und Unterstützung des Knochenbaus, der Gelenke, Sehnen, Muskeln und der Pflege der Meridiane, die, wenn der Energiefluß in ihnen gestört ist, das vegetative Nervensystem und somit auch die Organfunktionen beeinträchtigen.

Shiatsu ist als Hausmittel recht wirksam, wenn es auch als wirkliche Therapie nach einem Fachmann und einer genauen Diagnose verlangt, damit beste Ergebnisse erzielt werden können. Als ich vor einiger Zeit in Japan ein Buch schrieb, das Ärzten neue Aspekte von Shiatsu vermitteln sollte, war ich erstaunt, viele Briefe von Laien zu erhalten, in denen sie von ihren Erfolgen bei Familienmitgliedern und Freunden berichteten. Die Technik und Theorie des Shiatsu war von diesen Leuten voll erfaßt und praktiziert worden.

Dagegen ist es für den Laien unmöglich, Akupunktur, Chiropraktik und Osteopathie anzuwenden. Sogar Fachleute benötigen nach ihrer Ausbildung noch lange Zeit, um diese Techniken zu erfassen und richtig auszuüben. Shiatsu dagegen ist einfach, wirkungsvoll und sicher. Deshalb konnte es als Hausmittel so populär werden.

3. Shiatsu-Diagnose

Der Unterschied zwischen dem Shiatsu eines Laien und dem eines Fachmanns liegt nicht in der Anzahl der Techniken, die der letztere beherrscht. Doch der Spezialist besitzt im allgemeinen gründlichere Kenntnisse von der Theorie der Tsubos und ihrer Bedeutung für die Praxis und ist sicherer im Auffinden dieser druckempfindlichen Punkte entlang der Meridiane. Ironischerweise steigt, seit betont wird, wie leicht Shiatsu ist, der Zulauf bei professionellen Shiatsu-Praktikern.
Auf der professionellen Ebene wird vom Shiatsu-Anwender genauestes Diagnostizieren verlangt, damit herausgefunden werden kann, was die geeignetste Behandlung für den jeweiligen Patienten ist. Ohne diese Fähigkeit des exakten Diagnostizierens, die viel Übung verlangt, bleibt Shiatsu im Rahmen des einfachen, aber wirksamen Hausmittels. Bei Shiatsu ist Behandlung Diagnose und Diagnose gleichzeitig Behandlung. Die östliche Medizin kennt vier Arten von diagnostischen Methoden:
Bo-shin, die Gesamtdiagnose durch Beobachten des Patienten;
Bun-shin, die Diagnose durch Abhören von Körpergeräuschen;
Mon-shin, die Diagnose durch Befragen des Patienten nach seinen Beschwerden und der Krankheitsvorgeschichte;
Setsu-shin, das Erkennen von Störungen durch Berührung und Betasten. Bei Setsu-shin oder der Berührungsdiagnose dürfen nicht Erkrankungen in einzelnen Körpergebieten gesucht, sondern der Organismus muß als ein Ganzes gesehen werden, da er bei einer Störung in seiner Gesamtheit betroffen ist.
Eine Technik, die in der östlichen Medizin innerhalb des Setsu-shin benutzt wird, ist die Pulsdiagnose. In der westlichen Medizin zeigt der Puls die Herzschläge an, doch bei uns wird sie angewandt, um etwas über den Energie-Zustand der zwölf regulären Meridiane zu erfahren. Über den Puls kann der Therapeut tasten, welche Meridianlinien *Kyo* (Yin, ruhige Energie) und welche *Jitsu* (Yang, aktive Energie) sind.
Eine weitere Technik ist Ampuku-Diagnose-Therapie oder Setsu-shin im Hara-Gebiet. Ein

Meister der östlichen Medizin, Toudou Yoshimasu, hat gesagt: «Hara ist die Quelle unserer Energie (Ki). Alle Beschwerden haben ihren Ausgang in diesem Bereich. Deshalb fühlt man alles, wenn man das Hara untersucht.»
Das ist das Grundprinzip der Hara-Diagnose bei der Japanischen Massage. Bei der Ampuku-Therapie ist es nicht nötig, das Hara-Gebiet zu reiben oder zu kneten. Es wird nur langsam vorangleitend die Bauchgegend, jedoch kein spezieller Punkt, gedrückt, wobei der Patient ausatmet.
Um eine gute Wirkung zu erzielen, sollte der Druck drei bis sieben Sekunden gleichbleibend gehalten werden. Wenn man zu rasch drückt, geht die Stimulierung nicht tief genug. Durch den gleichbleibenden, länger anhaltenden Druck auf verschiedene Stellen der Körperoberfläche verschwindet allmählich das Unbehagen und die Verspannung, und man kann deutlicher den Zustand dieses Körpergebiets ertasten. Je kleiner der Raum ist, auf den jeweils Druck ausgeübt wird, desto intensiver ist die Wirkung.
Shiatsu beeinflußt das vegetative, unserer Willenssteuerung nicht unterworfene Nervensystem mit Sympathikus und Parasympathikus. Beide zusammen steuern die Aktivitäten des Körpers, und ihr Einfluß hält sich bei einem gesunden Menschen die Waage. Wenn wir überraschend ein Geräusch hören, erfolgt sofort eine Reaktion des Sympathikus. Hört das Geräusch auf oder ist es nicht bedrohlich, kommt der Parasympathikus zur Wirkung und beruhigt uns wieder.
Solche Reaktionen gelten auch für den Hautbereich. Plötzliche heftige Reize stimulieren den Sympathikus, der dann Herzschlag und Atmung beschleunigt. Die Muskulatur der kleinen Arterien zieht sich zusammen, der Blutdruck steigt. Damit die inneren Organe funktionieren können, muß zum Ausgleich der Parasympathikus aktiviert werden. Der Körper wird über den Sympathikus stimuliert und über den Parasympathikus sediert.
Indem wir langsamen und gleichbleibenden Druck ausüben, sind wir in der Lage, die Reaktion des Sympathikus zu kontrollieren und gleichzeitig mit dem Parasympathikus zu arbeiten. Um die parasympathischen Nerven zu erreichen, muß man beide Hände gleichzeitig benutzen. Die eine Hand legt man dazu ganz auf, bei der anderen setzt man nur die Fingerspitzen ein. Mit der Handfläche kann man dann die Veränderungen spüren, die stattfinden, während die Fingerspitzen der anderen Hand drücken. Wenn der Parasympathikus negativ reagiert, fühlt man Widerstand gegen den Druck, den man ausübt.

Dieser Widerstand sollte nicht mit Festigkeit einer bestimmten Körperzone verwechselt werden. Es ist viel eher eine Reaktion des autonomen Nervensystems. Genauso fühlen es sowohl Patient wie Ausübender, wenn der Druck nicht richtig angewendet wird. Sympathie und Mitgefühl für den Patienten sind äußerst wesentlich bei der östlichen Diagnose. Leider beachtet die westliche technische Medizin das Befinden eines Patienten nicht, sofern es nicht ihrer Auffassung von der jeweiligen Krankheit entspricht. Sie bezeichnet es kurzerhand als Angst und beläßt es damit. Die Berührungsdiagnose ist liebevolle Hinwendung zum Patienten, um seine Leiden zu erfühlen. Das heißt, wir behandeln weniger die Probleme eines Menschen, sondern teilen seinen Schmerz mit ihm. Es ist wichtig, uns das beim Shiatsu-Geben immer wieder klarzumachen, damit die Behandlung nicht zu einer oberflächlichen Fingertechnik wird.

4. Manipulation und Berührungsdiagnose

In «Des Gelben Kaisers Lehrbuch der Inneren Medizin», dem *Nei Ching*, steht, daß zuerst einmal durch Berühren oder Kneten (Drücken) *Kyo* und *Jitsu* auf den Meridianlinien gefunden werden muß, bevor man mit der Akupunktur oder Moxibustion beginnen darf. Nach der Behandlung muß diese Prozedur des Abtastens wiederholt werden. Auch wenn Akupunktur und Moxibustion die Meridiane stimulieren, lassen sich durch zusätzliche Berührungsdiagnose noch bessere Ergebnisse erzielen. Moderne Akupunktur bedient sich leider nicht mehr des Setsu-shin und muß deshalb viel mehr Nadeln setzen, um zu dem gewünschten Resultat zu gelangen.

Die vier Diagnose-Methoden mögen schwierig erscheinen, aber das Wesentliche daran ist eigentlich nur, daß der Patient in jedem Fall äußerst sorgfältig beobachtet wird. Seine Art zu atmen, etwaige unregelmäßige Reaktionen wie Husten und sein Verhalten müssen vom Therapeuten intuitiv verstanden werden. Die Ärzte im Westen meinen, Medikamente und Operationen heilten die Krankheiten, und sie betrachten die Diagnose durch Abhorchen, Abklopfen oder Abtasten als nebensächliches Ritual. Sie sehen nicht, wie wichtig dieser intensive Berührungskontakt für den Patienten und dessen Vertrauen zum Arzt ist. Wahre Medizin setzt da ein, wo der Therapeut die Hände auf das Hara des Hilfesuchenden legt. Arzneimittel und Operation sind erst der letzte Ausweg. Bei Shiatsu ist diese Form der Berührung bereits Behandlung.

Die Berührungsdiagnose ist nicht nur eine Form intuitiv ausgeführter Behandlung, sondern auch ein Ausdruck zwischenmenschlicher Beziehung, die je nach Qualität größten Einfluß auf jede Therapie und ihren Erfolg hat. Bei Shiatsu wird diese Haut-zu-Haut-Beziehung, die für jeden Menschen elementar ist, gleich zu Anfang der Behandlung durch die Berührungsdiagnose hergestellt und dabei das Unbehagen oder die Krankheit sofort angegangen.

Das Setsu-shin des Ostens verlangt, daß der Praktizierende einen stetigen und festen, aber nicht ruckartigen Druck anwendet, der den Sympathikus nicht zur Reaktion zwingt und dem Parasympathikus ermöglicht, die Funktionen der inneren Organe zu beruhigen. Bei der westlichen Abtast-Diagnose dagegen wird, wenn der Arzt den Zustand von Haut, Muskeln und inneren Organen überprüft, der Sympathikus stimuliert, was zu Spannungsreaktionen führt. Setsu-shin erfolgt mit Einfühlungsvermögen, Mitgefühl und ohne daß Furcht aufkommt. Der Patient kann so viel besser den Therapeuten den wahren Zustand seines Körpers diagnostizieren lassen. In vielen Fällen fühlt der Therapeut viel deutlicher, wie es dem Patienten geht, als dieser selbst.

Nach der Philosophie von Yin und Yang ist Yin still und ohne Bewegung, und Yang ist die Oberfläche und die Aktivität. Bei der Behandlung von Krankheiten muß das Zusammenspiel von beiden gesehen werden. Die Symptome, die sich an der Oberfläche zeigen, sind Yang, während die Wurzel der Krankheit, die tief und verborgen liegt, Yin ist. Ohne diese Wurzel zu erfassen, die schwer aufzufinden ist, kann das Leiden nicht dauerhaft behoben werden. Ich will das am Beispiel von Gras verdeutlichen. Gras wächst über der Erde und ist Yang, die Wurzeln der Halme im Boden sind Yin. Der Teil, der über der Erde sprießt, ist leicht auszumachen, der darunter jedoch nicht ohne weiteres zu erkennen. Man kann das Gras noch so oft abschneiden, es wächst wieder nach, bis man die Wurzeln herausgezogen hat. Das gilt auch für Shiatsu. Man kann die Krankheit nicht heilen, indem man nur den Yang-Teil behandelt.

5. Shiatsu und die Meridianlinien

Das Konzept der Meridianlinien konnte bisher von der westlichen Medizin nicht wissenschaftlich belegt werden. Ihr gelang es nicht, diese Energiebahnen anatomisch nachzuweisen wie zum Beispiel die Nervenbahnen. Doch ebenso wie in der chinesischen Naturheilkunde, die nicht wissenschaftlich entwickelt worden ist und deren Heilmittel nicht in pharmazeutischen Labors hergestellt werden, wirkt vieles in der asiatischen Heilkunde viel überzeugender als wissenschaftlich ausgeklügelte Produkte. Einige Akupunktur-Methoden benutzen nur die Tsubos oder Akupunktur-Punkte und lassen die Theorie der Meridianlinien außer acht. Ich kann sagen, daß sie deswegen nicht weniger wirksam sind, besonders, da es sich, wie ich gleich erklären werde, um ähnliche Auffassungen handelt.

Meridianlinien werden als den Körper durchziehende Kanäle der Lebensenergie definiert. Viele der Meridiane stehen in Verbindung zu den Funktionen innerer Organe. Lange bevor die moderne Medizin den Zusammenhang zwischen der Haut und inneren Organen erkannte, entwickelte der Osten ein Heilsystem, bei dem Punkte auf der Haut stimuliert wurden, die mit der Funktion bestimmter innerer Organe zusammenhängen. Diese Punkte, die zu einem Großteil mit den Akupunktur-Punkten identisch sind, wurden dann durch eine imaginäre Linie miteinander verbunden, was zu den Meridianlinien führte, die dann für die Akupunktur und die Moxibustion benutzt wurden.

Meridianlinien und systematisierte Tsubos sollen über die Akupunktur entdeckt worden sein. Ich habe die Erfahrung gemacht, daß man die Meridianlinien fühlen kann, wenn man die richtigen Tsubos drückt, und auch ohne über außergewöhnlich ausgeprägte Sensibilität in den Fingern zu verfügen. Außerdem habe ich entdeckt, daß die Tsubos, verbunden mit anderen Tsubos, mehr Meridianlinien bilden, als die konventionelle Akupunktur kennt, und daß diese Linien auch nicht geradlinig verlaufen. Diese Meridiane überziehen den ganzen Körper.

In der klassischen östlichen Medizin gibt es vierzehn Haupt-Meridianlinien. Bei der Shiatsu-Behandlung sollten wir uns nicht wie bei der Akupunktur von den Meridianen einschränken lassen. Wir können zu den grundsätzlichen Linien ruhig weitere hinzufügen, denn bei dieser Art von Behandlung arbeiten wir mit einem größeren Gebiet. Bei meiner Therapie habe ich bisher zwölf Meridiane in den Beinen und zwölf in den Armen benutzt und damit bessere Resultate erzielt als nur mit den konventionellen.

In Abb. 1–15 finden Sie eine Darstellung des Verlaufs der zwölf Hauptmeridiane und ihrer Zuordnung zu Yin und Yang.

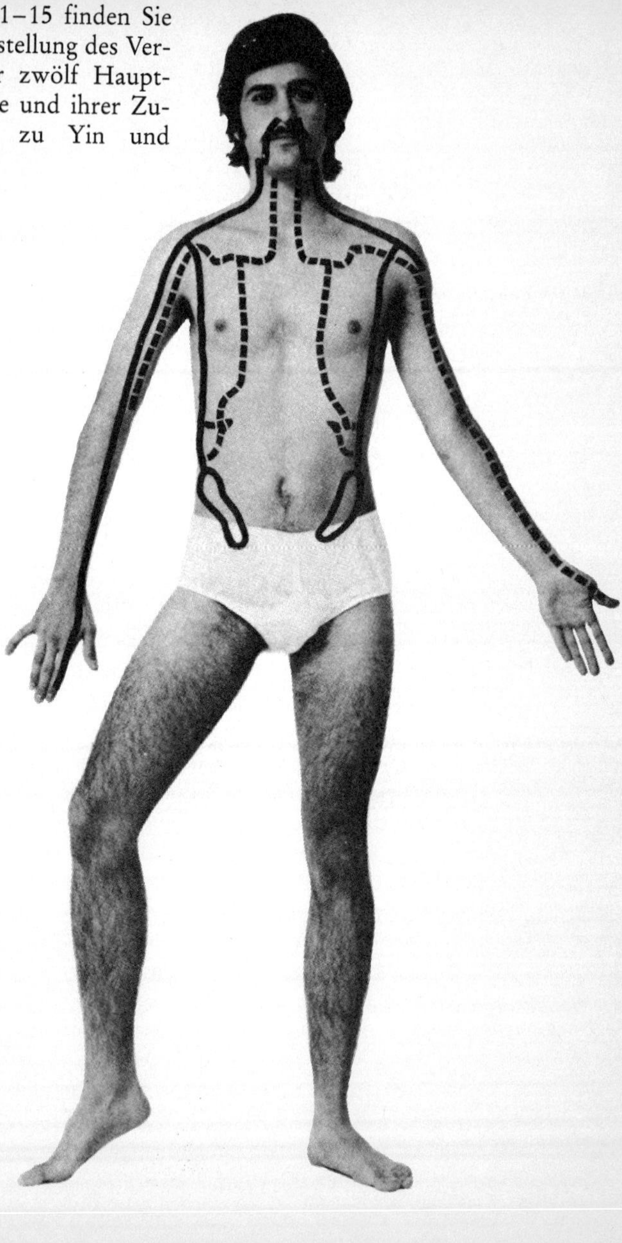

Abb. 1

- - - Lungenmeridian (LU)
—— Dickdarmmeridian (LI)

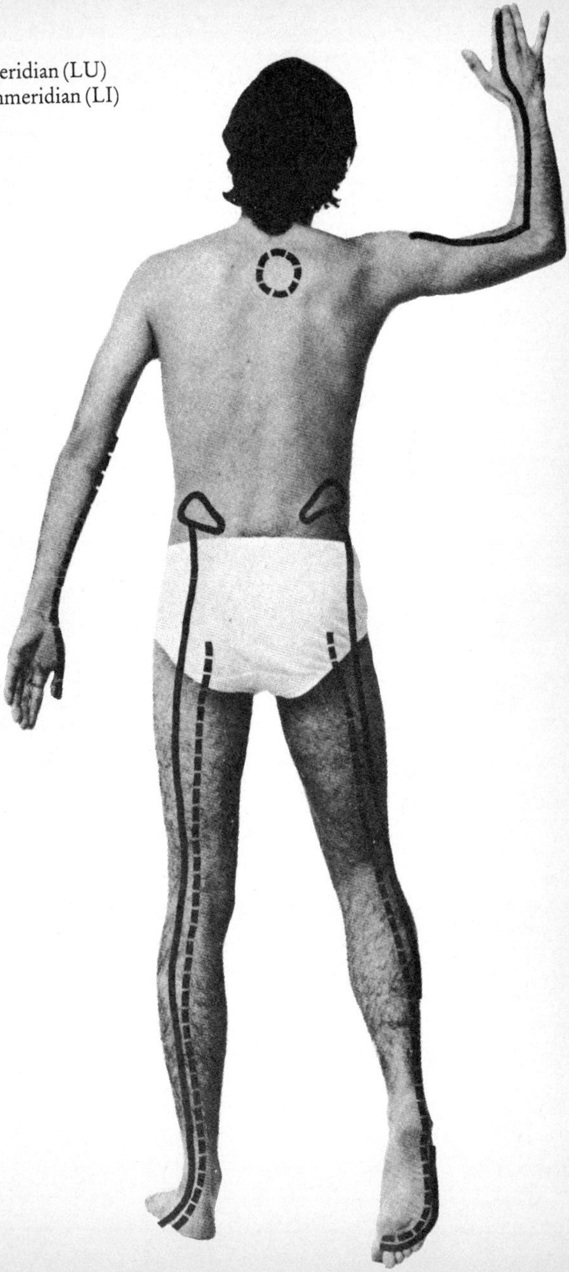

Abb. 2

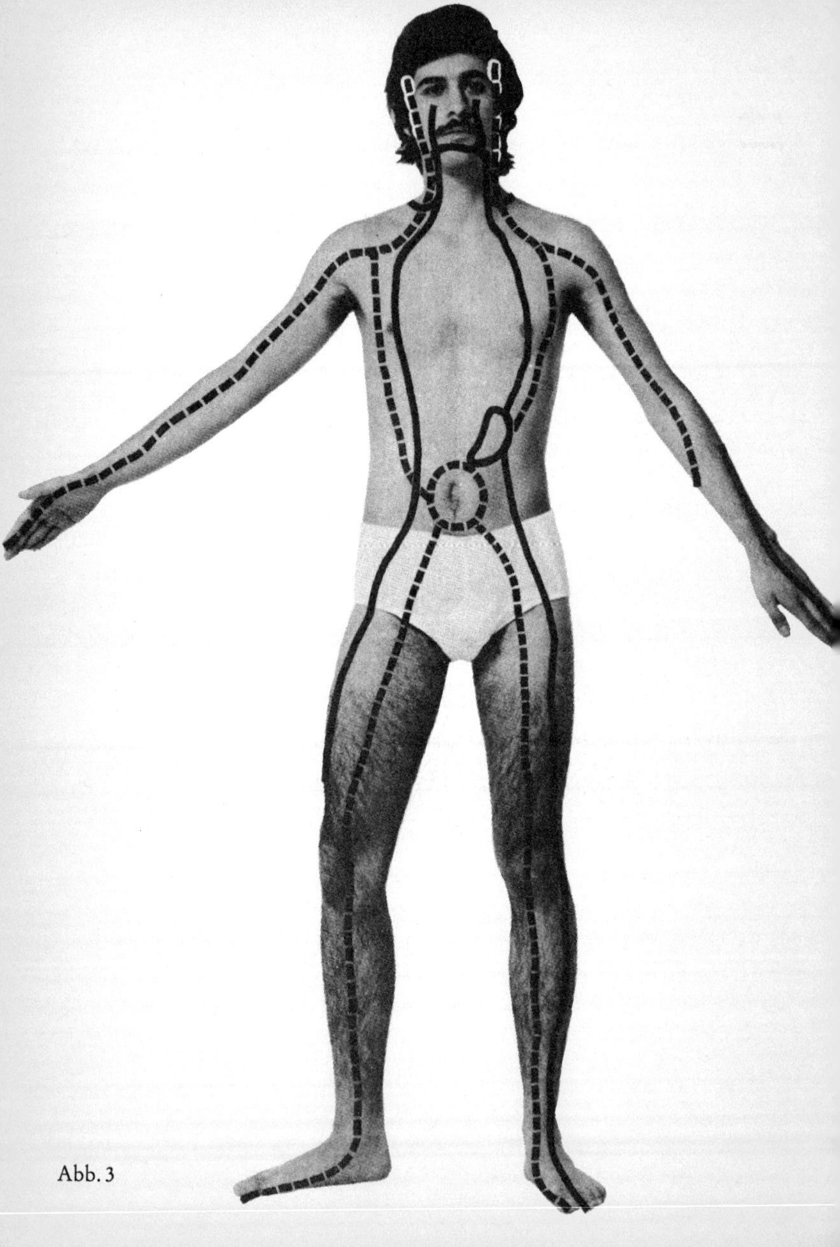

Abb. 3

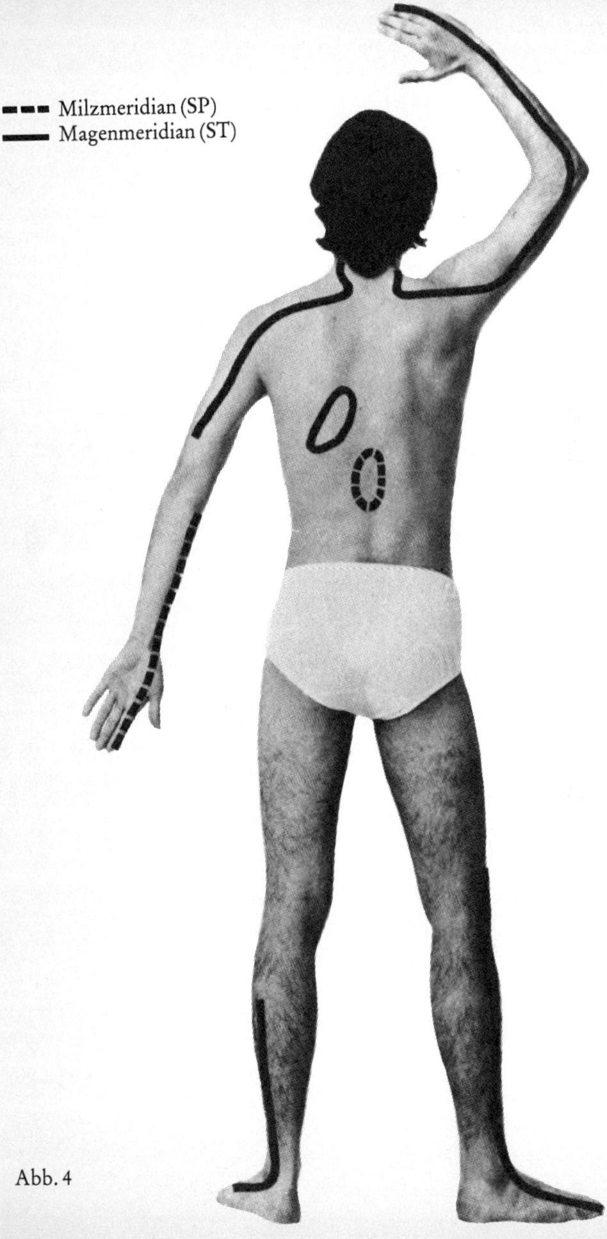

Abb. 4

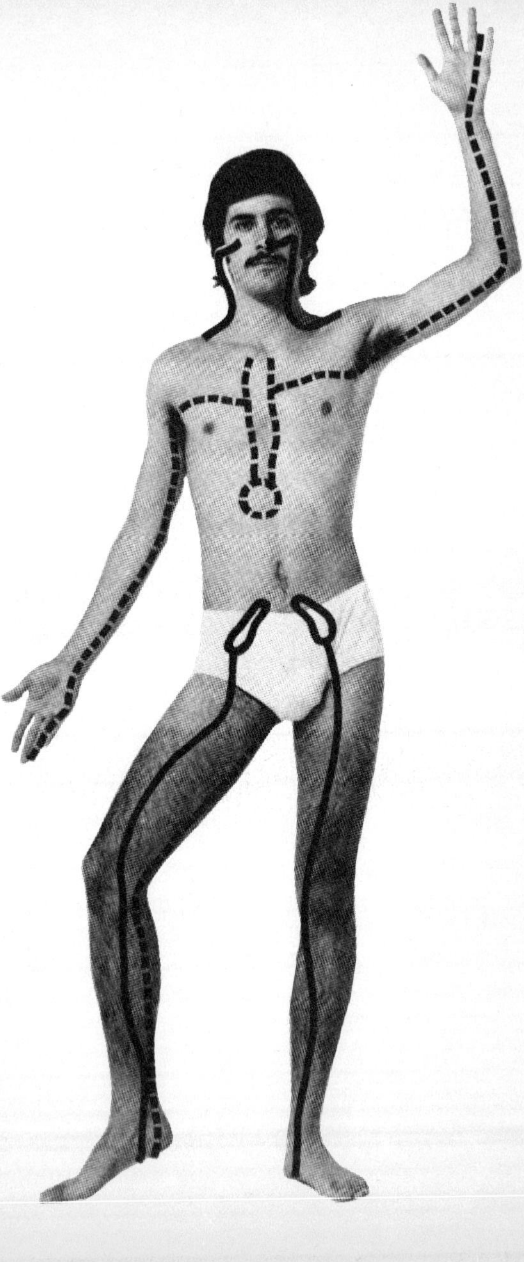

Abb. 5

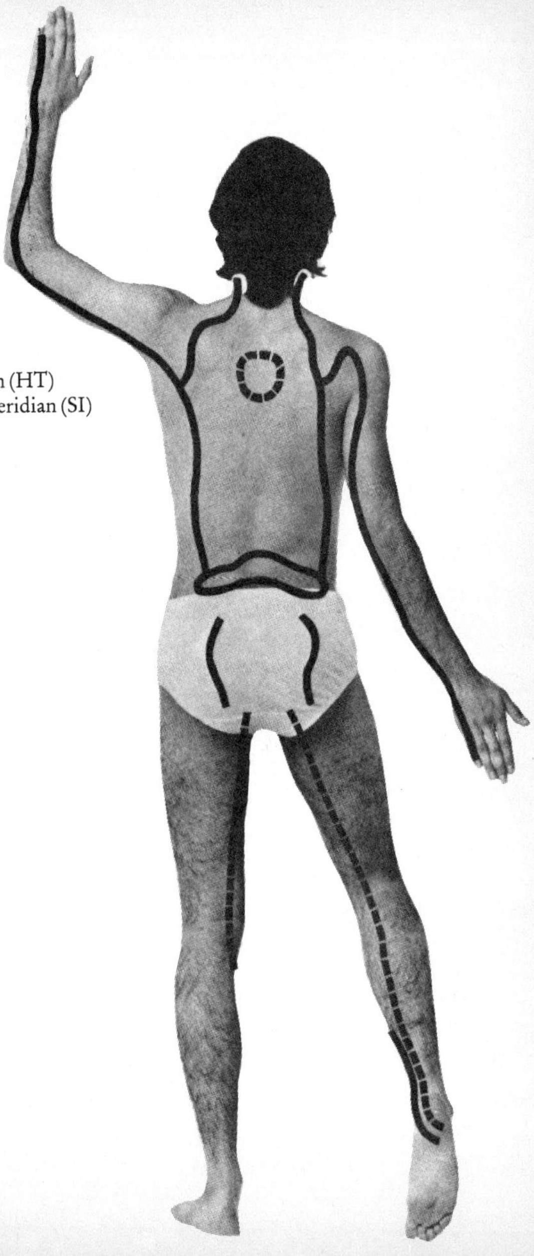

▬ ▬ ▬ Herzmeridian (HT)
▬▬▬ Dünndarmmeridian (SI)

Abb. 6

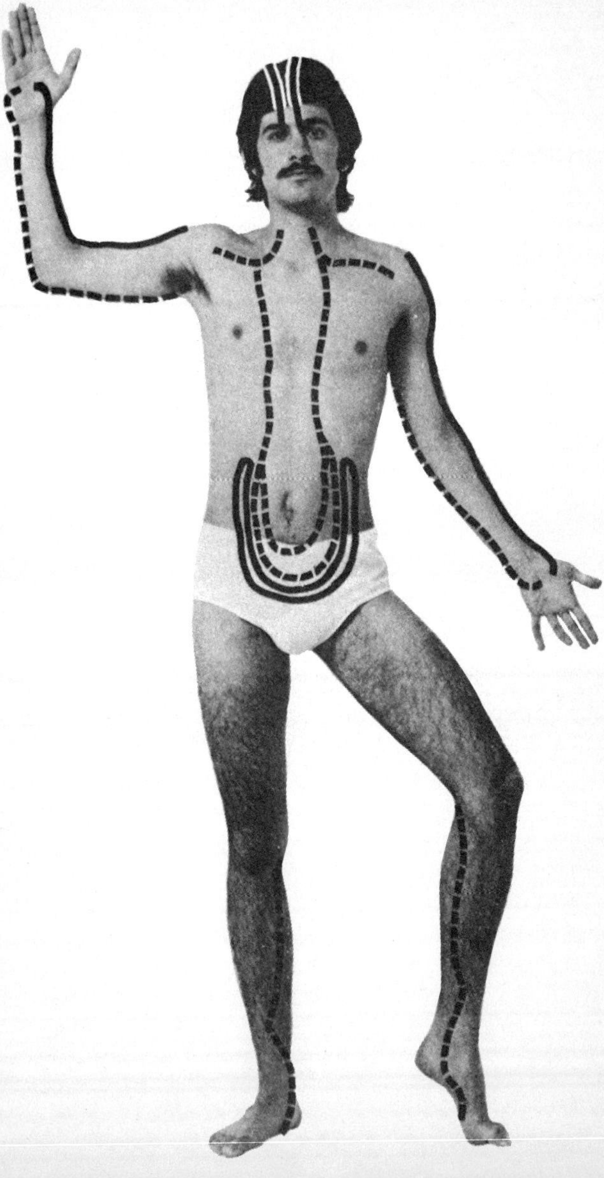

Abb. 7

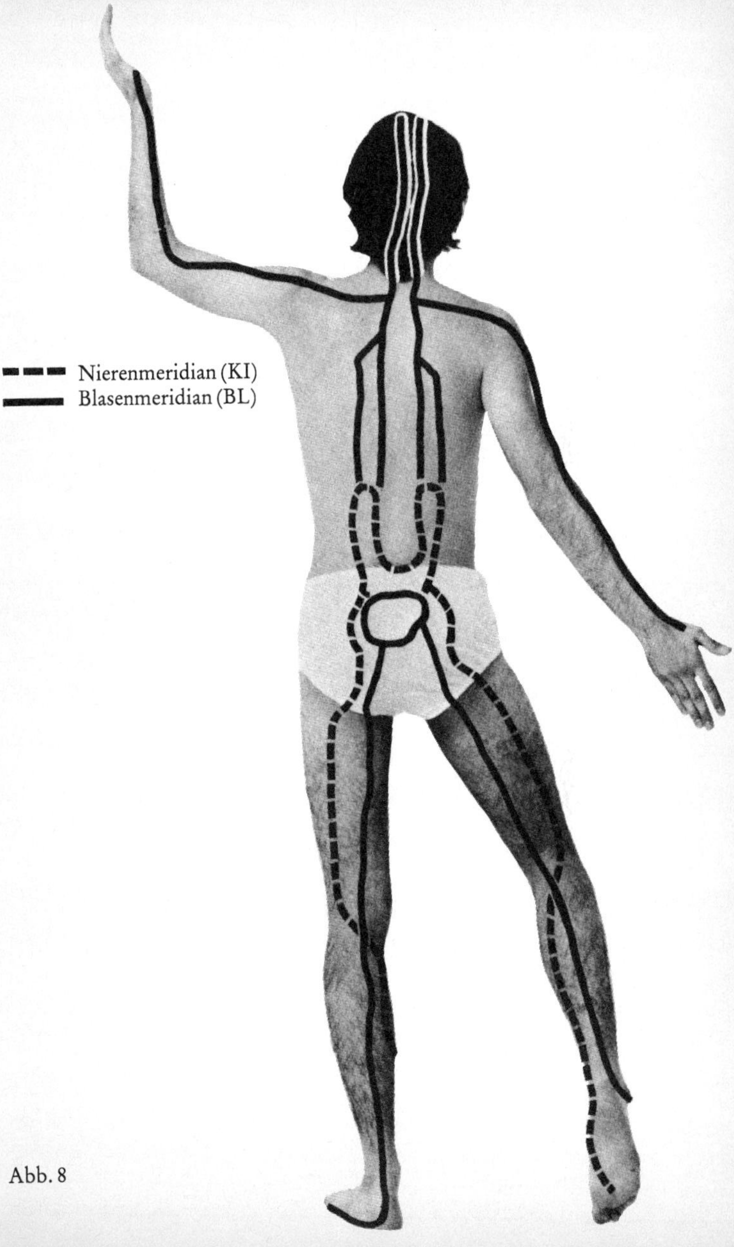

Abb. 8

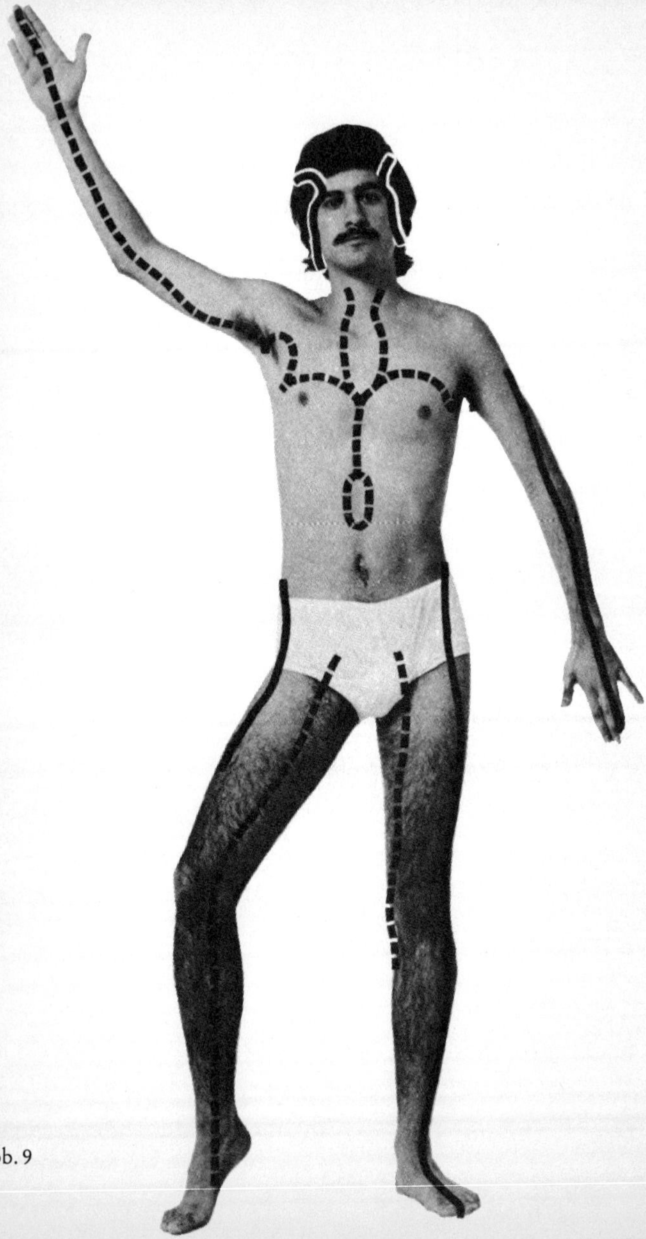

Abb. 9

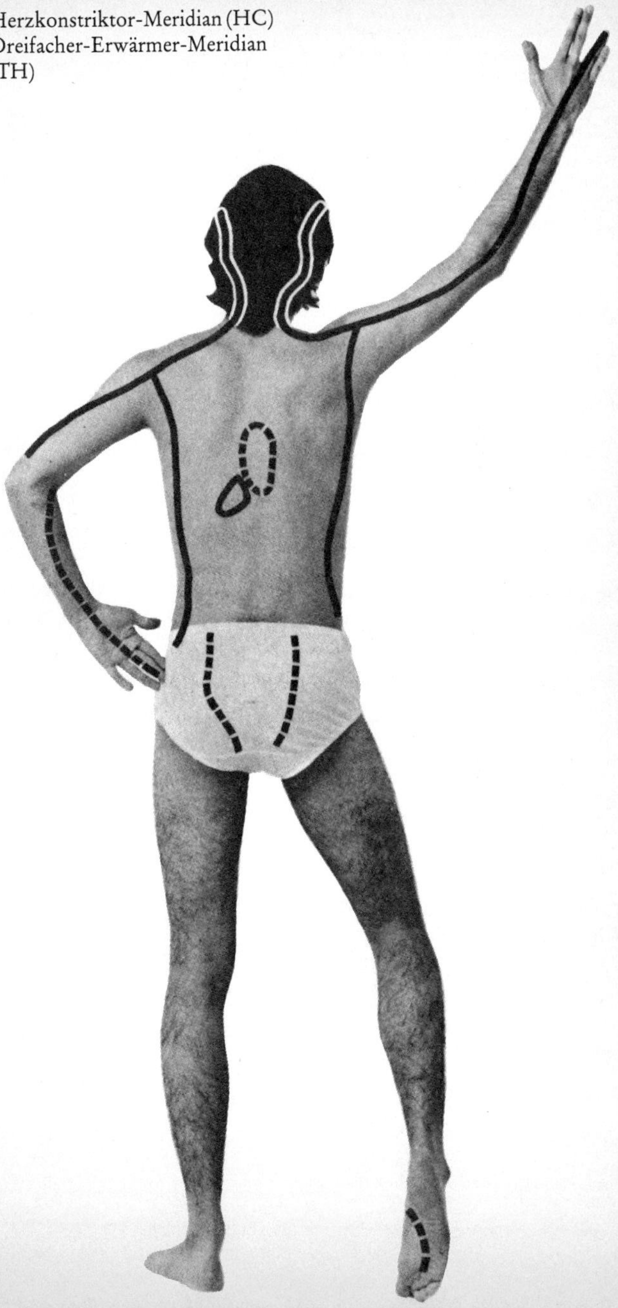

▬ ▬ ▬ Herzkonstriktor-Meridian (HC)
▬▬▬ Dreifacher-Erwärmer-Meridian (TH)

Abb. 10

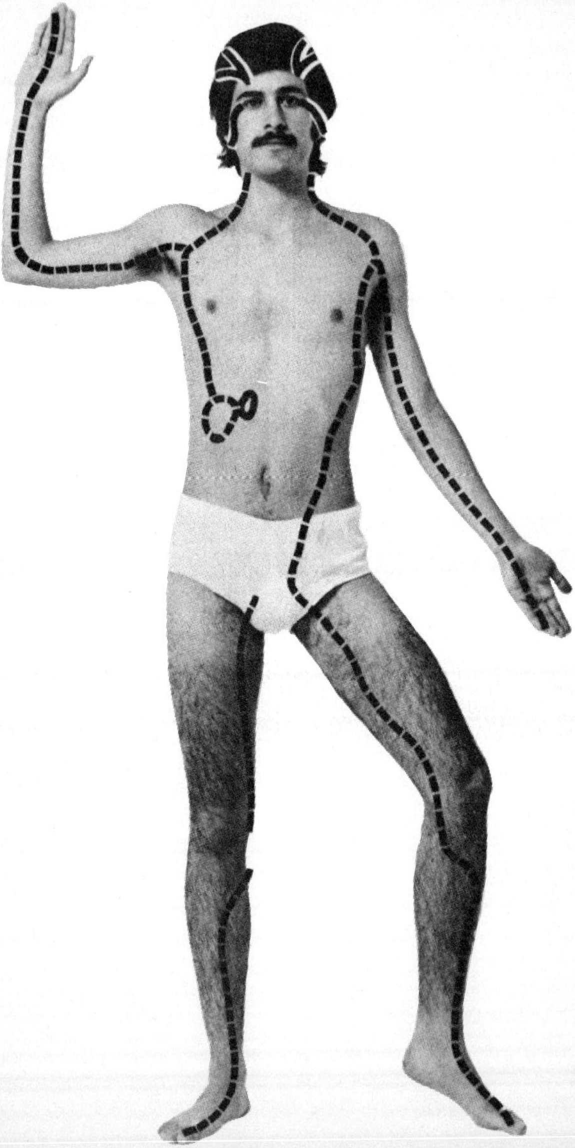

Abb. 11

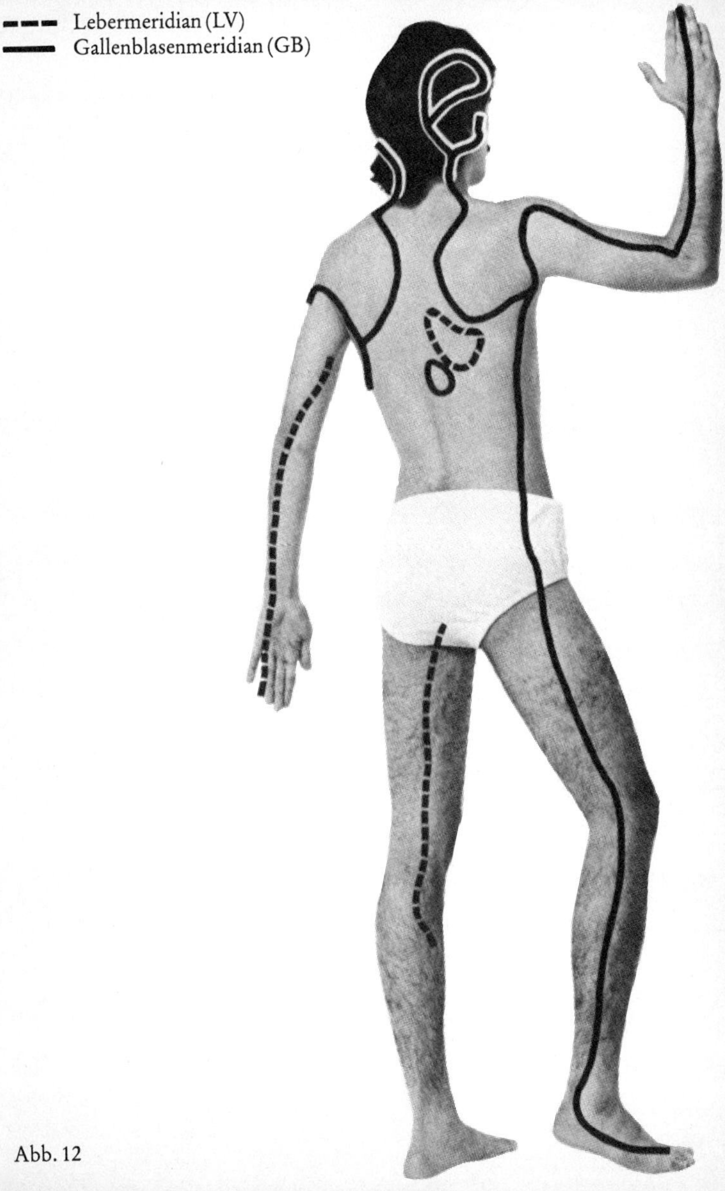

Abb. 12

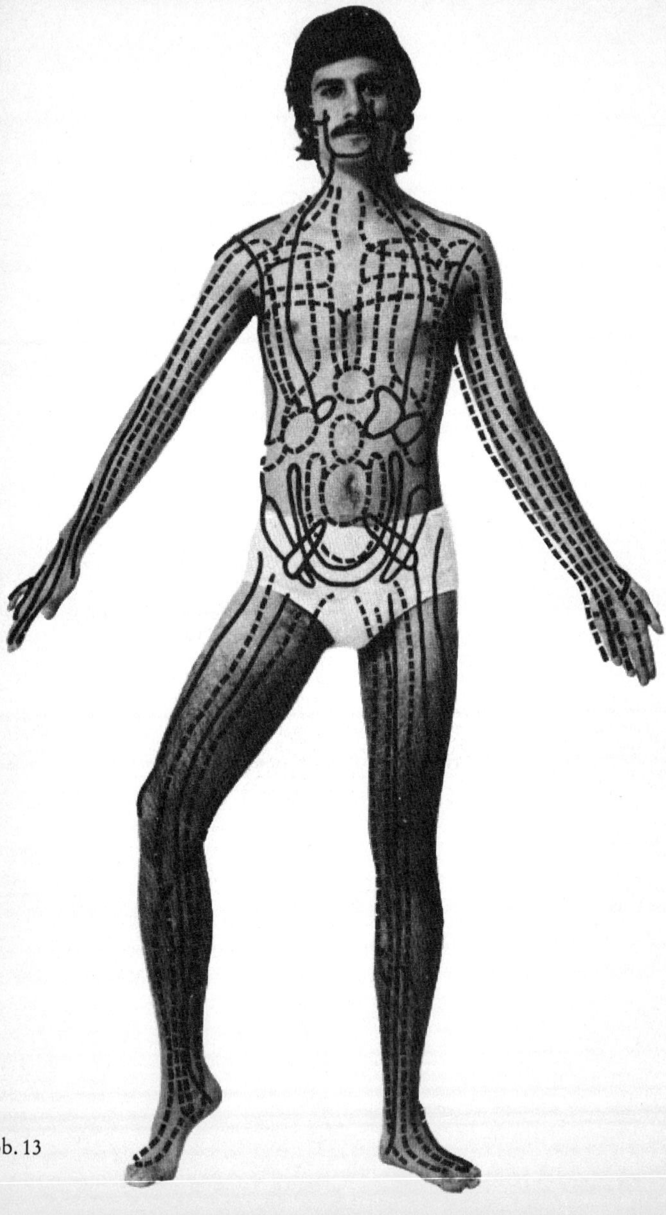

Abb. 13

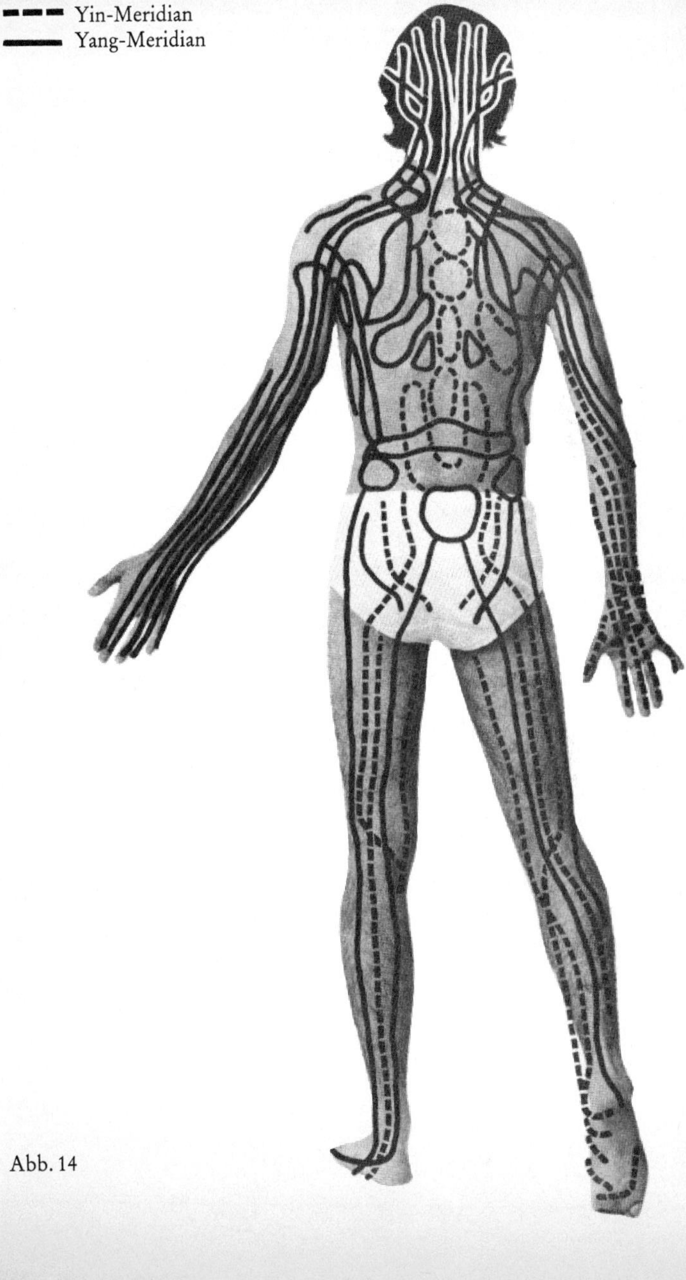

Abb. 14

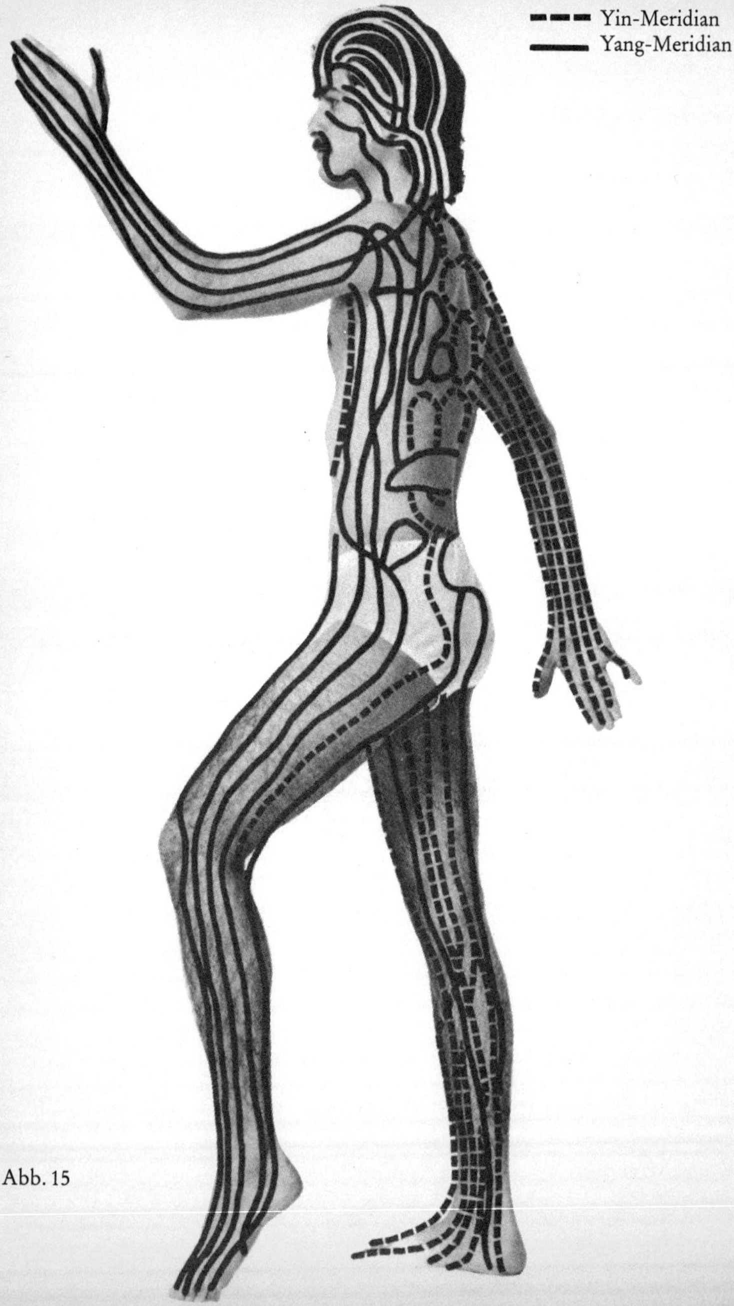

Abb. 15

6. Diagnose durch Meridian-Streckung

Ich habe eine Technik entwickelt, die statt des Pulses zur Diagnose die Meridianlinien entlang der Arme und Beine benutzt. Um diese Meridian-Strecktechnik auszuführen, halten Sie jeweils den Drehpunkt mit einer Hand fest und strecken das davon ausgehende Glied in die in Abbildung 16 angegebene Pfeilrichtung. Wenn Sie das tun, kommen die Meridianlinien an die Hautoberfläche und ermöglichen es Ihnen, klar zu diagnostizieren, ob der Meridian *Kyo* oder *Jitsu* ist.

Sie werden bei dieser Technik herausfinden, daß eine *Jitsu*-Verfassung sich hart, aber elastisch anfühlt und manchmal förmlich aus dem Meridian heraustritt.

Eine *Kyo*-Zone dagegen ist schlaff, auch in der gestrecktesten Position. Das Gebiet scheint weich, obwohl sich bei tieferem Eindringen Verhärtung spüren läßt. Diese Diagnose mit Hilfe der Meridian-Strecktechnik ist effektiver als das übliche Setsushin:

Meridian-Strecken

Arme

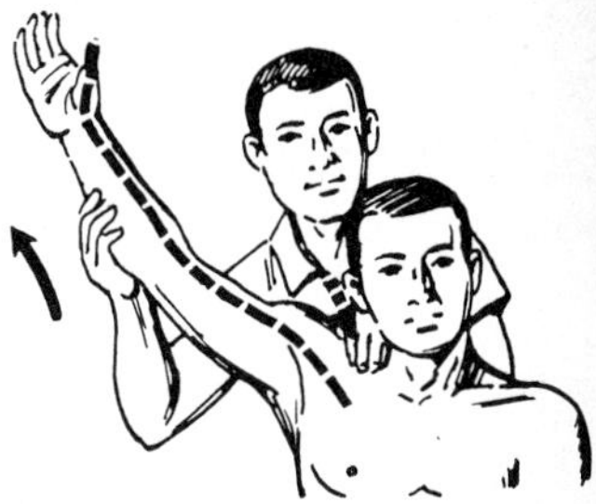

LU (Lungenmeridian) großes Yin
(LI – Dickdarmmeridian)

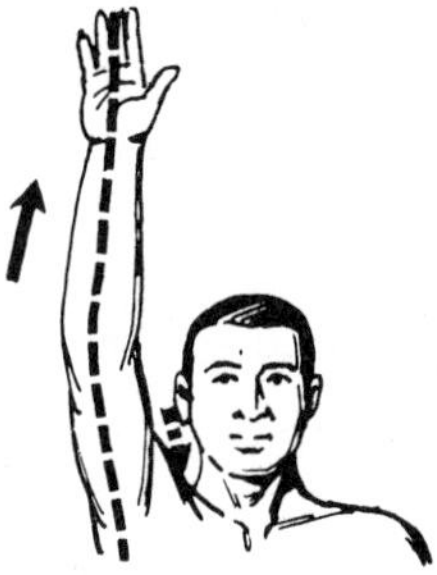

HC (Herzkonstriktor-Meridian) absolutes Yin
(TH – Dreifacher-Erwärmer-Meridian)

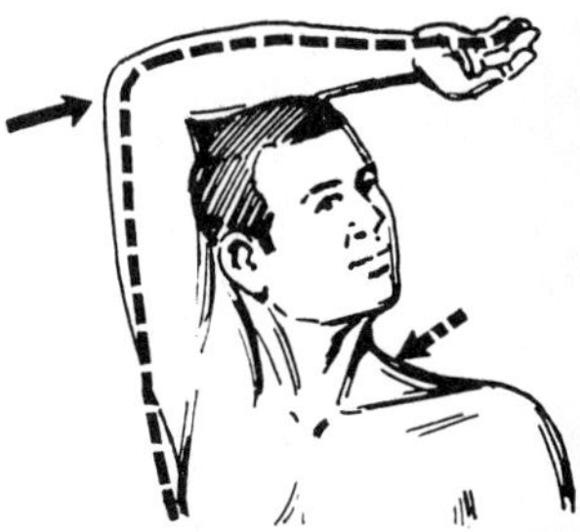

HT (Herzmeridian) kleines Yin
(SI – Dünndarmmeridian)

Beine

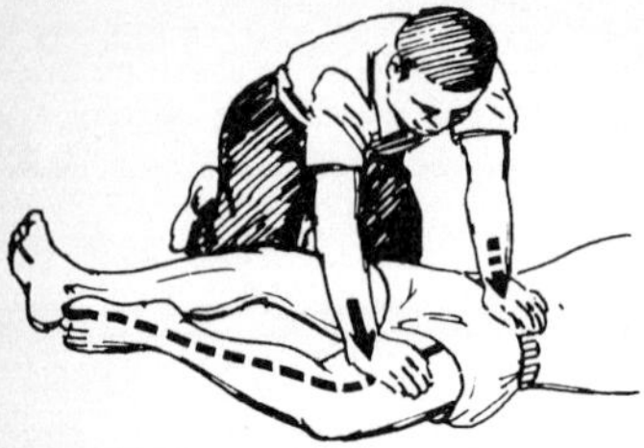

SP (Milzmeridian) großes Yin

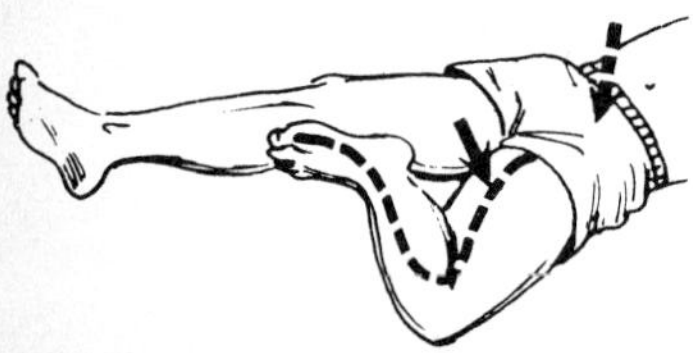

SI (Dünndarmmeridian) großes Yang

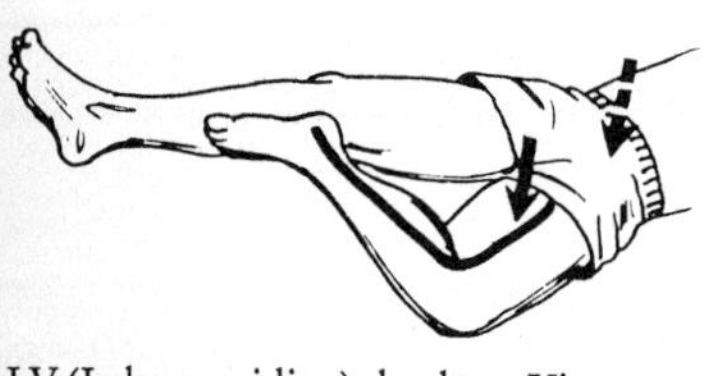

LV (Lebermeridian) absolutes Yin

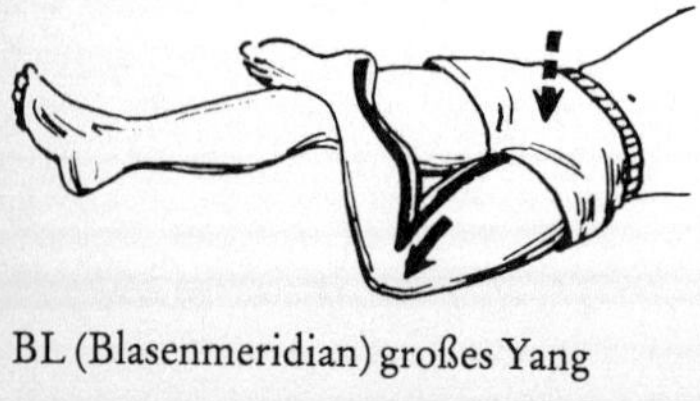

BL (Blasenmeridian) großes Yang

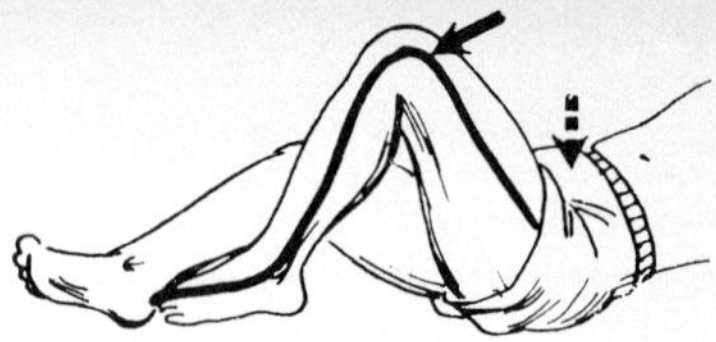

TH (Dreifacher-Erwärmer-Meridian) kleines Yang

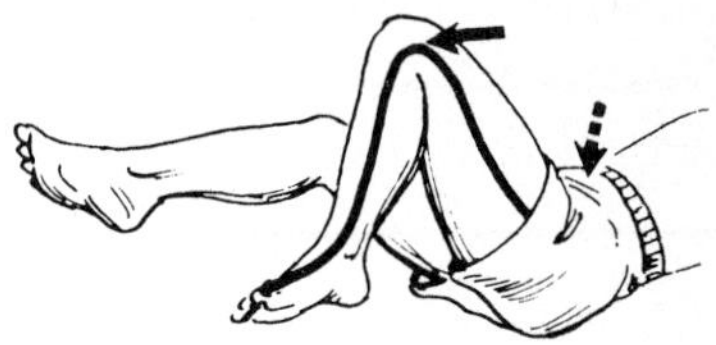

GB (Gallenblasenmeridian) kleines Yang

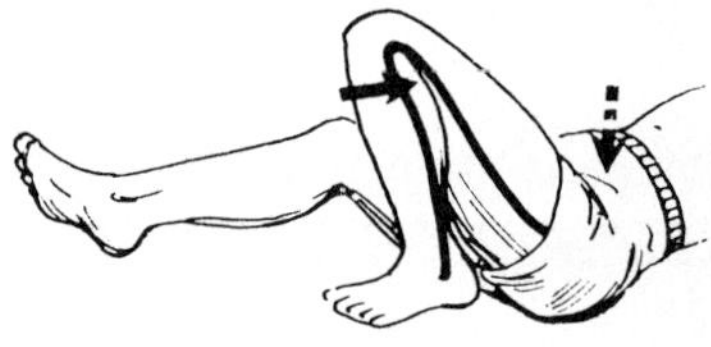

LI (Dickdarmmeridian) Sonnenlicht-Yang

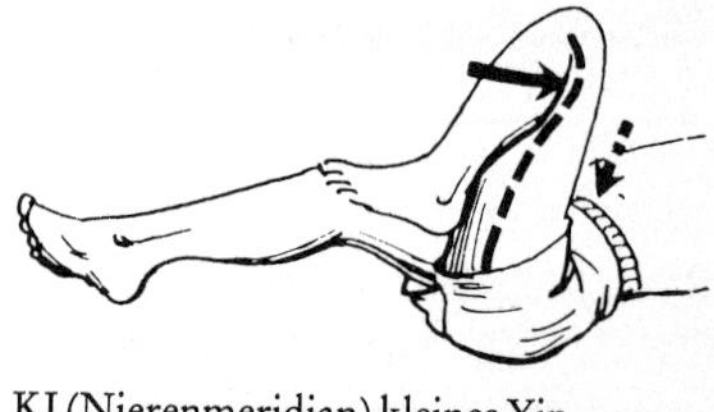

KI (Nierenmeridian) kleines Yin

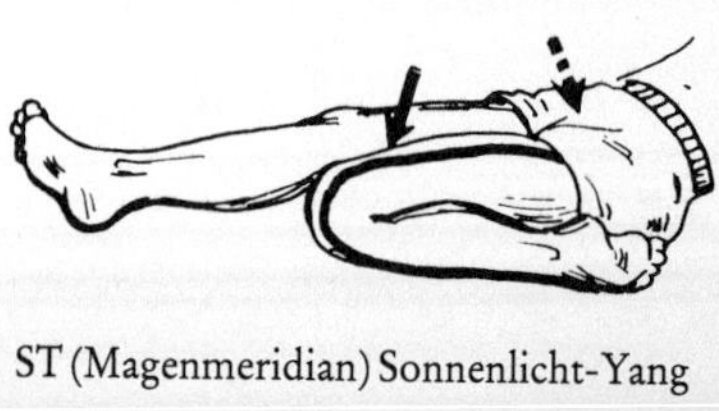

ST (Magenmeridian) Sonnenlicht-Yang

Abb. 17

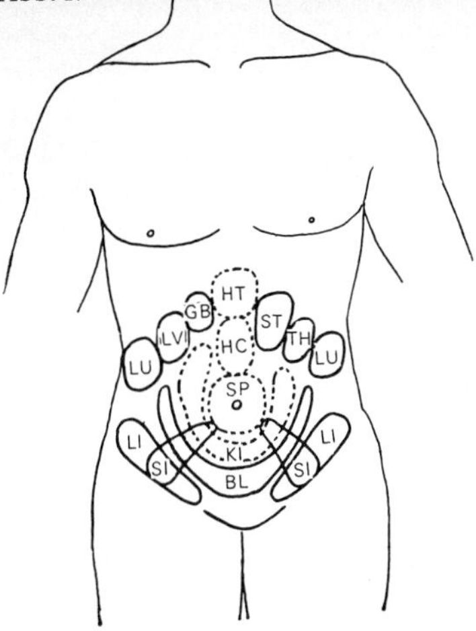

Abb. 18

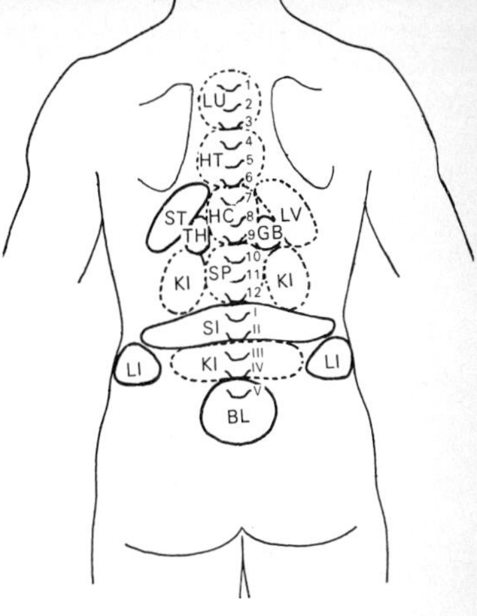

Bei der Hara- und Rückendiagnose (Abb. 17 u. 18) können Sie fühlen, welche Meridiane *Kyo* (Yin) oder *Jitsu* (Yang) sind, indem Sie den Bereich tasten, der jeweils einem der zwölf Meridiane entspricht. Nachdem Sie *Kyo* und *Jitsu* diagnostiziert haben, geben Sie Shiatsu, wobei Sie die Belebungs- beziehungsweise die Beruhigungstechnik anwenden.

7. Die Bedeutung von Kyo und Jitsu in den Meridianen

Die Energie, die unsere Lebenskraft aufrechterhält, fließt durch zwölf Bahnen, die Meridiane. Die Qualität der Energie, die wir darin finden, wird in drei Yang-Zustände und drei Yin-Zustände unterteilt.

Yang-Zustände: Sonnenlicht-Yang, großes Yang und kleines Yang.

Yin-Zustände: Absolutes Yin, großes Yin und kleines Yin.

Die Rückseite des Körpers ist nach der chinesischen Anatomie, die den Körper in Yin- und Yang-Regionen aufteilt, Yang, während die Vorderseite Yin ist. Deshalb haben beide Arme und beide Beine, geht man von zwölf Meridianen aus, die die Glieder passieren, jeweils drei Yin- und drei Yang-Meridianlinien.

Zu den zwölf «regulären» Meridianen kommen noch acht weitere hinzu, die nur im Notfall benutzt werden. Der Lenkergefäßmeridian, der Yang ist, und der Dienergefäßmeridian, der Yin ist, sind Ausnahme-Meridiane, weil sie senkrecht mitten über den Körper verlaufen. Die zwölf Meridiane sind nach sechs «*Zo*»- und sechs «*Fu*»-Organen benannt. Dabei muß der Zusammenhang mehr in der Organfunktion und nicht im Organ selbst gesehen werden.

In einem gesunden Körper fließt die Energie ungehindert und in ausgewogenem Yin- und Yang-Verhältnis durch die Meridiane. Kommt es zu abnormalen Funktionen in den inneren Organen oder tritt von außen zu große Belastung für den Organismus auf, stagniert Energie in den Meridianen und löst Krankheiten aus. Deshalb muß, will man die Krankheit heilen, die Energie wieder gelöst, ihr Fluß normalisiert werden.

Um das zu tun, ist es erst einmal nötig herauszufinden, wo die Blockierung sitzt. Ist das geschehen, wird der betroffene Meridian stimuliert. Sie können dazu entlang der ganzen Meridianlinie arbeiten oder sich auch nur auf bestimmte Punkte darauf beschränken. In beiden Fällen wird die Energie wieder frei zum Strömen gebracht.

Ist die Blockierung nicht ernsthaft und läßt sie sich leicht beheben, zeigt dies, daß im Energiesystem des Patienten noch Kraft vorhanden ist und er mehr zum *Jitsu*-Typus tendiert. Ist seine Energie dagegen in einem solchen Maß erschöpft, daß die Blockierung schon chronisch ist, gehört er mehr dem *Kyo*-Typus an. *Kyo*-Menschen sind schwerer zu heilen, da eine Über-Anregung den Zustand verschlechtern kann. Deshalb ist bei der Behandlung von Patienten des *Kyo*-Typus eine besonders genaue Diagnose angeraten.

8. Tonisierung und Sedierung

Der Energiezustand (der Zustand von *Ki*, wie es im Japanischen heißt) in den Meridianlinien wird als *Kyo* und *Jitsu* bezeichnet. Dieses Konzept ist dem von Yin und Yang sehr ähnlich. *Kyo* ist dabei der Zustand schwacher oder mangelnder Energie, also «hypo-», während *Jitsu* der Zustand überstarker Energie ist, also «hyper-». Wir können uns das veranschaulichen, indem wir uns einen makellos runden Ball vorstellen. Er steht für eine gesunde Person. Dann nehmen wir einen zerbeulten Ball mit Einbuchtungen und Ausbuchtungen (Abb. 19). Die Beulen, die nach innen gehen, sind die Gebiete von *Kyo*-Ener-

Abb. 19

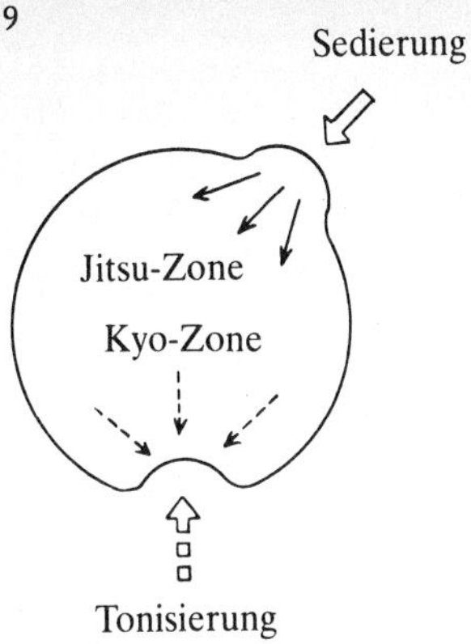

gie. Die vorspringenden Stellen sind die von *Jitsu*-Energie. Im allgemeinen fallen einem die «vorstehenden» *Jitsu*-Gebiete sofort auf, während die *Kyo*-Gebiete erst einmal dem Auge verborgen bleiben, weil sie tief liegen. Dabei sind sie die wahre Ursache des Problems. Dieses Konzept von *Kyo* oder *Jitsu* ist in alten chinesischen Büchern über Medizin bereits als *Jya-Ki* oder der Zustand der Energieverformung erwähnt. Man muß übrigens immer berücksichtigen, daß der Zustand dieser Verteilungsstörungen im Energiehaushalt im Zusammenhang mit den Selbstheilungskräften und der Konstitution eines Menschen steht. Ob jemand seine Krankheit über *Kyo* oder *Jitsu* äußert, hängt von den Fähigkeiten des Körpers ab, sich selbst zu normalisieren.

Die Techniken zum Ausgleichen des Energieverhältnisses sind Sedierung und Tonisierung. Dabei gilt für *Jitsu*-Punkte, daß sie beruhigt (sediert) und für *Kyo*-Punkte, daß sie gestärkt und belebt (tonisiert) werden müssen. Bei der Sedierung behandelt man nur die *Jitsu*-Zone, und die «Auswölbung» (Ball!) bildet sich von allein zurück. Die «Einbuchtungs»-Gebiete von *Kyo*-Energie dagegen erfordern geduldiges Shiatsu-Geben. Das braucht längere Zeit, denn es muß Wärme tief nach innen dringen, um Kraft zur Normalisierung aufzubauen. Die alten chinesischen Lehrbücher vergleichen die Tonisierung mit einem Liebenden, der auf das Eintreffen seiner Geliebten wartet – liebevoll, geduldig, ohne sich um die Zeit zu kümmern.

Es ist einfacher, die *Jitsu*-Gebiete aufzuspüren und sie zu sedieren, als die *Kyo*-Gebiete zu finden und sie zu beleben und zu stärken. Wenn jemand über ausgeprägte Selbstheilungskräfte verfügt, können die *Jitsu*-Zonen ohne viel Schwierigkeiten mit einfacher Sedierung wieder ins Gleichgewicht gebracht werden. Der *Kyo*-Patient, bei dem der Mangel an Energie bereits chronisch geworden ist, hat dagegen wesentlich mehr Probleme, das Mißverhältnis wieder auszubalancieren, denn die Selbstheilungskräfte seines Körpers sind durch die extreme Erschöpfung nur noch schwach wirksam. In solchen Fällen müssen genaue Tonisierungstechniken angewendet werden. Stimulieren Sie versehentlich die *Jitsu*-Zonen eines chronischen *Kyo*-Patienten, bringen Sie ihn womöglich dazu, seine wenige vorhandene Energie zu verbrauchen, wodurch sein Zustand sich noch verschlimmert. Ebenso kann eine unnötige Sedierung bei chronischen *Kyo*-Patienten noch weiteres Ungleichgewicht hervorrufen. Gehen Sie also sicher, daß Sie vor Beginn des Shiatsu-Gebens die *Kyo*-Gebiete festgestellt haben.

Es ist manchmal recht verlokkend, sich durch die Arbeit an den leicht auffindbaren *Jitsu*-Gebieten beweisen zu wollen. Aber wie ein altes asiatisches Sprichwort sagt: «Hinter jedem Verbrechen steht eine Frau.» Ebenso steht hinter jedem Yang- oder *Jitsu*-Zustand ein Yin- oder *Kyo*-Zustand. Da *Kyo* die Grundlage jeder Krankheit ist, muß es gestärkt werden, damit die Beschwerden eines Patienten verschwinden und er ganz geheilt wird.

In der westlichen Medizin mit ihrem linearen Konzept geht man kurzerhand die Symptome an und kuriert sie, ohne den Körper als Ganzes zu sehen. In der östlichen Medizin mit ihrer Zyklus-Vorstellung löst man das Problem, indem man die Konstitution des Patienten verbessert, damit die ihm innewohnenden Heilkräfte dann das weitere übernehmen. Diät und manuelle Therapie sind relativ sanft und harmlos, und sie aktivieren die Selbstheilung. Sollte Ihre private Diagnose mal nicht stimmen, so sind hierbei, trotz eventueller unpassender Behandlung, keine schlimmen Reaktionen zu befürchten. Genaue Diagnose, *Kyo*- und *Jitsu*-Bestimmung und die geeigneten Tonisierungs- und Sedierungstechniken müssen jedoch von einem professionellen Shiatsu-Praktiker exakt beherrscht werden.

9. Meridian-Diagnose

Die Meridian-Diagnose bei Shiatsu ist die beste Methode, etwas über den Krankheitszustand eines Patienten zu erfahren, weil sie ganzheitlich vorgeht. Anders als bei Chiropraktik und Osteopathie, die sich auf die Verformungen des Knochensystems konzentrieren, befassen wir uns über das System der Meridianlinien mit den Funktionen des gesamten Organismus.

Die Meridian-Diagnose erfordert, daß man die *Kyo*- und *Jitsu*-Energie auf zwei Meridianlinien erfühlt. Dann tonisiert man den einen Meridian und sediert den anderen. Bei der vorwiegend sedierenden Akupunktur ist es gut, zur Vervollständigung mit Shiatsu zu tonisieren.

Wir können nicht generell davon ausgehen, daß ein Meridian, entsprechend dem ihm zugehörigen Organ und nach der Theorie der Fünf Elemente *Kyo* oder *Jitsu* ist. Die chinesische Medizin assoziiert jedes Organ mit einem der fünf natürlichen Elemente, wobei die zwölf Organe je nach ihren Funktionen Yin oder Yang sind, oder Zo oder Fu, oder *Kyo* oder *Jitsu*. Das sind schematische Festlegungen, die nichts über den gerade in den dazugehörigen Meridianlinien herrschenden Energiezustand besagen, sondern als Therapiegrundlage genommen werden sollen.

Die fünf Elemente und die dazugehörigen Organe

Feuer:	Herz, Dünndarm, «Dreifacher Erwärmer», «Herzkonstriktor»
Erde:	Milz / Bauchspeicheldrüse, Magen
Metall:	Lunge, Dickdarm
Wasser:	Nieren, Blase
Holz:	Leber, Gallenblase

Wir haben herausgefunden, daß, wenn ein Meridian in einem Element *Kyo* ist, der ihm entsprechende Meridian in demselben Element genau denselben Zustand aufweist, jedenfalls verglichen mit dem Zustand der Meridianlinien in den anderen Elementen. Finden wir zum Beispiel den Lungenmeridian im *Kyo*-Zustand vor, so wird mit großer Wahrscheinlichkeit der Dickdarmmeridian ebenfalls *Kyo* sein.

Die klassischen chinesischen Bücher der Medizin lehren, daß jedes *Kyo* ein *Jitsu* in sich trägt und umgekehrt. Vergleichen Sie zwei Meridianlinien innerhalb des gleichen Elements (zum Beispiel Lungen- und Dickdarmmeridian), so wird der eine Meridian mehr *Kyo* oder *Jitsu* sein als der andere. Wenn Sie *Kyo* im *Kyo* diagnostizieren, also fühlen können (wobei dieses *Kyo* dann im Vergleich zu den anderen Meridianen der restlichen vier Elemente gesehen werden muß), und *Jitsu* im *Jitsu* (den *Jitsu*-Energiezustand wiederum in Relation zum *Jitsu* in den übrigen Elementen), dann können Sie die Gebiete mit dem meisten *Kyo* und dem meisten *Jitsu* behandeln. Um *Kyo* und *Jitsu* aufzuspüren, dürfen Sie sich nicht auf zwei Meridiane beschränken. Der Zustand von *Kyo* oder *Jitsu* zeigt sich mehr oder weniger entlang aller Meridianlinien, denn eine Krankheit zieht den gesamten Körper in Mitleidenschaft.

Die beste Methode ist es, die Me-

Lungen- und Dickdarmmeridian – Analyse der Ausscheidungsfunktionen

Funktion des Lungenmeridians		Aufnehmen von Ki-Energie aus der Luft, die für den menschlichen Körper lebenswichtig ist und gebraucht wird, um Widerstand gegen Einflüsse von außen aufzubauen. Ausscheiden von nichtbenötigtem Gas durch den Ausatmungsprozeß.	
		psychologisch	*körperlich*
Lungenmeridian	*Kyo*	Neigung zum geistigen Zusammenbruch, starkes Herzklopfen, Überempfindlichkeit, übertriebene Ängstlichkeit, Atembeschwerden, antisozial, wenig ausdauernd.	Neigung zu Übergewicht mit Stuhlgangschwierigkeiten, Schwere im Kopf wegen Blutandrang, oberer Teil des Körpers neigt zu Erschöpfung, Husten, Atemschwierigkeiten, Beschwerden bei Bücken, Kälteempfindlichkeit, Entzündungen in den Atmungsorganen, Schulterschmerzen mit leichtem Fieber, Tendenz zu Tränenfluß, Mangel an Ki-Energie und Erschöpfung durch Überarbeitung, schlechte Durchblutung, Daumenschwäche.
	Jitsu	Gerät leicht in Wut über Kleinigkeiten, dabei Unfähigkeit loszulassen; Tendenz, nach Luft zu ringen und beim Atmen zu seufzen.	Neigung zu verstopfter Nase und Erkältungen, Hustenbeschwerden mit Verkrampfungen im Brustraum, Verstopfung, Schulterbeschwerden, Bronchitis, Asthma, Verschleimung, Brustmuskulatur häufig verspannt.

Funktion des Dickdarm-meridians		Unterstützt die Lungenfunktion. Scheidet im Körper selbst und nach außen aus. Behebt die Blockierungen von Ki-Energie.	
		psychologisch	*körperlich*
Dickdarmmeridian	*Kyo*	Mangelnde Entschlußkraft, Tendenz zur Enttäuschung, übertriebene Abhängigkeit, Mangel an positivem Denken.	Trockene oder verstopfte Nasengänge, schwache Bronchialäste, Verstopfung mit gleichzeitiger Neigung zum Duchfall bei grober Kost, schlechte Durchblutung im unteren Harnbereich, Neigung zum Frösteln, schlechte Dickdarmfunktionen, keine Kraft im Daumen und der unteren Körperhälfte von den Hüften abwärts, lebloser Gesichtsausdruck, Neigung zu Entzündungen und Eiterbildung.
	Jitsu	Ständige Unzufriedenheit, keine Freunde, mit denen man alles bereden kann.	Kopfschmerzen in Verbindung mit stark gerötetem Gesicht, laufende Nase, Verstopfung der Nase, Nasenbluten, Neigung zu Angina, Schmerzen in den unteren Zähnen, Schulterbeschwerden, Verhärtungen in der Brust- und Armmuskulatur (auf der Daumenseite), Verstopfung mit gelegentlichen Durchfällen, Neigung zu übermäßigem Essen, Hautjucken, Entzündungen, Bewegungsmangel, Husten, Aufgeblähtheit in der unteren Hara-Zone und Hämorrhoiden, Epilepsie, Erkältungen.

Milz- und Magenmeridian – Verdauungs- und Fermentationsfunktion

Funktion des Milz-meridians		Nach dem System der chinesischen Medizin besteht die Funktion der Milz darin, die Nahrung zu verdauen, was Fermentationsprozesse einschließt. Diese Funktion ist der der Bauchspeicheldrüse in der westlichen Medizin in etwa gleichzusetzen. Die Bauchspeicheldrüse steuert den Hauptprozeß der Verdauung, Absonderung von Bauchspeichel, Zusammenspiel mit der Gallenblase und den Verdauungsfermenten des Dünndarms, Hormondrüsen (Insulin und Glucagon). Der Milzmeridian steht auch in Zusammenhang mit den Fortpflanzungshormonen, der Brust und den Eierstöcken. Geistige Erschöpfung wirkt sich auf die Milz aus, und Bewegungsmangel auf die Verdauung und die Hormonausscheidung.	
		psychologisch	*körperlich*
Milzmeridian	*Kyo*	Übergenauigkeit; Ruhelosigkeit, verbunden mit Angst; ständige Unzufriedenheit, Neigung zu übertriebenem Essen und Schnellessen, zuviel Kopfarbeit, Gedächtnisverlust, Schlaflosigkeit.	Mangel an Speichel, Durst, trockener Geschmack im Mund, Nahrung kann ohne gleichzeitiges Trinken nicht aufgenommen werden, kein Geschmacksempfinden, ständiges Essen, bräunliche Gesichtsfarbe; Bewegungsmangel, dadurch schlechte Durchblutung in den Beinen und Füßen; schlechte Verdauung, hartes Gefühl tief im Nabel, häufiges Luftholen, blasses Zahnfleisch, Beschwerden in der Wirbelsäule.
	Jitsu	Neigung, nicht mit anderen zu reden und alles für sich zu behalten; zögernd und schüchtern, denkt zuviel, vorsichtig und ängstlich; ißt hastig oder ohne daß es nötig ist, dabei aber wenig Bewegung; Unruhe, Heißhunger auf Süßes.	Durst; fades, pelziges Gefühl im Mund; keinen Appetit, keinen Sinn für wohlschmeckendes Essen, Übersäuerung des Magens, nervös bedingte Magenentzündungen; Neigung, sich zu überessen; Fettleibigkeit, Schwere in den Beinen, Kraftlosigkeit, Steifheit in den Armen, festes Gefühl im Nabelbereich, dünne Haut, zögernde Bewegungen, steife Schultern, Neigung zu Rundrücken, Kältegefühl im Rücken und Hüftbereich.

Funktion des Magen-meridians		Zusammenspiel mit Magen, Speiseröhre, Zwölffingerdarm und Regelung des Fortpflanzungs- und Milchbildungsmechanismus, der Eierstockfunktion und des Appetits. Auch Zusammenhang mit dem Menstruationszyklus.	
		psychisch	*körperlich*
Magenmeridian	*Kyo*	Neigung, sich zurückzulehnen und auszuruhen; Heißhunger auf kalte und weiche Speisen, Appetit abhängig von Stimmung und Art des Essens, Essen wird nicht gründlich gekaut, unregelmäßige Mahlzeiten; Neigung, beim Essen gleichzeitig etwa anderes zu tun; denkt zuviel.	Schlechter Magen, chronische gastrische Probleme, Magensenkung, Essen ohne Appetit, Kältegefühl im Magen und in den Eingeweiden; Schulterschmerzen, bedingt durch Eierstockprobleme; Gähnen, dicke Beine, leicht ermüdbar, Neigung zur Eiterbildung, Kältegefühl auf der Vorderseite des Körpers, fehlende Geschmeidigkeit der Muskeln.
	Jitsu	Neigung, zuviel zu denken; Aufregung über Kleinigkeiten, frustriert, Mangel an Liebe, großer Esser, immer in Eile, arbeitet zuviel, neurotisch.	Überessen, Magendrücken, Erbrechen, Übersäuerung des Magens, Gesichts- und Lippenherpes, wenig Appetit, Durst, Steifheit in den Schultern, Schmerzen und Verkrampfungen im Solarplexus- und im Herzbereich, Neigung zu häufiger Erkältung und Grippe, schlechte Blutzirkulation in den Beinen, rauhe, trockene Haut, Gähnen und Aufstoßen, Verstopfung in der Nase, gerötete Nasenspitze, Neigung zur Blutarmut, Beschwerden in den weiblichen Organen.

Herz- und Dünndarmmeridian – Anpassungs- und Steuerungsfunktion

Funktion des Herz-meridians		Verkörpert Mitgefühl und steuert über das Gehirn und die fünf Sinne Emotion und Geist wie auch die Blutzirkulation und den gesamten Körper. Funktioniert auch als der Mechanismus, der äußere Reize an die Lebensbedingungen anpaßt.	
		psychologisch	*körperlich*
Herzmeridian	*Kyo*	Geistige Erschöpfung, seelische Erschütterung, nervöse Spannung, Streß, Neurose, Überempfindlichkeit, wenig Appetit, Ruhelosigkeit, schlechtes Gedächtnis, ängstlich, schüchtern; Tendenz, leicht enttäuscht zu sein; keine Willenskraft.	Wenig Kraft im oberen Hara, Verspannung im Solarplexusbereich, starkes Herzklopfen, Herzbeschwerden, Verspannung im Hara, Zungenschmerzen, feuchte Hände, leicht ermüdbar, Anlage zu Angina pectoris, belegte Zunge, Herzmuskelschaden.
	Jitsu	Chronische Verspannung in der Brust; versucht Angst und Unruhe unter Kontrolle zu halten; ständige Müdigkeit; Neigung zum Stottern, Verkrampfung im Solarplexusbereich; Durst, hysterisches Lachen.	Zungenschmerzen, ständiges Räuspern, Vorwölbung im Herzbereich, steifer Körper, Hysterie, feuchte Hände, neigt zum Schwitzen, empfindliche Haut, Schulterschmerzen, Fieber im Magenbereich, Verlangen nach kalten Getränken, nervöses Herz, nervöser Magen, Herzklopfen.
Funktion des Dünndarm-meridians		Der Dünndarmmeridian beeinflußt über den Transport und die Verdauung von Nahrung den gesamten Körper. Angst, Aufregung, Schock, Wut wirken sich auf die Blutzirkulation aus, Blut wird gestaut, was den gesamten Körper beeinträchtigt.	

		psychologisch	*körperlich*
Dünndarmmeridian	*Kyo*	Neigung, zuviel zu denken; Geduld kontrolliert die Emotionen, Konzentration auf eine Sache, Überängstlichkeit, feste Entschlossenheit; wenig in der Lage, Gefühlstiefs zu überwinden; seelische Erschütterung, Überempfindlichkeit in kleinen Dingen.	Anämie wegen schlechter Ernährung und ungenügender Verdauung, Blutstau und schlechte Durchblutung in den Hüften und Beinen, Schwere in den Beinen, ohnmachtsähnliches Gefühl, schlechte Darmfunktion, leichte Ermüdbarkeit im Hüft- und Beckenbereich, Hexenschuß und Ischias wegen Verkrümmung im Lendenwirbelbereich, Schwäche im Hara, schlechte Durchblutung und Blutstau im Hara, Blinddarmentzündung; Verstopfung, gleichzeitig Schmerzen im Halswirbelbereich nach Blinddarmoperation; Hörschwierigkeiten, leichte Ermüdbarkeit der Augen, anormaler Menstruationszyklus, Schmerzen in den Eierstöcken, Steifheit der Innenseite der Beine, Schulterschmerzen, Migränekopfschmerzen, Schmerzen hinter den Ohren.
	Jitsu	Geduldig, zielgerichtete Entschlossenheit, Verschlossenheit, Durchhaltekraft, Ruhelosigkeit; Neigung, sich zu überarbeiten; schlingt häufig beim Essen, ständige heftige Augenbewegungen, Kopfschmerzen.	Steifheit im Nacken ähnlich morgendlicher Steife; Schwierigkeiten, den Kopf zu drehen; pralles Gefühl in Augen und Ohren, Frösteln bei gleichzeitigem Hitzegefühl im Kopf, gerötete Backen, Verkrampfung im Solarplexus, Verkrampfung und Kältegefühl im unteren Hara; häufiges Bedürfnis, die Toilette aufzusuchen; schlechte Durchblutung in den Gliedmaßen, Neigung zu Erfrierungen, schlechte Verdauung, Verstopfung, Eierstockbeschwerden, schlechte Durchblutung der Beine, Kreuzschmerzen wegen Verkrümmung im Ledenwirbelbereich, Schulterschmerzen, Schmerzen im oberen Zahnbereich, mangelhafte Speichelbildung.

Nieren- und Blasenmeridian – Funktion der endokrinen Organe und Reinigungsfunktion

Funktion des Nieren-meridians		Regelt Geist- und Energiehaushalt des Körpers und sorgt für Widerstandskraft gegen psychischen Streß durch Steuerung der inneren Hormonsekretion. Entgiftet und reinigt das Blut und verhindert die Übersäuerung des Bluts. Außerdem reguliert er den Wasserhaushalt des Körpers.	
		psychologisch	*körperlich*
Nierenmeridian	*Kyo*	Angst, Furcht, Ruhelosigkeit, Nervosität, Pessimismus, Apathie, Streß im familiären Bereich, Mangel an Geduld und Entschlußkraft, Unbeweglichkeit, psychosomatisch bedingte Müdigkeit.	Graue, trockene und aufgeschwemmte Haut ohne Spannkraft; schlechte Durchblutung im Hüft- und Harabereich, häufiges Urinieren, Schmerzen im unteren Rücken durch Verkühlung oder Verschiebung des dritten oder vierten Lendenwirbels, ungenügende Hormonsekretion, schlechter Schlaf, anormales Sexualleben, Probleme mit den Fortpflanzungsorganen, rissige Nägel, Neigung zum Stolpern und zu Knochenbrüchen, Verspannung im Hara oder in der Rumpfmuskulatur.
	Jitsu	Ungeduld, Arbeitssucht, nervöse Empfindlichkeit, Ruhelosigkeit, ständiges Klagen, übertriebene Achtsamkeit gegenüber Details, mangelnde Entschlußkraft.	Graue Gesichtsfarbe, Erbrechen, Blut im Speichel, Neigung zu Nasenbluten und Ohnmacht, Schweregefühl im Kopf, Entzündungen im Kehlbereich, Durst, schlechtes Hörvermögen, Klingeln in den Ohren, steifer Rücken, zu straffe Rumpfmuskulatur, anormale Hormonsekretion, dunkelgefärbter Urin, bitterer Geschmack im Mund, schlechtriechender Atem, Neigung zu Entzündungen, Erschöpfung durch Überarbeitung.

Funktion des Blasen-meridians		Verbindung zum Zwischenhirn, das mit der Hypophyse und dem Nierenhormonsystem in Zusammenhang steht. Außerdem Auswirkungen auf das autonome Nervensystem, das die Fortpflanzungsorgane und das Harnsystem beeinflußt. Eine weitere Funktion ist die Ausscheidung von Abfallstoffen durch den Urin.	
		psychologisch	*körperlich*
Blasenmeridian	*Kyo*	Angespannte Nerven, Verkrampfung und Empfindlichkeit des Körpers, ständiges Klagen, leicht erschreckbar, Nachtschweiß, Angst.	Verstopfung im Nasenbereich, Druckgefühl in den Augen, Migräne im Hinterkopf, Störungen im vegetativen Nervensystem, Überempfindlichkeit, schlechte Durchblutung im Hara- und Beinbereich, häufiges Urinieren, Frösteln im Rücken, Neigung zu krummer Haltung, Verschiebung des fünften Wirbels im Lendenwirbelbereich, Verkrampfung in den Beinen, Verspannung im Hara, Gebärmutterbeschwerden, Blasenentzündung, Schmerzen in der Blase und das Gefühl von verhaltenem Urin.
	Jitsu	Sorgen wegen Nichtigkeiten; nervöser Streß; Ruhelosigkeit; Überempfindlichkeit.	Verspannungsschmerz im unteren Halswirbel- und im Brustwirbelbereich, Schweregefühl im Hinterkopf, Druck hinter den Augen, Verspannung der Schultermuskulatur, Steifheit der Beinrückseite, Verstopfung der Nase, häufiges Urinieren, Entzündung oder Schmerzen in der Blase oder im Prostatabereich, überlastetes autonomes Nervensystem.

Herzkonstriktor- und Dreifacher-Erwärmer-Meridian – Kreislauf- und Schutzfunktion

Funktion des Herz-konstriktor-Meridians		Unterstützt die Herzfunktion im Zusammenhang mit dem Kreislauf und wirkt sich auf Herzbeutel, Herzarterie und das Arterien- und Venensystem insgesamt aus. Steuert auch die Nahrungsverwertung und die Durchblutung.	
		psychologisch	*körperlich*
Herzkonstriktor-Meridian	*Kyo*	Nervöse Unruhe, zugleich aber unbeweglich; zerstreut, Schlafstörungen und häufiges Träumen, Herzklopfen und Kurzatmigkeit, beklemmendes Gefühl um die Brust.	Schluckbeschwerden, Neigung zu Mandelentzündung, Störungen der Herzfunktion, starkes Herzklopfen, leichte Ermüdbarkeit, niedriger Blutdruck, Ödembildung, schlechte Durchblutung, Schmerzen im Magen und Zwölffingerdarm, Blutdruckstörungen, Schmerzen in der Brust und in den Rippen.
	Jitsu	Schlaflosigkeit, nervös im Umgang mit Menschen, anormale Konzentration auf Arbeit, gestörter Gefühlsbereich, Überempfindlichkeit.	Starkes Herzklopfen, hoher Blutdruck, Schwindelgefühl, rasche Ermüdbarkeit, schlechte Durchblutung, Kopfschmerzen, Verspannung im Solarplexus, hartes Hara, Magenschmerzen, gestörte Herzfunktion, Kribbeln in den Fingern, heiße Hände, Dickdarmkatarrh als Folge von Durchfall oder Verstopfung, belegte Zunge.
Funktion des Dreifacher-Erwärmer-Meridians		Unterstützt die Dünndarmfunktion. Steuert auch das seelische Befinden und die inneren Organe und bringt die Energie im ganzen Körper in Umlauf. Schützt die Funktionen des Lymphsystems. Der obere Teil des Meridians steht in Beziehung zum Brustraum, der mittlere Teil zum Solarplexus und der Teil über und unter dem Bauchnabel zum Bauchfell wie auch zur Durchblutung der Gliedmaßen.	

		psychologisch	*körperlich*
Dreifacher-Erwärmer-Meridian	*Kyo*	Zwangsvorstellungen, als Kind verhätschelt worden, Kopfschmerzen, Klingeln in den Ohren, Schwere- und Schwindelgefühl im Kopf, empfindlich gegenüber Hitze, Kälte und Nässe.	Konstitutionell minderwertige Schleimhäute und schwaches Lymphsystem, Neigung zu Mandelentzündungen, Nasenprobleme, geschwollene Lymphdrüsen im Nackenbereich, Empfindlichkeit gegenüber Temperaturwechsel und Nässe, Neigung zu Erkältungen, rasches Ermüden der Augen, empfindliche Haut, Neigung zu Allergien, Schwindelgefühl im Kopf, Verspannungen in Brust und Hara, Flüssigkeitsstau im Hara, Blutdruckstörungen, erschwerte Heilung beim Peitschenschlag-Syndrom (Schleudertrauma), Schmerzen im Hinterkopf und in den Schläfen, Anomalien der Halswirbelsäule.
	Jitsu	Extrem vorsichtig, übermäßig angespannt; Neigung, die Hände zu Fäusten zu ballen; Verpannungen in den Armen, Schweregefühl im Kopf, nervöse Reaktionen auf Wechsel von äußeren Einflüssen (Hitze, Kälte, Nässe); Beklemmung in der Brust (oberer Erwärmer), Magen (mittlerer Erwärmer) und unterem Hara (unterer Erwärmer).	Übertrieben vorsichtig, empfindlich, unbewußte Verspannungen in den Armen; Blutandrang im Gehirn, von daher Schweregefühl; anormaler Augendruck; Schmerzen im Nacken, in den Schultern und Armen; Neigung zu lymphatischen Entzündungen, besonders der Nasenschleimhäute; Fieberneigung, Hautjucken, Verspannung in der Brust, schlechte Durchblutung der Beine, Schmerzen in den Rippen, Parodontose, Überreaktion auf Nässe, juckende Entzündungen im Mund und in der Gebärmutter, Hautausschlag.

Leber- und Gallenmeridiane – Speicher- und Weitergabefunktion

Funktion des Leber-meridians		Speichert Nährstoffe und Energie für den Körper. Fördert die Widerstandskraft gegen Krankheiten. Trägt zur Blutbildung und Blutreinigung bei und hält so den Körper gesund.	
		psychologisch	*körperlich*
Lebermeridian	*Kyo*	Mangelnde Entschlußkraft, Nervosität, leicht reizbar und aufbrausend, Unbeständigkeit, Überempfindlichkeit, Magersucht, Wichtignehmen von Belanglosigkeiten.	Schwache Gelenke, rasche Ermüdung durch fehlende Energie, Schwindelgefühl, Neigung zum Stolpern, rasche Ermüdung der Augen, sieht gelblich aus; Körper leicht vergiftet, weil der Entgiftungsmechanismus nicht ausreichend arbeitet; Fieber, Appetitlosigkeit, verkrampfte Muskeln, Mangel an sexueller Energie, Impotenz, Prostataprobleme.
	Jitsu	Harter Arbeiter, starrköpfig; Tendenz, sich in etwas zu verbeißen; arbeitet ungeduldig und impulsiv bis zur Erschöpfung, leicht aus dem Gleichgewicht zu bringen, schreit manchmal los, stellt Gefühle zur Schau und kontrolliert sie dann wieder, kräftiger Esser.	Müdigkeit durch Überbelastung, Überessen, exzessives Trinken, Brust und Magen aufgebläht, Kopfschmerzen, Schweregefühl im Kopf, schlechte Verdauung, Bewegungsmangel, Schwindelgefühl wegen schlechter Durchblutung, hohes Fieber ohne ersichtlichen Grund, Frösteln, Husten, Funktionsstörungen der Leber, Zusammenziehen des Analbereichs führt zu Hämorrhoiden, Prostataprobleme, Beschwerden in den Hoden, Eierstockentzündungen, Konsum von zuviel Zucker und Alkohol, heftige Bewegungen, Schmerzen in Kreuz- und Steißbein, steifer Körper, Verspannung im Hara, Blähungen, übermäßige Fäulnisprozesse bei der Verdauung, anfällig für Entzündungen.

Funktion des Gallenblasenmeridians		Verteilt die Nährstoffe und hält die gesamte Energie im Körper mit Hilfe der Hormone und Sekrete, wie Gallenflüssigkeit, Speichel, Magensäure, Insulin u. a., im Gleichgewicht.	
		psychologisch	*körperlich*
Gallenblasenmeridian	*Kyo*	Überempfindlich und von daher leicht erregbar, plötzliches Ermüden nach Anspannung, schüchtern, leicht zu erschrecken, mangelnde Entschlußkraft, nervliche Anspannung, leichter Schlaf, Energiemangel, allgemeine Müdigkeit und Erschöpfung.	Rasche Ermüdung der Augen, Mattigkeit wegen ungenügender Nahrungsverteilung im Körper, müde Beine, glanzlose Augen, schlechtes Sehvermögen, zu wenig Gallenflüssigkeit, schlechte Fettverdauung, Neigung zu Durchfall und Verstopfung, Neuralgien, Schwindelgefühl, Schleimansammlungen in den Augen, blasse Gesichtsfarbe, Blutarmut, dick trotz wenig Appetit, ausgeprägtes Fettgewebe trotz magerer Kost, leicht ermüdbar, Übersäuerung des Magens, gestörte Nahrungsverwertung.
	Jitsu	Lädt sich zuviel Verantwortung auf, rasches Ermüden; Tendenz, sich in Arbeit zu vergraben; hält sich mit Kleinigkeiten auf, leicht reizbar, ungeduldig, stets grundlos in Eile, rasche Ermüdung der Augen, zuviel Anspannung.	Müde Augen wegen Schlafmangel, aufgeblähter Magen, Appetitmangel, glasige Augen, Gelbfärbung der Haut und in den Augen, Neigung zu ständigem Blinzeln, Steifheit in den Gliedmaßen, verspannte Muskeln, Schmerzen in den Rippen, bitterer Geschmack im Mund, Brennen in der Brust, Gallensteine und Krampfschmerzen im Gallenbereich, Schulterschmerzen, Schweregefühl im Kopf, Migränekopfschmerz, Verstopfung, Bildung zähen Schleims; Kratzen im Hals, besonders im Mandelbereich; Husten, Heißhunger auf Süßigkeiten, Ablehnen von allem Sauren.

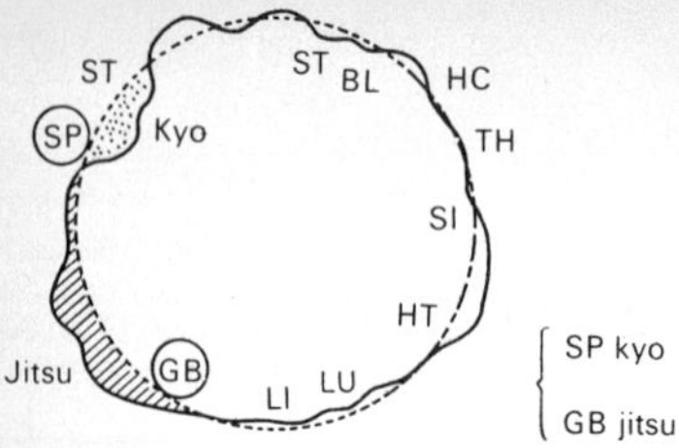

Abb. 20
Schematische Darstellung einer Meridian-Diagnose

ridianlinien mit dem meisten *Kyo* und mit dem meisten *Jitsu* herauszufinden und sie jeweils zu tonisieren und zu sedieren. Gebiete mit weniger ausgeprägter Störung werden durch das Auffinden und Behandeln derer mit der höchsten Disharmonie abgedeckt. Werden durch die Tonisierung keine guten Ergebnisse erzielt, liegt eine ungenaue Diagnose vor, und man sollte sie überprüfen.

In den zwölf Meridianlinien sind 120 Kombinationen von *Kyo* und *Jitsu* möglich, wenn jeder Meridian mit einem Meridian unter demselben Element verbunden ist. Die Japaner gehen davon aus, daß es 404 Krankheitsformen gibt, innerhalb derer insgesamt 10000 krankhafte Zustände auftreten. Alle spielen sich innerhalb der 120 *Kyo*- und *Jitsu*-Kombinationen ab. Da die Energiezustände sich meist von Tag zu Tag ändern, kann die Diagnose nicht die Ernsthaftigkeit der Krankheit anzeigen und auch nicht haargenau bestimmen, welche Art von Krankheit oder Störung den beobachteten Zustand hervorgerufen hat. Der ständige Wechsel bei den Energiestörungen ist in großem Maß durch die aktivierte Heilkraft des Körpers bedingt.

Tonisieren oder sedieren Sie deshalb die betroffenen Meridiane entsprechend der Diagnose zu Eingang der Behandlung. Manchmal finden Sie vielleicht eine konstitutionelle und sehr tiefliegende Störung und ein andermal eine sehr akute. Kleinere Störungen können schon während der Behandlung verschwinden, was sich durch die Hara-Diagnose überprüfen läßt. Toudou, ein Meister der östlichen Medizin, sagte, daß das Hara immer zuerst kommt. Wenden Sie diesen Grundsatz beim Shiatsu an, können Sie den Gesamtzustand des Körpers diagnostizieren und ihn durch Tonisierung und Sedierung effektiv behandeln. Beim Diagnostizieren geben Sie in Wirklichkeit eine Lebensdiagnose. Das heißt, Sie suchen nicht nach einer speziellen Krankheit, sondern verbessern das Leben des Patienten, indem Sie von den Wurzeln seiner Existenz her arbeiten und ihn zu einem besseren Lebensstil hinführen.

10. Experimente zur Behandlung von Meridianen und Tsubos

In der Psychologie gibt es ein Experiment zur Festsetzung des sogenannten Grenz- oder Schwellenwerts. Durch dieses Experiment läßt sich überprüfen, welches Gefühl entsteht, wenn zwei entfernte Punkte auf der Körperoberfläche gleichzeitig berührt werden und wie lange die Punkte bei immer näherem Zusammenrücken noch als unterschieden empfunden werden. Nehmen Sie einen Zirkel, öffnen Sie die Schenkel des Zirkels und setzen Sie beide Spitzen an auseinanderliegenden Punkten (zum Beispiel auf Ihrem Arm) auf die Haut, wobei Sie auf beide Schenkel den gleichen Druck ausüben. Liegen die Punkte weit genug auseinander, werden Sie zwei verschiedene Punkte fühlen. Wird der Abstand dann immer weiter verringert, kommen Sie zu dem Grenz- oder Schwellenwert, ab dem Sie die zwei Punkte nur noch als einen Punkt fühlen. Je nach Körperteil variiert dieser Abstand beträchtlich. Auf der Zungenspitze liegt der Schwellenwert durchschnittlich bei 1 mm, auf den Lippen bei 5 mm, an den Fingerspitzen sind es bereits 7 mm, auf den Backen 11 mm, auf der Stirn 23 mm, auf der Innenseite der Arme 31 mm, auf der Außenseite schon 40 mm, und auf dem Rücken sind es sogar 68 mm. Vergleichen Sie die Schwellenwerte der einzelnen Körperteile, werden Sie feststellen, daß die Stellen mit den höchsten Schwellenwerten die unempfindlichsten sind.

Das Zwei-Punkte-Drücken-Experiment

Machen wir ein Experiment! Halten Sie den Arm von jemandem locker mit beiden Händen. Es spielt keine Rolle, ob die Person bekleidet oder unbekleidet ist, obwohl Ihnen das letztere helfen kann, eine klarere Reaktion zu erhalten. Ihre Versuchsperson sollte nicht sonderlich auf ihren Arm achten, auf jeden Fall darf sie nicht hinsehen. Legen Sie einen Daumen auf den Arm und setzen Sie, dem Verlauf eines Meridians folgend, in einem Abstand von mindestens 50 mm Ihren anderen Daumen auf denselben Muskel auf. Üben Sie dann mit beiden Daumen leichten Druck aus, wobei Sie darauf achten müssen, nicht zu fest zu drücken. Der Schwellenwert auf dem Unterarm beträgt 40 mm. Deshalb kann die Versuchsperson die beiden Druckpunkte noch deutlich als zwei wahrnehmen. Dann ziehen

Sie, ohne den Druck zu ändern, Ihr Bewußtsein von den Fingerspitzen in Ihr Hara, den Unterbauch, ab. Wenn Sie das getan haben, sind Sie in dem Zustand des Muskeltonus, in dem die Muskeln zwar entspannt, aber in Aktionsbereitschaft sind. Wenn Sie zum Beispiel immer mit einer Aktentasche gehen, sind Sie sich meist gar nicht mehr bewußt, daß Sie diesen Gegenstand tragen. Sie halten ihn einfach fest, ohne daß es Ihnen bewußt ist, und Sie lassen ihn auch nicht fallen. Oder wenn Sie aufrecht stehen, fühlen Sie meist nicht, wie Sie dabei die Füße gegen den Boden drücken. Sie tragen sich, ohne sich dessen bewußt zu sein, im Zustand des Muskeltonus.
Aber kehren wir zu unserem Experiment zurück. Sie halten sich, ohne Ihre Aufmerksamkeit wieder in die Daumen zurückkehren zu lassen, in diesem Zustand. Die Person, deren Arm Sie an den beiden Punkten drücken, wird diese jetzt als einen einzigen Punkt empfinden. Das heißt aber nicht, daß die Sinne Ihres Gegenübers abgestumpft sind. Drücken Sie wieder bewußt mit beiden Daumen – die Person wird wieder deutlich zwei Punkte spüren. Entspannen Sie sich erneut völlig und ziehen Sie Ihre Aufmerksamkeit in das Hara; der andere wird aller Wahrscheinlichkeit nach wieder nur einen Punkt fühlen. Mit Hilfe dieses Experiments können Sie den gespannt/entspannten Zustand trainieren, in dem Sie die Tsubos und Meridianlinien erspüren können. Deshalb müssen Sie es so lange ausprobieren, bis es klappt. Gelingt es Ihnen nicht, versuchen Sie es am anderen Arm oder an den Beinen, damit Ihr Gegenüber sich nicht so an den Druck gewöhnen kann und sich zu sehr darauf konzentriert. Oder bitten Sie jemand, das Experiment an Ihnen auszuprobieren, damit Sie diese Empfindung von beiden Seiten kennenlernen.

11. Wie benutzt man das Hara?

Wenn Sie all Ihre Energie in Ihrem Hara sammeln, wird der Patient beim Zwei-Hände-Shiatsu sich tief in seinem Körper eins mit Ihnen fühlen. Shiatsu, bei dem Sie mit übereinandergelegten Daumenspitzen auf einen Punkt drücken, kann dieses Gefühl des Einsseins nicht hervorrufen, weil dabei zuviel Anspannung in den Fingerspitzen ist, um wirkungsvoll mit den Tsubos arbeiten zu können. Will ich einen Amateur von einem Erfahreneren unterscheiden, bitte ich ihn, mir die Zwei-Punkte-Shiatsu-Technik vorzuführen. Ein ungeübter Shiatsu-Geber konzentriert sich dabei ganz auf die Fingerspitzen. Ein Meister gibt Ki-Energie aus seinem Hara heraus und ist in einem Zustand völliger Entspannung. Wenn Sie mit Ihren Shiatsu-Ergebnissen nicht zufrieden sind, obwohl Sie lange und hart an Ihrer Vervollkommnung auf diesem Gebiet gearbeitet haben, dann experimentieren Sie doch einmal mit dieser Methode. Ich garantiere Ihnen, sie wird Sie weiterbringen.

Bis vor kurzem habe ich selbst diese einfache und wirkungsvolle Technik nicht gekannt. Ich habe mich zwar schon jahrelang für eine «Zwei-Hände»-, «Yin-und-Yang»-, «Tonisieren-Sedieren»-Shiatsu-Methode stark gemacht, aber ich konnte den Unterschied zwischen dem Zwei-Punkte-Shiatsu und dem Ein-Punkt-Shiatsu nicht erklären. Ich kam über meine Studenten während einer Vorlesungsreihe darauf.

Meine psychologische Ausbildung verhalf mir unbewußt zu einem Hinweis auf diese Technik. Sammlung im Hara, während der ganze Körper entspannt ist, kann man als natürlichen Zustand bezeichnen. Die japanische Kultur basiert auf diesem Prinzip. Wenn Sie die Schultern und Gliedmaßen verspannen, werden Ihre Bewegungen ungeschickt. Bei der Schulung in den japanischen Künsten, ganz besonders in den Kampfkünsten, geht es darum, den Übenden dahin zu bringen, diese behindernde Anspannung zu vermeiden. Wenn Ihre Bewegungen natürlich und ohne Verspannung sind, fließen sie, und die wahre Schönheit kommt zum Vorschein. Machen Sie sich beim Shiatsu deshalb nicht von der Fingertechnik abhängig. Lernen Sie besser, sich dahin zu bringen, daß Sie fühlen, wie die Energie in Ihnen fließt.

12. Lebensmitgefühl

Wenn Sie das «Zwei-wie-eins-Gefühl» erreicht haben, setzen Sie den einen Daumen auf einen anderen Meridian. Sie können nicht sofort das Zwei-wie-eins-Gefühl erzielen, weil Sie jetzt mit jedem Daumen auf einen anderen Meridian drücken. Doch wenn Sie eine Weile an den Punkten bleiben, wird sich allmählich das Zwei-wie-eins-Gefühl einstellen. Üben Sie eine Weile sorgfältig, und Sie können ein Gefühl des Einsseins mit dem Patienten erleben. Ihre Daumen sind eins. Doch das heißt nicht, daß sie aufeinanderliegen. Sie spüren dagegen zwischen Ihren Daumen so etwas wie ein Echo oder einen Funkenschlag. Es ist, als würde zwischen Ihren Daumen und dem Patienten ein Stromkreis geschlossen. Sie schaffen Einssein und Mitfühlen mit dem Patienten, indem Sie so mit beiden Händen arbeiten. Gleichzeitig vermag auch der Patient, genau wie Sie, dieses Einssein zu fühlen. Wir nennen diesen Prozeß des Teilhabens «Lebensmitgefühl».

Leben ist überhaupt nur durch dieses Gefühl des Verbundenseins möglich. Das Leben des einzelnen ist nicht etwas Unabhängiges, das frei und individuell existiert, sondern in ein Gesamtes eingebunden. Leben kann nicht aus seinem Bezug gelöst werden. Leben teilt sich nur, um zu wachsen. Das heißt jedoch nicht, daß das Leben geteilt ist. Die Trennung in männlich und weiblich hat den Sinn, daß durch die Vereinigung der beiden Gegensätze neues Leben entsteht. Wenn Sie das Einssein fühlen, erfahren Sie das wahre Leben.

Sind Sie völlig gesund, fühlen Sie sich eins mit Ihrem Körper. Sind Sie dagegen krank, kommt es Ihnen vor, als wären Magen, Kopf, Arme und Beine von Ihnen getrennt und fremd. Manchmal wollen Leute am liebsten ihre Gliedmaßen amputieren, weil sie scheußliche Schmerzen darin haben. Doch dann wären sie keine ganze Person mehr. Sogar Lieblingskleidungsstücke, die Sie sehr gern und oft tragen, werden Teil von Ihnen. Mit Paaren und Familien ist es genauso. Wenn die Einheit, das Einssein, zwischen den Familienmitgliedern gestört ist, werden nur noch Unterschiede wahrgenommen, statt die Probleme gemeinsam anzugehen, und es entstehen mehr und mehr Konflikte. Wenn Liebende eins sind, fließt ihre Lebensenergie ungehindert. Das Leben fühlen heißt, eins zu werden, und wo dieses Einssein erlebt wird, da ist Leben. Für mich steht der Begriff «Einssein» für einen Zustand, in dem der urteilende und somit trennende Verstand keinen Einfluß mehr hat. Das sind keine bloßen Worte – das ist Lebensmitgefühl.

Wenn Liebende sich an der Hand halten, ist das nicht nur eine körperliche Verbindung, sondern sie fühlen dabei auch ihr geistiges Selbst als eins. In unserer modernen Welt neigen wir dazu, uns materiellen Dingen zuzuwenden statt dem Leben selbst. Je mehr man den Materialismus betont, desto mehr verliert man den Kontakt zum «Geist des Lebens». Diese Haltung den Dingen gegenüber bedroht die Natur – die Umweltverschmutzung ist ein Beispiel dafür. Dasselbe geschieht auch mit dem menschlichen Körper. Unterscheidendes Bewußtsein hat seinen Sitz im entwicklungsgeschichtlich neuen Hirnrindensystem. Je mehr das neuere Hirnrindensystem tätig ist, desto schwächer werden das Lymphgefäßsystem und auch die Primärsinne. Und mit fortschreitender Zivilisation stumpft das Sensorium für das Leben ab. Doch nicht nur die Wahrnehmungsfähigkeit nimmt ab, sondern das ganze Lebenserhaltungssystem ist gestört, denn ein Großteil der Nährstoffe gehen inzwischen in das neue Hirnrindensystem, während das Lebenserhaltungssystem nicht mehr ausreichend versorgt wird. Je mehr das neuere Hirnrindensystem in den Vordergrund tritt, desto weniger funktioniert das alte Lebenserhaltungssystem. Deshalb kann man auch sagen, daß wir uns mit zunehmender Zivilisation mehr und mehr vom gesunden Leben entfernt haben. Wir sollten darum in unserem Alltag dem ursprünglichen Bewußtsein wieder mehr Raum geben und dadurch unser Leben verjüngen.

Es ist ein *instinktives* Gefühl und ein *instinktives* Verlangen, das den Liebesbeziehungen, dem Sport und den zwischenmenschlichen Beziehungen der zivilisierten Menschen Schwung verleiht, denn tief in uns wissen wir im Grunde, daß das Lebensmitgefühl wesentlich ist. Menschen, die künstlichen Freuden nachjagen und das nicht verstehen, versäumen die Erfüllung ihres Lebens. Wir hängen in der modernen Zeit zu sehr an materiellen Dingen, verschwenden unsere Kraft in die falsche Richtung, und es mangelt uns daher an Lebensmitgefühl. Doch erkennen Sie erst einmal, wie wichtig dieses Lebensmitgefühl ist, müssen Sie nicht mehr andere Reize suchen. Ich meine, die Beliebtheit von Yoga und Zen im Westen hängt damit zusammen, daß viele Menschen dort den Mangel schon schmerzhaft erkannt haben.

Wir im Osten legen noch mehr Gewicht auf eine Kultur des Lebens und des Lebensmitgefühls; materielles Leben hat nicht solche Bedeutung für uns. Das ist auch der Grund dafür, weshalb die Länder des Ostens, materiell gesehen, lange unterentwickelt waren und so lange Zeit brauchten, um Industrienationen zu werden. Heute hat der Westen entdeckt, daß wir im Osten ein Lebensbewußtsein haben, und er macht sich auf, es für sich zu entdecken. Wir im Osten haben die Aufgabe, diese alte Lebensmitgefühl-Kultur in unserer Gesellschaft zu pflegen.

13. Was sind Meridiane und Tsubos?

Indem ich meinen Weg intuitiven Berührens konsequent verfolgt habe, ist es mir gelungen, noch andere Meridiane zu finden, die nicht in den klassischen Büchern angegeben sind. Je nachdem, wie man einen Tsubo stimuliert, erhält man unterschiedliche Ergebnisse. Ich entdeckte dadurch eine andere Meridian-Konstellation. Mir hat wahrscheinlich auch geholfen, daß ich Psychologie studiert und mich auf Hautreaktionen und ihren Empfindungsmechanismus spezialisiert habe. Außerdem habe ich mich intensiv mit der östlichen Lebensphilosophie befaßt. Meridiane und Tsubos gehören zu den ursprünglichsten Lebensfunktionen, und so ist das Studium von ihnen das grundlegendste Lebensstudium. Auch wenn wir das Leben über anatomische und biochemische Darstellungen zu definieren versuchen, liegt die Lebensbeschaffenheit doch jenseits des wissenschaftlichen Zugriffs. Sie können Meridiane und Tsubos und ihren Wirkungsmechanismus mit konventionellen Methoden untersuchen, aber dieser Ansatz wird Ihnen nicht das wahre Leben davon erschließen.

Auch Religion ist nicht intellektuelles Verstehen, sondern Praxis, denn Religion hat mit Leben zu tun. So, wie Sie Zen von einem biologischen Standpunkt aus untersuchen können, können Sie auch Religion in bezug auf ihre Nützlichkeit für die Menschen betrachten. Doch um Religion wirklich zu begreifen, müssen Sie zuallererst glauben. Über Tausende von Jahren haben Praktizierende der östlichen Medizin die Wirksamkeit der Meridiane und Tsubos bewiesen, und wir brauchen jetzt, um sie effektiv zu nutzen, keine wissenschaftliche Forschung darüber. Die Meister verstehen, ohne zu denken, und erzwungene Erklärungen geben uns nur paradoxe Antworten wie in Zen-Koans. Überdies sind Hand-Werker meist besser mit ihren Fähigkeiten vertraut als die Wissenschaftler, denen die Praxis fehlt.

Der Grund, warum Meridiane und Tsubos wichtig für die Erhaltung des Lebens sind und durch sie Krankheiten behoben werden können, ist darin zu suchen, daß sie selbst das Leben sind. Ohne Leben funktionieren Meridiane und Tsubos nicht. Ohne aufmerksames Achten auf die Lebensenergien und die Drucktechniken können Sie keine guten Resultate erzielen. Kein Lehrbuch kann Ihnen sagen, was Sie beim Shiatsu im einzelnen alles tun müssen, denn wir haben es hier mit dem wahren Leben zu tun, das sich jenseits aller Worte vollzieht. Ist das ganze Leben in Unordnung, aus dem Gleichgewicht geraten, dann zeigen die Meridiane und Tsubos abnorme Reaktionen. Eine sensible Person kann diese Phänomene deutlich auf der Haut spüren. Um diese Störungen zu beheben, müssen wir das Leben wieder in Fluß bringen. Wollen wir die Meridiane und Tsubos verstehen, müssen wir zuerst das wahre Leben in uns fühlen. Das Leben selbst ist die beste Heilung von Krankheit. Und das Vertrauen, daß wir gerade durch Leben Beschwerden heilen können, ist das allerwichtigste.

Dritter Teil

Die Grundtechniken der Shiatsu-Therapie

1. Wie man tonisiert und sediert

Die Beweglichkeit unserer Daumen und der anderen Finger, wie sie nur dem Menschen eigen ist, erlaubt uns, die Welt um uns zu greifen und zu fühlen und so zu erfahren. Wir können etwas umfassen, festhalten, pressen, stützen und so weiter. Beim Shiatsu sollten wir fähig sein, die Bewegungsmöglichkeit unserer Hände instinktiv nach den Gesetzen der Natur zu nutzen.

Der richtige Gebrauch der Daumen und der übrigen Finger ist für die exakte Anwendung von Shiatsu von äußerster Wichtigkeit. Genau wie die Harmonie einer demokratischen Regierung durch die Errichtung einer Diktatur zerstört wird, kann der ausschließliche Gebrauch der Daumen die natürliche Balance des Körpers empfindlich stören. Geschwollene Daumen, Schulterschmerzen und schnell einsetzende Müdigkeit sollten beim Lernen von Shiatsu nicht auftreten.

Normalerweise benutzen wir beim Shiatsu drei Finger. Doch sollten wir dabei nicht völlig die Kraft der kleinen Finger vergessen. Beim Ampuku (dem Shiatsu auf dem Unterbauch) muß der Druck, der auf diese Körperregion ausgeübt wird, aus dem Handgelenk kommen, während der Daumen dabei ganz entspannt bleibt.

Rikkyu, Gründer und Meister der Teezeremonie, sagte einmal: «Bewege den Teebesen nicht mit den Fingerspitzen, sondern aus dem Ellenbogen heraus.» Ich rate meinen Studenten, nicht nur die Kraft der Fingerspitzen zu gebrauchen, sondern die Kraft aus dem Ellenbogen kommen zu lassen. Das ist einer der Schlüssel zu wirkungsvollem Shiatsu.

Die Handflächen-Technik

Diese Technik ist durch ihre sanfte Tiefenwirkung eine der am häufigsten benutzten beim Shiatsu. Der Geber übt dabei aus einer Gleichgewichtslage mit gestreckten Armen Druck aus. Oft setzt er dazu sein ganzes Körpergewicht ein, ohne daß der Rumpf und die inneren Organe des Patienten Schaden nehmen. Die Handflächen und die Finger sind die ganze Zeit entspannt und liegen auf dem Körperteil, der behandelt wird. Wenn Sie zum Beispiel am Rücken arbeiten, liegen Ihre beiden Hände flach auf, an runden Körperteilen folgt oder folgen sie der Rundung des betreffenden Körperabschnitts (Abb. 21–25).

Abb. 21

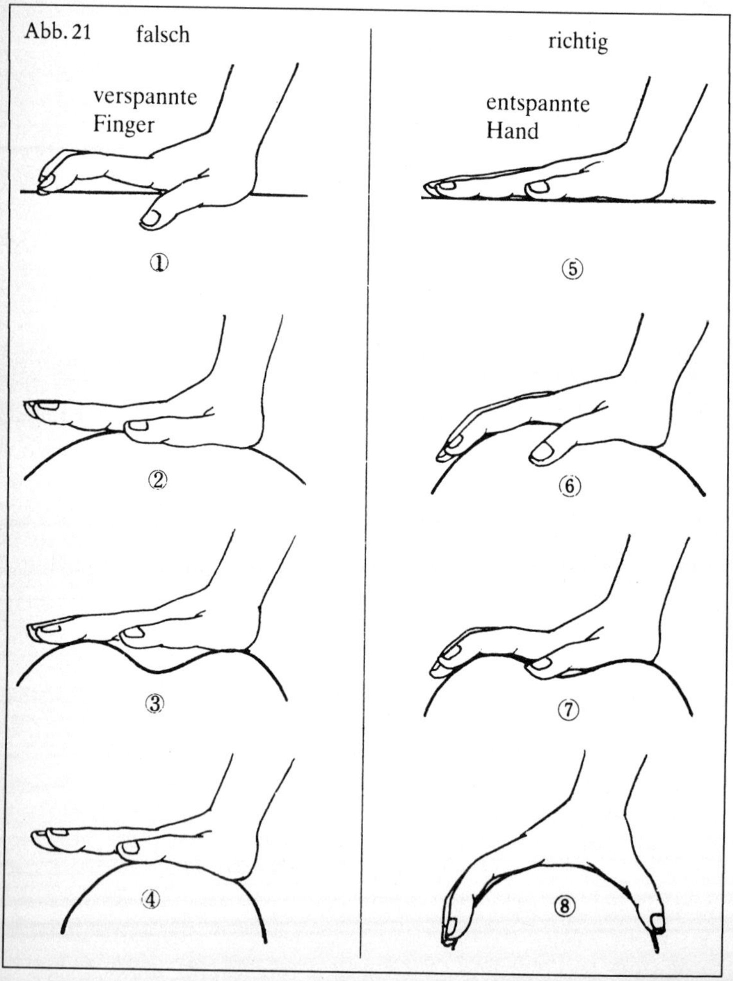

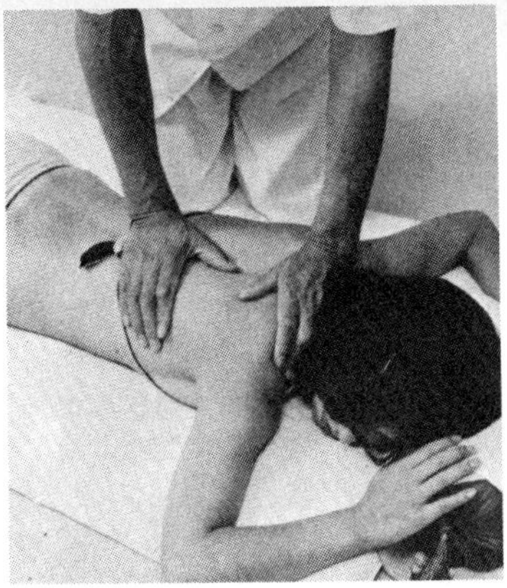

Abb. 22

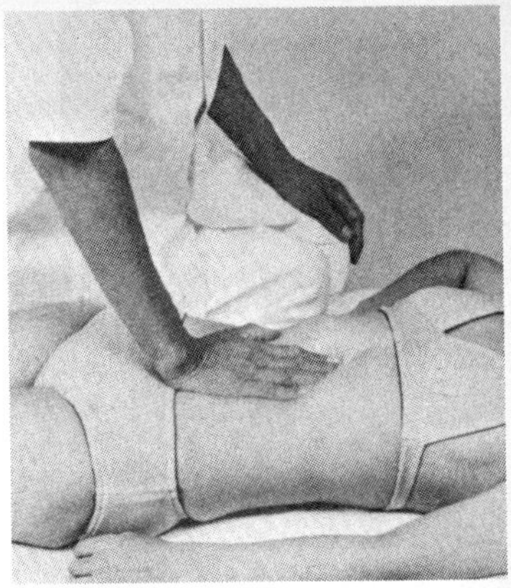

Abb. 23

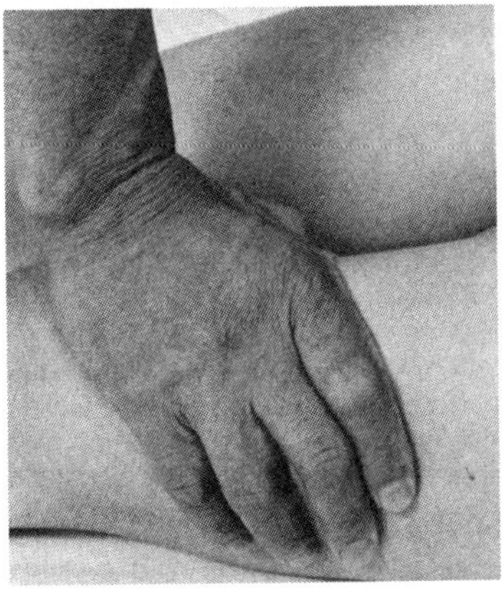

Abb. 24

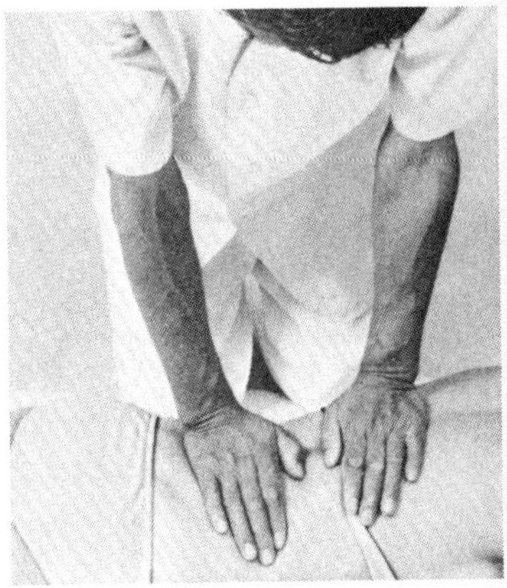

Abb. 25

Am einfachsten ist es, wenn der Shiatsu-Geber neben dem Patienten kniet und mit den Armen das Gewicht seines Oberkörpers auf dessen Körper abstützt. Will man eine besonders gute Tiefenwirkung, ist die Liegestützhaltung einzusetzen (Abb. 26). Der Behandelnde stützt dabei seinen gestreckten Körper nur mit den Handflächen und Zehenspitzen ab. Die Zehen sind auf dem Boden, die Handflächen liegen auf dem Körper des Patienten auf.

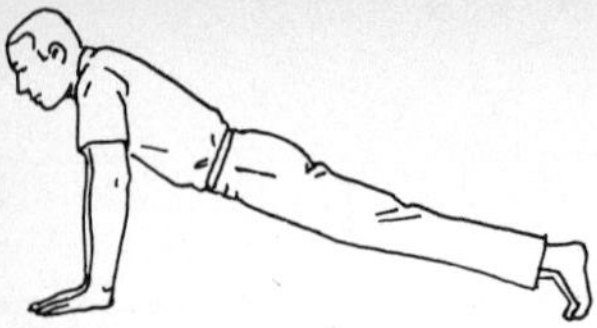

Liegestütz

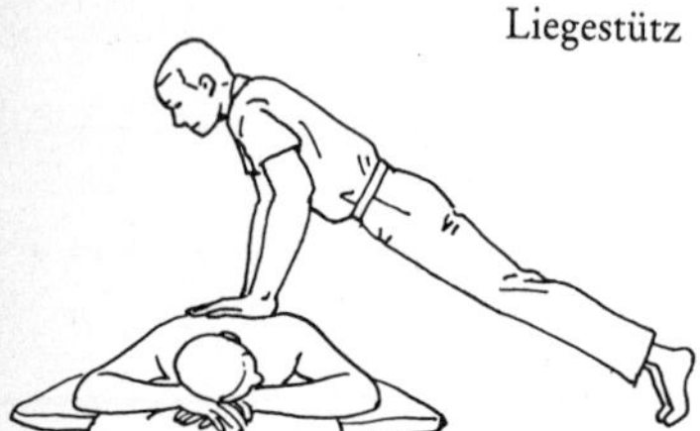

kniende Position

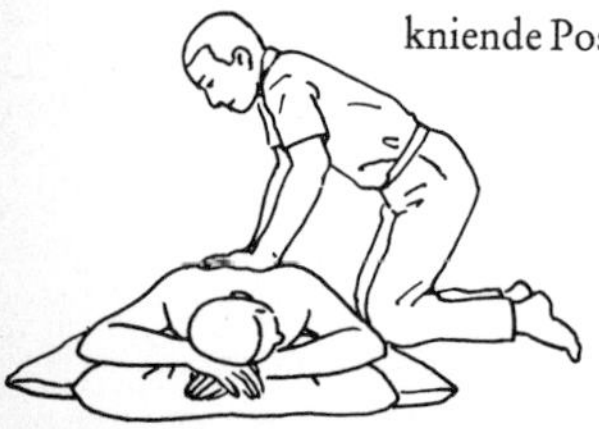

Achten Sie darauf, daß der Patient flach auf dem Boden liegt.

Abb. 26

Diese Behandlungsform wird hauptsächlich am Rücken angewendet.

Sie können in dieser Liegestützposition die Stärke des Drucks mit der Verlagerung des Körpergewichts ändern, wobei der Winkel Ihres Körpers zu den Armen das Ausmaß des Drucks auf den Patienten bestimmt. Es ist wichtig, daß Sie entspannt bleiben.

Die kniende Position ist angezeigt, wenn leichterer Druck ausgeübt werden soll. Je dichter Sie an den Patienten heranrücken, desto einfacher ist es, schwachen Druck anzubringen. Die Arme müssen gestreckt bleiben, die Schultern sind etwas vorgebeugt, und die Hände liegen gerade auf.

Wenn ein Kleinkind jemandem über den Rücken krabbelt, gibt es unbeabsichtigt besten Shiatsu-Druck. Es ist mit seiner ganzen Energie voll auf jede Bewegung konzentriert, und das spontane, vom Verstand nicht beeinträchtigte Handeln dringt als Heilkraft in den Darunterliegenden. Dieses gesammelte Da-sein sollte bei jeder Bewegung von Ihnen auf den Patienten übertragen werden. Nur wenn Ihr Ego ausgeschaltet ist, wird der aus dem Hara herausgegebene Druck eine die Gesundheit fördernde Kraft.

Handflächentechnik mit beiden Händen

Meist benötigt man zur Handflächentechnik beide Hände. Sie ruhen zunächst nebeneinander auf dem zentralen Punkt und üben gleichen Druck aus. Dann verlagert man das Gewicht auf eine Hand und streicht mit der anderen den Körper entlang. Dabei wird das Gewicht abwechselnd auf die rechte oder die linke Hand verlagert. Die ruhende Hand wirkt tonisierend, die bewegte sedierend (Abb. 27, 28).

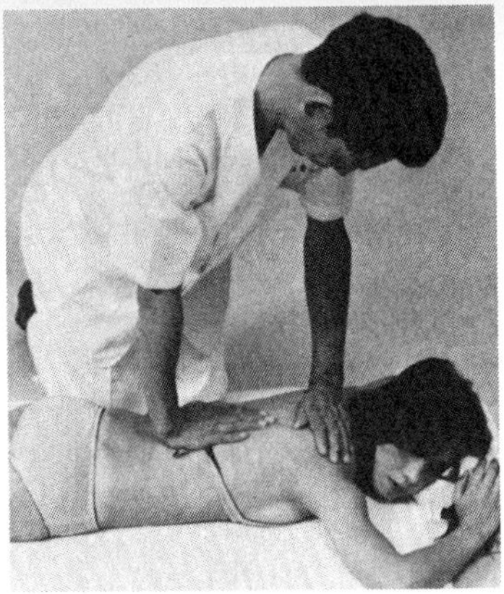

Abb. 27

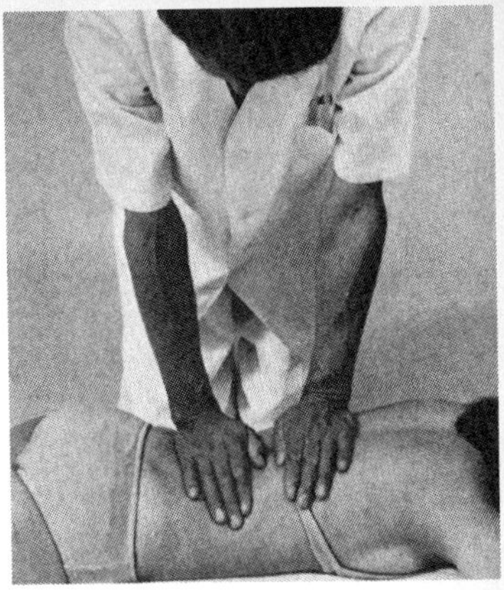

Abb. 28

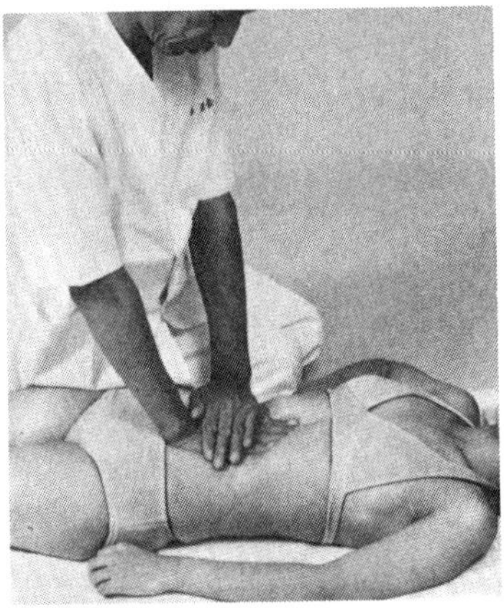

Abb. 29

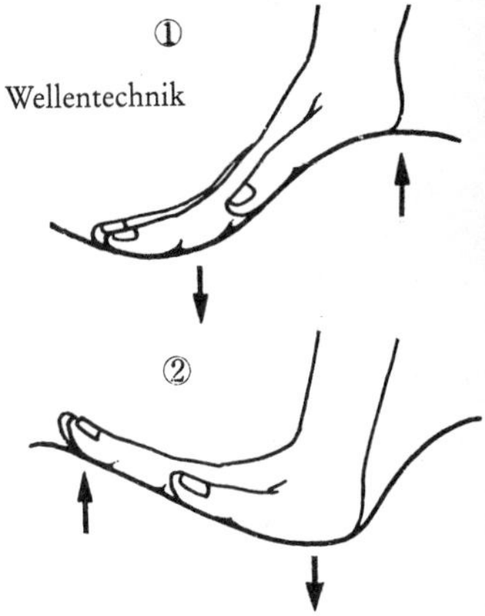

Abb. 30

Handflächentechnik mit überkreuzten Händen
Dazu legt man eine Handfläche wie gewohnt auf den Körper und die zweite kreuzweise auf deren Handrücken. Dadurch wird stärkerer Druck ausgeübt (Abb. 29).

Wellentechnik
Sie bewährt sich vor allem zur Behandlung im Bauchgebiet, also der Hara-Region oder dem Sonnengeflecht. Die Handfläche wird bei der Wellentechnik auf den Körper gelegt. In einer flie-

ßenden Bewegung verlagert man den Druck langsam von den Fingerspitzen über die Mittelhandfläche bis fast zum Handgelenk. Diese Technik entspannt die Hara-Zone angenehm und beeinflußt alle Bauchorgane günstig (Abb. 30).

Senkrechter Druck

Legen Sie die Hände so auf, daß sie mit den Fingerspitzen in Richtung Kopf zeigen. Vibrieren Sie leicht auf und ab. Das entspannt das Gebiet, das behandelt wird (Abb. 31).

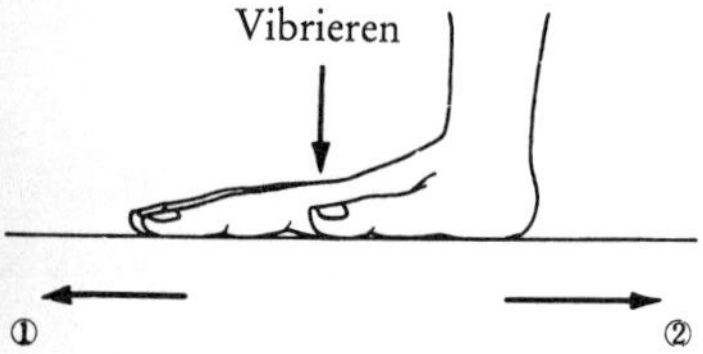

Abb. 31

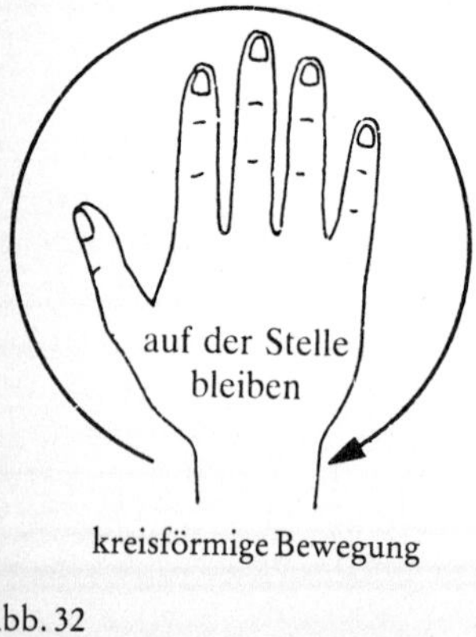

Abb. 32

Kreistechnik

Dabei übt man mit der Handfläche nur leichten Druck aus und beschreibt mit der Hand auf dem Körper im Uhrzeigersinn kleine Kreise. Diese Technik wird vor allem zur Behandlung der Schulterblätter und der sie umgebenden Muskulatur empfohlen (Abb. 32).

Reibetechnik

Hierbei kombiniert man den Druck mit einer Art Reibemassage der Muskulatur. Doch anders als in der westlichen Reibemassage, wo man kräftig über die Muskulatur streicht, ruhen hier die Handflächen fest auf der Haut und reiben Stück für Stück über die Muskeln.

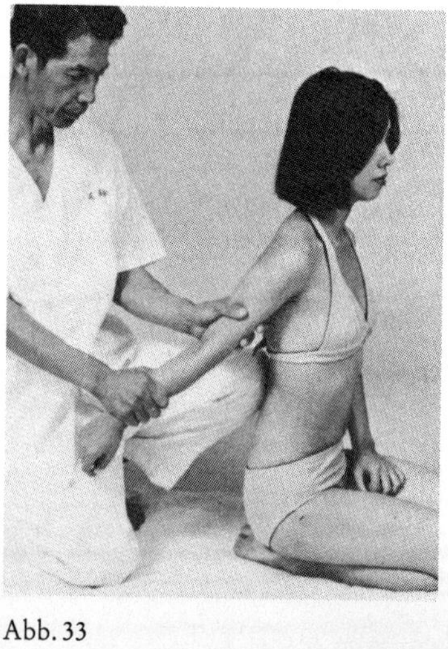

Abb. 33

Greiftechnik

Sie wird bevorzugt an Armen und Beinen durchgeführt und wirkt durch Druck auf die Tsubos auf den Meridianen. Man umfaßt dazu das Glied mit einer Hand und greift, ähnlich wie beim Hände geben, unter ständig wiederholtem Druck daran hinunter (Abb. 33, 34).

Fingertechniken

Bei der Shiatsu-Therapie mit den Fingerkuppen verwendet man den Daumen allein oder zwei bis vier Finger. Es gibt dabei verschiedene Techniken, und es hängt sowohl von dem zu behandelnden Gebiet wie auch von der Ihnen am geeignetsten erscheinenden Position ab, welche davon Sie einsetzen.

Sollen tiefere Körpergebiete zwischen Muskeln und Knochen beeinflußt werden, kann man anstelle der Fingerkuppe auch den Fingernagel zum Druck verwenden. Sie müssen jedoch unbedingt darauf achten, daß er kurz geschnitten ist, damit die Haut nicht verletzt wird.

Zur Diagnose des Hara können alle Finger benutzt werden.

Daumen-Technik

Zur Behandlung mit dem Daumen ballt man die Hand zur Faust und spreizt den Daumen ab. Abbildung 35 demonstriert, wie man die Knöchel der geballten Faust und das Daumenglied auf den Körper legt. Der Druck wird zunächst mit dem Daumen und der ganzen Faust ausgeführt. Dann hebt man die Faust an und preßt nur noch mit dem Daumen und

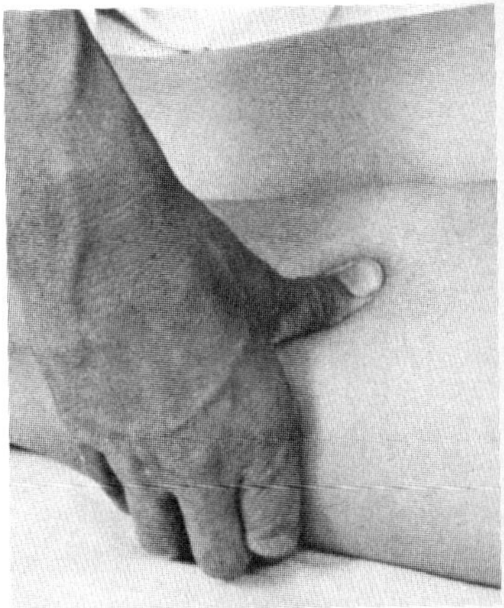

Abb. 34

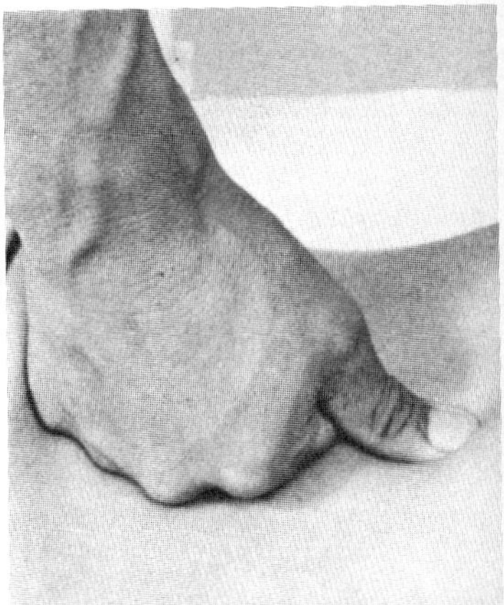

Abb. 35

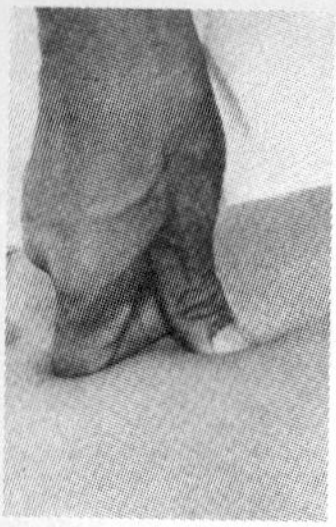
Abb. 36

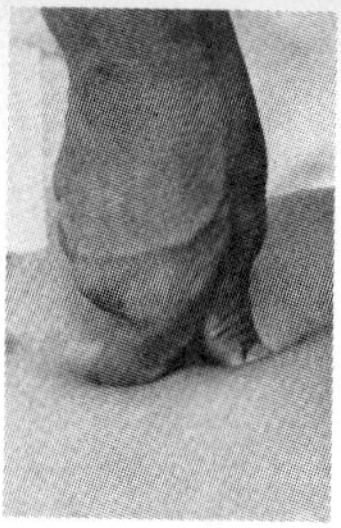
Abb. 37

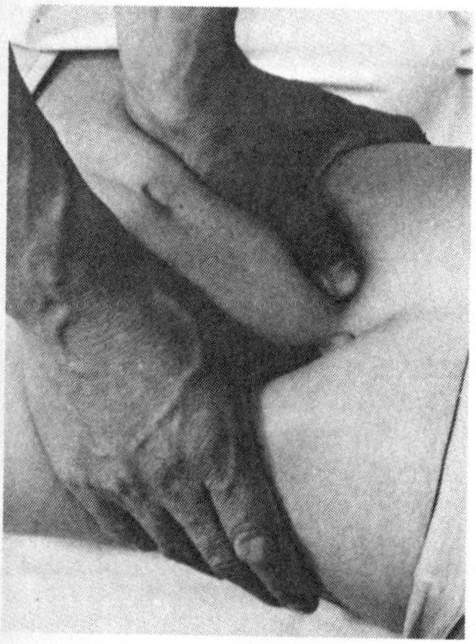
Abb. 38

dem Knöchel des Zeigefingers (Abb. 36, 37) oder mit den Knöcheln von Zeige- und Mittelfinger, wobei der Druck verstärkt wird. Manchmal benutze ich Daumendruck bei ausgestreckten Fingern (Abb. 38). Der Daumen wirkt dabei sedierend, die Faust oder die einzelnen Finger tonisierend.

Vier-Finger-Technik
Bei der Vier-Finger-Technik legt man die inneren End- und Mittelglieder von vier Fingern (vom Zeigefinger bis zum kleinen Finger) auf die zu behandelnde Körperzone. Der Druck wird aus den Ellbogen heraus ausgeführt, Handflächen und Daumen bleiben dabei völlig entspannt (Abb. 39).

Drei-Finger-Technik
Erfolgt wie die Vier-Finger-Technik. Man setzt im allgemeinen dazu Zeige-, Mittel- und Ringfinger ein.

Zwei-Finger-Technik
Man biegt dazu den Zeigefinger um den leicht eingezogenen Daumen, der den Finger von innen her abstützt. Der Druck wird mit dem Daumen und dem zweiten Glied des Zeigefingers ausgeführt (Abb. 40).

Zwei-Finger-Kneiftechnik
Bevor man mit einer Behandlung beginnt, kann man die Körperzone leicht mit Daumen und Zeigefinger kneifen (Abb. 41).

Hand- und Fingerbehandlung sind die beiden wichtigsten, am häufigsten gebrauchten Shiatsu-Techniken. Sie müssen immer darauf achten, daß Sie beide Hände einsetzen. Bei der Therapie mit nur einer Hand stützt die eine Ih-

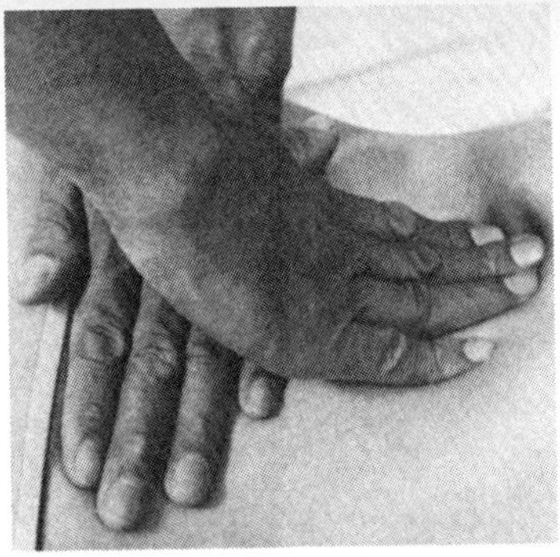

Abb. 39

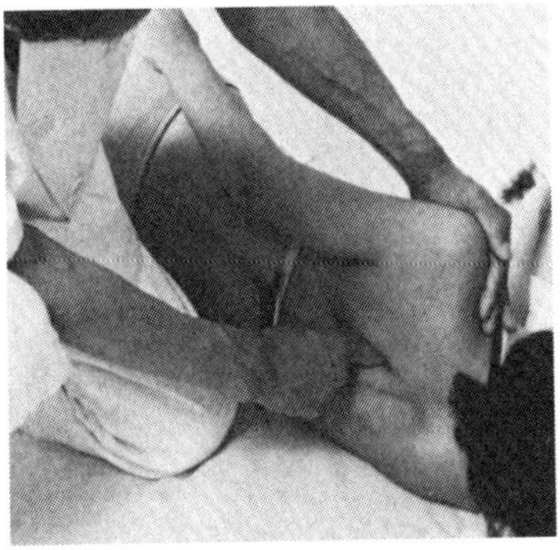

Abb. 40

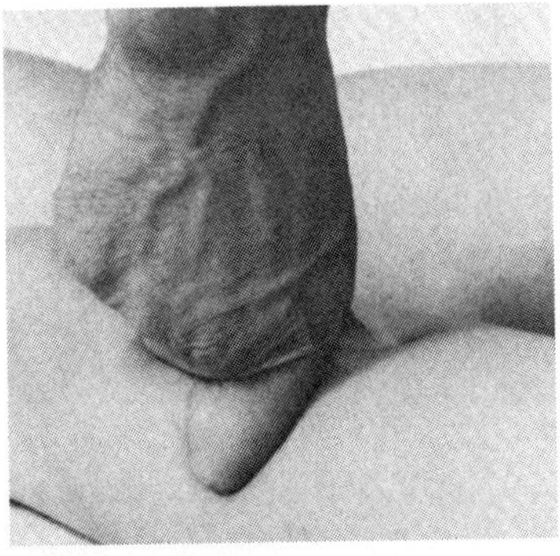

Abb. 41

ren Körper ab und wirkt als stabilisierende Kraft, während die andere die Massage durchführt. Die stützende Hand, die mit der ganzen Fläche aufliegt, tonisiert (Yin), während die andere den Fingerdruck ausübt, sediert (Yang) (Abb. 42).

Erfolgt die Therapie mit beiden Händen, liegen die Handflächen auf und sollten einen zwar angenehmen, aber festen Druck ausüben, so daß der Patient noch entspannt bleibt. Bei den aufgeführten Techniken muß sich der Behandelnde nicht viel bewegen und kann so sparsam mit seiner Energie umgehen, ermüdet nicht so rasch und ist in der Lage, sich ganz darauf zu konzentrieren, im Patienten zu fühlen.

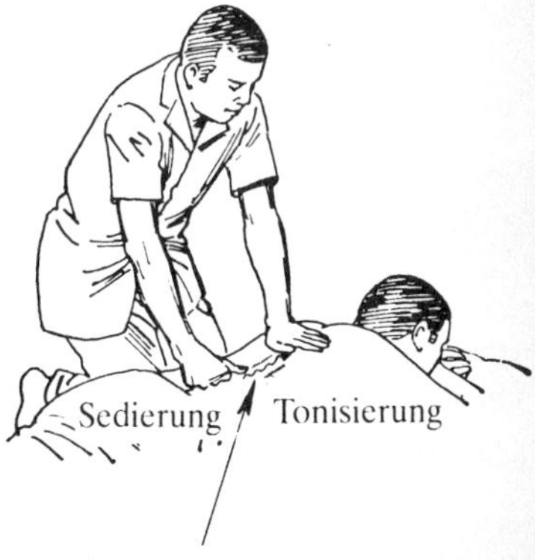

Abb. 42

Drei Shiatsu-Regeln

1. Senkrechter Druck

Der senkrechte Druck auf den Körper erfolgt im allgemeinen kräftig und fördert die Energiezirkulation, so daß der Körper rasch wieder gesunden kann. Andere Druckrichtungen fördern zwar die Durchblutung, können aber besonders bei Krankheit die Selbstheilungskraft des Körpers beeinträchtigen.

2. Druckhalten

Im allgemeinen dauert der Druck auf ein Tsubo oder eine Körperzone zwischen 2 und 7 Sekunden. In manchen Fällen kann aber auch bis zu 30 Sekunden gedrückt werden, damit die Wirkung nicht an der Oberfläche bleibt, sondern das vegetative Nervensystem und die inneren Organe erreicht.

3. Stützender Druck

Wenn wir stehen, sitzen oder uns bewegen, bleibt unser Körper mit Hilfe der Muskulatur in seiner Struktur im Gleichgewicht. Dabei ist uns überhaupt nicht bewußt, wie sich die Muskeln zusammenziehen oder dehnen. Und doch tragen und stützen sie uns. Dieses Gefühl des Stützens ist es, was wir durch das Berühren übertragen. Der Patient und der Praktizierende hängen miteinander zusammen, stützen sich und tauschen durch die Behandlung ihre Energien aus. Wenn Sie jemandem Shiatsu geben, dessen Muskeln stark angespannt sind, kann auch der stärkste Druck nicht in die Tiefe seines Körpers dringen.

Deshalb ist es nötig, daß der Druck aus der einen Richtung von etwas aus der anderen Richtung abgestützt wird. Wenn der Patient am Boden liegt, übernimmt die Unterlage den Gegendruck.

Beim Shiatsu mit zwei Händen wirkt die eine Hand durch Stützdruck tonisierend, während die andere durch Massage sedierend auf Yang wirkt.

Behandlung mit zwei Händen

Vom östlichen Standpunkt aus wird alles Leben von den zwei gegensätzlichen Kräften Yin und Yang gesteuert. Der Austausch und die Harmonie zwischen diesen beiden Kräften sorgen für das Gleichgewicht im Körper und halten ihn gesund. Im Japanischen nennen wir die Yin-Kraft *Kyo* und die Yang-Kraft *Jitsu*. Wir behandeln *Kyo* durch Tonisieren und *Jitsu* durch Sedieren. Ist der Energiefluß (Meridiane) nicht im Gleichgewicht oder blockiert, entsteht daraus Krankheit.

Bei der Behandlung mit zwei Händen befolgen wir das *Kyo-Jitsu*-Prinzip, indem die eine Hand die stützende oder Yin-Rolle und die andere die aktive oder Yang-Rolle übernimmt. Wenn beide Hände gleichzeitig arbeiten, können wir ausgeglichene Energie schaffen und sie im Körper zum ungestörten Fließen bringen. Die Akupunktur benutzt dasselbe Prinzip, indem sie ganz bestimmte Metallarten für die Nadeln verwendet, die dann gegenpolig (Yin und Yang, minus und plus) eingesetzt werden.

Ein weiterer wesentlicher Aspekt für eine richtige Zwei-Hände-Behandlung ist, die Bedeutung der stützenden Hand (Yin) zu verstehen. Wenn wir einem Zauberkünstler zuschauen, achten wir auf die Hand, die in Bewegung ist, und übersehen die andere, ruhende Hand, die ganz unauffällig den Trick ausführt. Beim Shiatsu gibt die stützende Yin-Hand den in die Tiefe wirkenden Halt, der nötig ist, um den Körper für die Behandlung vorzubereiten. Ohne diese Kraft würde die Arbeit der sich bewegenden Hand (Yang) oberflächlich und oft schmerzhaft sein. Die Interaktion zwischen *Kyo*- und *Jitsu*-Kräften über dieses Zwei-Hände-Shiatsu ist eine effektive Methode, den Energiefluß in unserem Körper zu harmonisieren.

2. Behandlungsformen

Shiatsu ist eine von zwei Behandlungsmethoden, die andere heißt Seitai oder strukturelle Integration. Die alte Form von Anma (Japanische Massage) setzt sich aus Ankyo und der sogenannten Do-in-Methode zusammen.

Bei Shiatsu werden sowohl Druck als auch Massage benutzt und ergänzen einander. Hierbei wirkt der angebrachte Druck als *Kyo*-Element und die Massage als *Jitsu*.

Andere Formen der Behandlung schließen Katsu (Erste-Hilfe-Techniken), Chiropraktik, Osteopathie und Physiotherapie ein. Isometrische Übungen und medizinische Massage zielen darauf hin, die Muskelkraft zu stärken. Bei meinen Shiatsu-Behandlungen kombiniere ich für gewöhnlich Druck und Massagetechniken, um eine genauere Diagnose der Gesamtbeschaffenheit des Körpers zu erhalten und den Energiefluß auszubalancieren. Die Anwendung *einer* manipulativen Technik allein ermöglicht nicht das Vordringen zu den Wurzeln von Beschwerdenn, die im gestörten Energiefluß liegen. Deshalb muß Shiatsu oder Ampuku-Therapie eingesetzt werden, damit die Selbstheilungskraft des Körpers angeregt wird.

3. Grundvoraussetzungen richtiger Massage

1. Aufwärmen des Körpers
Die Muskeln und Bänder werden durch sanfte Streichmassage für die nachfolgende Shiatsu-Behandlung gelockert, besser durchblutet und dadurch erwärmt. Man legt dazu die Hände mit leichtem Druck auf die Haut und massiert, unter Befolgung des *Kyo-Jitsu*-Prinzips, herzwärts, also von den Beinen aufwärts, und an den Armen in Richtung Schulter. Dabei kann man zugleich mit den Fingern die Spannung der Muskulatur und Bänder fühlen und Verschiebungen in der Wirbelsäule und an den Gelenken und druck- und schmerzempfindliche Punkte aufspüren, die auf krankhafte Veränderungen hinweisen.

2. Festsetzen eines Stützpunktes
Eine wichtige Voraussetzung vor jeder Shiatsu-Behandlung ist, daß man den Körper des Patienten abstützt. Das geschieht mit der einen Hand an einem Zentrumspunkt, der als Stützpunkt dient, um den herum die andere Hand dann mühelos die Massage ausführt.

3. Entspannende Streckung der Muskeln
Hierbei entspannt man durch maximale Streckung und Rückkehr in die normale Stellung vor der Behandlung die Muskulatur. Das geht jedoch nur bei Muskelgruppen, die ohne Zutun der Muskulatur des Behandelten, also durch die Hände des Behandelnden, bewegt werden können. Das trifft für die Arme und Beine zu, nicht aber zum Beispiel für die Bauchmuskulatur. Die Entspannung setzt sich jedoch über das vegetative Nervensystem zu anderen Muskeln fort. Die Behandlung erfolgt, indem man mit einer Hand das zu lockernde Glied am Angelpunkt erfaßt und es mit der anderen Hand so weit wie möglich dehnt oder dreht. Der Patient darf zwar den Zug in den Muskeln spüren, muß sich aber noch wohl fühlen.
Man verharrt eine Weile in der Stellung, bis sich der Patient ganz entspannt hat, und kehrt langsam in die normale Lage zurück. Der Muskeltonus verbessert sich bei häufigerem Anwenden dieser Technik, und der Patient wird beweglicher. Es ist wichtig zu beachten, daß die Bewegungen nicht schnell und ruckartig durchgeführt werden, weil es sonst eher zu Verkrampfungen als zu Entspannung kommt.

4. Wie man Ganzkörper-Shiatsu gibt

Die vier Diagnostischen Hauptmethoden der östlichen Medizin

Eine Shiatsu-Behandlung beginnt normalerweise in sitzender Position. Ist der Patient krank, können Sie ihn auch liegen lassen. Als erstes müssen Sie erkennen, in welcher Weise die Harmonie der Energien im Körper gestört ist, um dann Shiatsu gezielt einzusetzen. Das geschieht über vier Diagnose-Methoden, die Ihnen Auskunft über den Gesamtzustand Ihres Patienten geben:

Bo-shin:
die Gesamtdiagnose durch Beobachtung des Patienten
Bun-shin:
die Diagnose durch Abhören von Körpergeräuschen (Atmung, Stimme usw.)
Mon-shin:
die Befragung des Patienten nach augenblicklichen Beschwerden, dem Krankheitsverlauf und der Krankheitsvorgeschichte
Setsu-shin:
das Erkennen von Energiestörungen durch Berühren und Betasten des Patienten

Bei der östlichen Diagnose sucht der Therapeut den Patienten in seiner gesamten Erscheinung zu sehen, wie jemand, der einem anderen zum erstenmal begegnet. Man achtet auf das Auftreten, begrüßt sich, lauscht der Stimme des anderen, achtet auf bestimmte Gerüche, stellt Fragen, berührt sich.

Bei der westlichen Medizin richtet sich die Diagnose mehr auf die geäußerten Beschwerden als auf den Menschen selbst. Der Arzt führt, ähnlich wie ein Detektiv, der einem Verbrecher auf der Spur ist, eine Untersuchung durch, die ihm helfen soll, die Krankheit aufzufinden, ohne daß der Patient in seiner Gesamtheit erfaßt wird. Der Patient wird also eher wie eine Krankheit behandelt und nicht wie ein menschliches Wesen. Diese Art von Arzt-Patient-Beziehung wird vom östlichen Standpunkt her als unnatürlich angesehen.

Respekt, Vertrauen und Zuneigung füreinander sind sehr wichtig für eine erfolgreiche Diagnose. Der Praktiker muß Vertrauen in seine Fähigkeiten zu heilen besitzen und gleichzeitig Achtung und Verständnis für seinen Patienten haben. Wenn diese Art der Beziehung stattfindet, kann eine tiefgehende Diagnose erreicht werden.

Dazu müssen Sie den Allgemeinzustand des Patienten erkennen

und feststellen, ob er *Kyo* oder *Jitsu*, Yin oder Yang ist und ob die Beschwerden akut oder chronisch sind.

Es ist günstiger für den Beginn der Diagnose, hinter dem Patienten zu stehen oder zu sitzen, als vor ihm, weil er sich sammeln und Sie durch Ihre Berührung und nicht so sehr durch die Begegnung von Angesicht zu Angesicht erfahren soll. Der Patient fühlt sich auf diese Weise entspannt und wohl in der Atmosphäre gegenseitigen Vertrauens und Respekts, und die Diagnose wird exakter ausfallen. Sie können Verkrümmungen und Subluxationen an der Wirbelsäule und die Beschaffenheit der Rückenmuskulatur deutlich tasten. Wenn der Patient dann anschließend auf dem Rücken liegt, sollten Sie auf die Färbung und den Ausdruck des Gesichts achten, ihn fragen, wie er sich fühlt, und darauf hören, welchen Klang seine Stimme hat und wie er spricht. Es ist auch wichtig, etwaigen Körpergeruch und Geruch des Atems festzustellen. Bevor Sie dem Patienten gezielte Fragen nach seinem Gesundheitszustand stellen, führen Sie sorgfältig die Hara-Diagnose durch. Fragen Sie den Patienten, so passen Sie gut auf, wie seine Reaktionen sind und was er antwortet.

Sind Sie mit der Diagnose fertig, bleibt der Patient in der sitzenden Position oder liegt, wenn er aus irgendeinem Grund nicht sitzen kann, auf der Seite. Die Behandlung kann jetzt beginnen.

Beim Ganzkörper-Shiatsu haben wir keine festgelegte Reihenfolge des Vorgehens. Die Grundregel für Anfänger, die noch nicht klar *Kyo* und *Jitsu* und die Meridianlinien diagnostizieren können, ist jedoch, sich an die Idee des Tonisierens und Sedierens zu halten, wie sie weiter vorn beschrieben war. Wenn Sie dann die Grundtechnik beherrschen, sind Sie in der Lage, sie nach den Bedürfnissen des Patienten abzuwandeln und einen eigenen Stil zu entwikkeln.

Shiatsu in sitzender Position

Shiatsu im Bereich der Schulterblätter

Legen Sie Ihre rechte Hand mit der Handfläche so auf den Rükken, daß sie vom 7. Halswirbel bis zum Gebiet des Herzkonstriktormeridians reicht (① in Abb. 44). Stützen Sie den Patienten, indem Sie Ihre linke Hand auf seine Schulter legen. Üben Sie leichten Druck aus, indem Sie Ihr Körpergewicht auf Ihre rechte Hand verlagern. Halten Sie diesen Druck zwei Atemzüge lang und bringen Sie Ihre Ki-Energie mit der des Patienten in Einklang. Ist das geschehen, gleiten Sie mit der rech-

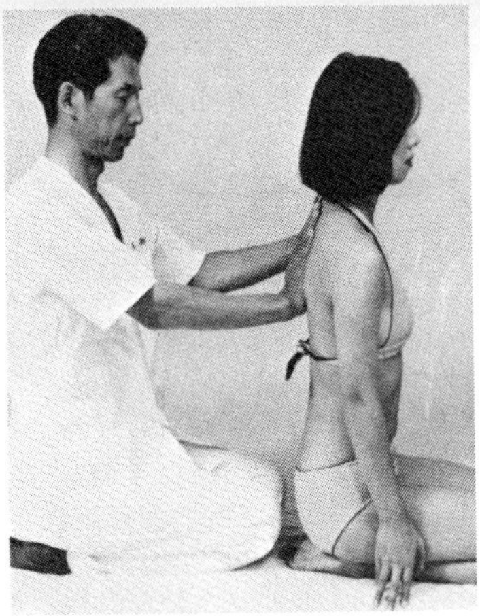

Abb. 43

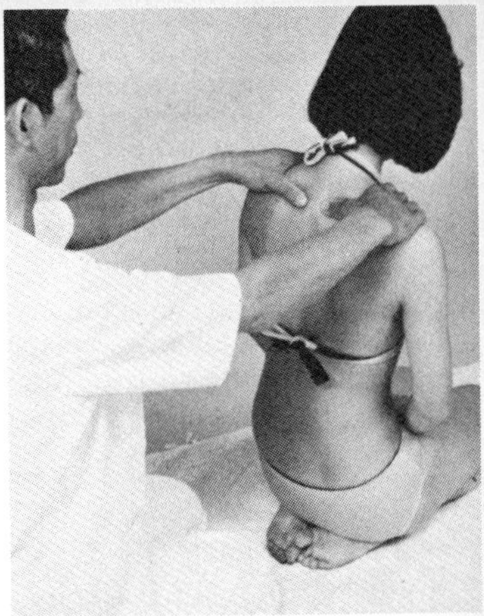

Abb. 45

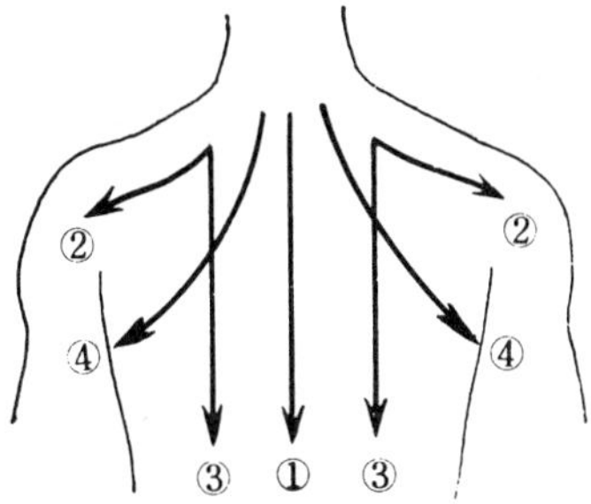

Abb. 44

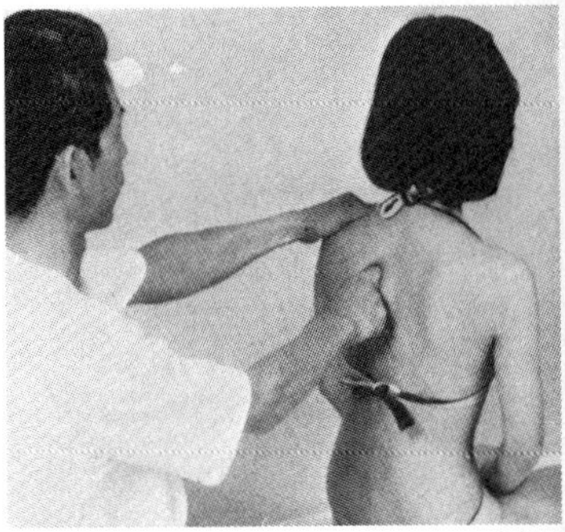

Abb. 46

ten Hand über die Wirbelsäule. Diese Technik gestattet Ihnen, deutlich den Zustand der Schultern, des Rückgrats und der Hüften zu fühlen (Abb. 43).

Legen Sie beide Hände, die Daumen abgespreizt, rechts und links neben der Wirbelsäule auf die Schultern des Patienten. Streichen Sie mit beiden Händen zu den Schultergelenken (② in Abb. 44) und üben Sie dabei mit dem Daumen leichten Druck aus. Kehren Sie in gleicher Weise wieder in die Ausgangsstellung zurück (Abb. 45).

Zwei-Finger-Shiatsu entlang der Wirbelsäule

Stützen Sie den Patienten mit der linken Hand an seiner linken Schulter ab, und geben Sie mit dem Daumen und dem Knöchel des gebogenen Zeigefingers entlang der Wirbelsäule zwischen dem 2. und dem 8. Brustwirbel Shiatsu (③ in Abb. 44). Wiederholen Sie die Anwendung auf jeder Seite noch einmal (Abb. 46).

Daumen-Shiatsu zwischen Schulterblatt und Wirbelsäule

Der Patient wird mit der linken Hand auf der linken Schulter abgestützt. Die rechte Hand ruht auf seiner rechten Schulter, wobei man den Daumen so abspreizt, daß er den Rand des linken Schulterblatts berührt (Abb. 47). Schieben Sie den Daumen dann unter das Schulterblatt und drükken Sie Stück für Stück in Abwärtsrichtung immer unter dem Schulterblatt entlang. Zweimal auf jeder Seite.

Shiatsu am Arm mit Bewegungsbehandlung

Knien Sie hinter dem Patienten und stützen Sie ihn am besten mit dem rechten Knie, etwas links von der Wirbelsäule, im Rücken ab. Halten Sie mit der linken Hand seine linke Schulter und nehmen Sie mit der rechten Hand seinen linken Arm etwas nach hinten. Geben Sie dann in der Greiftechnik von der Schulter bis zum Ellenbogen Shiatsu (Abb. 48 u. 49). Halten Sie nun den Ellenbogen mit der rechten Hand und arbeiten Sie mit der linken Hand auf die gleiche Weise von der

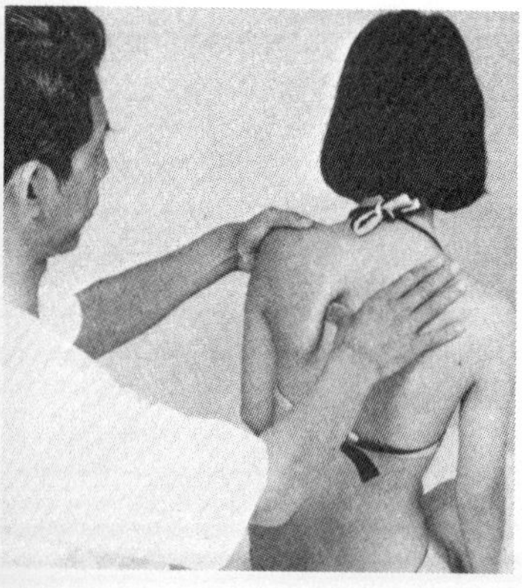

Abb. 47

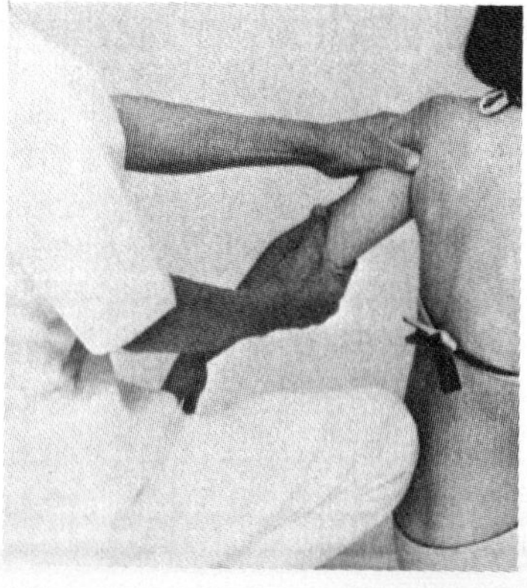

Abb. 48

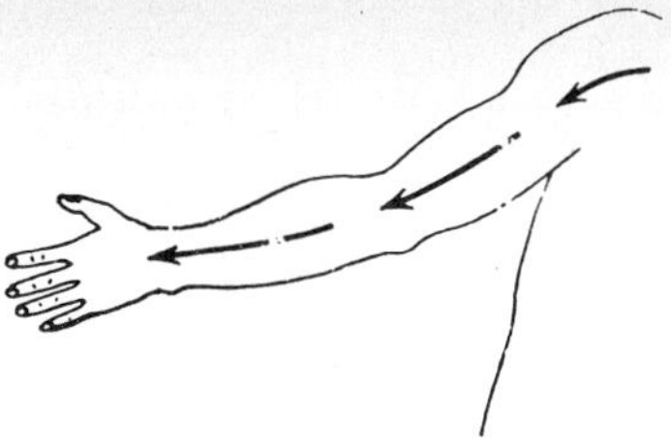

Abb. 49

Schulter bis zum Ellenbogen. Wiederholen Sie den ganzen Vorgang mit dem Abwechseln der Hände.

Anschließend halten Sie den Ellenbogen und greifen zuerst mit der linken und dann mit der rechten Hand vom Ellenbogen zum Handgelenk abwärts; auch dies mit Abwechseln der Hände wiederholen (Abb. 50).

Halten Sie mit der rechten Hand das linke Handgelenk des Patienten und geben Sie Shiatsu am LI-4, dem Punkt zwischen Daumen und Zeigefinger. Massieren Sie dann mit leichtem Druck und Zug die Finger der linken Hand Ihres Patienten mit Daumen und Zeigefinger. Arbeiten Sie auch an der anderen Hand.

Stützen Sie nun den Patienten fest mit der rechten Hand an seiner linken Schulter ab. Mit der linken Hand nehmen Sie nun dessen linken Arm und führen ihn so langsam wie möglich in einer großen kreisförmigen Bewegung herum (Abb. 51).

Wiederholen Sie das auf jeder Seite mehrmals und prüfen Sie den Muskeltonus und den Zustand der mit den Armen zusammenhängenden Meridiane.

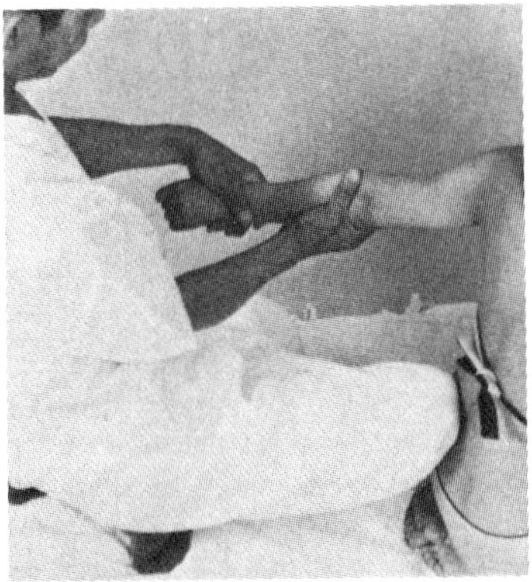

Abb. 50

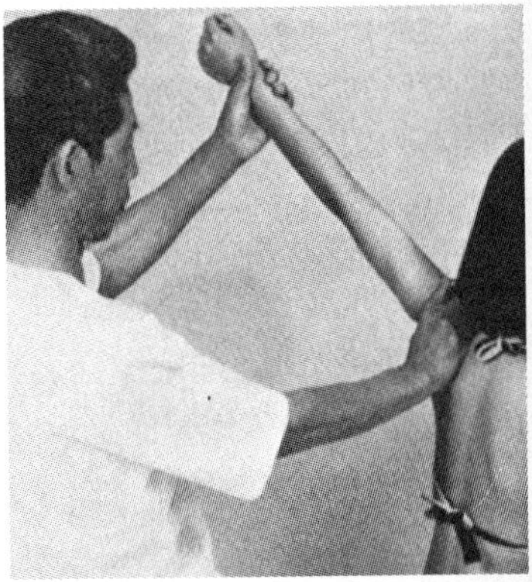

Abb. 51

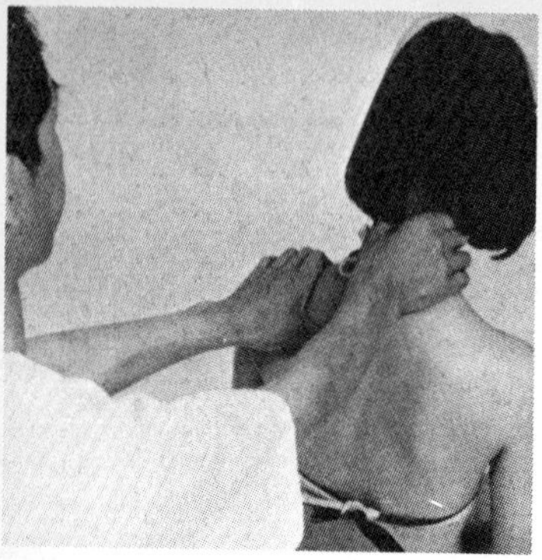

Abb. 52

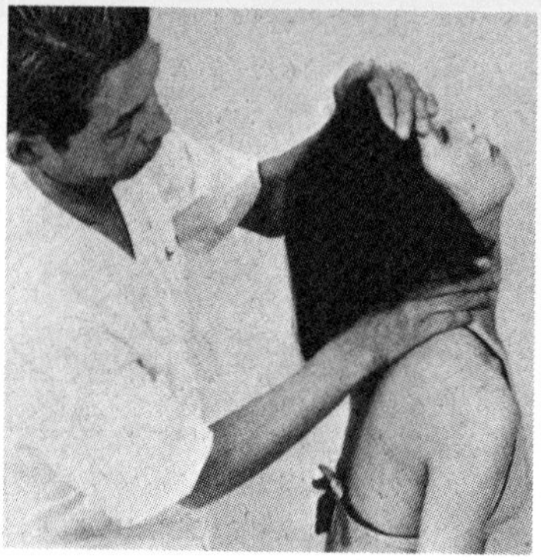

Abb. 53

Nacken-Shiatsu mit Bewegungsbehandlung

Halten Sie mit der linken Hand die linke Schulter des Patienten und drücken Sie mit der rechten Hand dessen Nacken von oben nach unten (Abb. 52). Wechseln Sie die Hände ab, damit auch die andere Nackenseite erfaßt wird. Diese Technik ist sehr gut zur Diagnose des Nackens. Seien Sie vorsichtig, daß Sie die Halsschlagader nicht zu stark drükken, da der Patient dann ohnmächtig werden könnte.

Stützen Sie mit der rechten Hand die Schädelbasis ab und legen Sie die linke Hand auf die Stirn des Patienten (Abb. 53). Lassen Sie dann so langsam wie möglich den Kopf in einem großen Bogen kreisen. Nach zwei Kreisbewegungen wechseln Sie die Richtung. Das Ganze wird zweimal wiederholt. Beugen Sie danach den Kopf des Patienten nach hinten und bringen Sie ihn anschließend in die gerade Stellung, wobei Sie ihn leicht anheben, damit die Wirbelsäule gestreckt wird.

Daumen-Shiatsu auf den Schulterblättern

Stellen Sie sich hinter den sitzenden Patienten, legen Sie beide Hände oben auf dessen Schultern und spreizen Sie die Daumen etwas nach hinten, damit sie auf beiden Seiten die Schulterblätter berühren (Abb. 54). Verlagern Sie Ihr Gewicht nach vorn und drükken Sie mit den Daumen nach und nach vom Nacken her über die Oberseite der Schultern nach außen. Sie können dazu ein Bein leicht anwinkeln und das Knie stützend an den Rücken des Patienten lehnen. Diese Position ist sehr bequem.

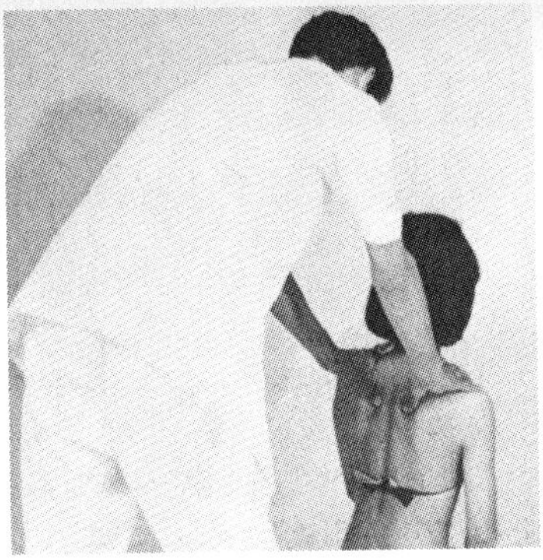

Abb. 54

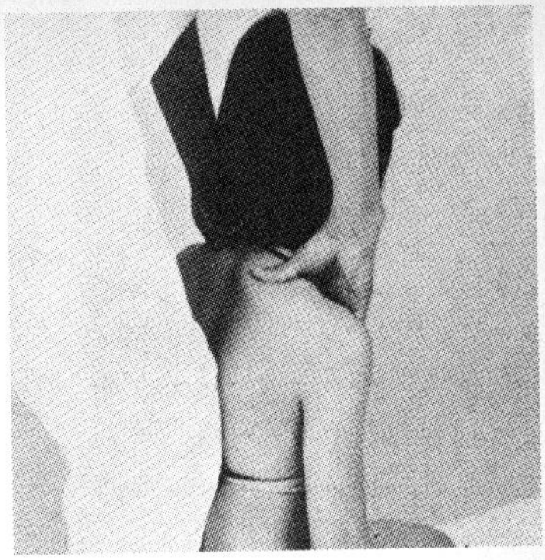

Abb. 55

Zwei-Daumen-Shiatsu zwischen den Schulterblättern und der Wirbelsäule
Stellen Sie sich hinter den sitzenden Patienten. Treten Sie dann einen Schritt zurück, legen Sie ihm beide Hände auf die Schultern und spreizen Sie die Daumen so, daß sie neben dem ersten Brustwirbel zwischen den Schulterblättern zu liegen kommen. Drücken Sie langsam in Abwärtsrichtung (Abb. 55) bis zum achten Brustwirbel.

Oberarmbehandlung mit Bewegung
Sie stehen hinter dem sitzenden Patienten und legen ihm die Hände auf die Schultern. Dann drükken Sie beide Arme sanft in Greiftechnik bis zu den Ellenbogen abwärts (Abb. 56). Fassen Sie beide Arme an den Handgelenken und lassen Sie sie möglichst weit kreisen. Anschließend stützen Sie den Körper des Patienten mit Ihrem Knie ab, heben dessen Arme senkrecht nach oben und strecken Arme und Körper etwas nach hinten (Abb. 57). Lassen Sie dann die Arme, wobei Sie sie weiter an den Handgelenken sicher halten, in eine entspannte Stellung zurückkehren (Abb. 58). Nach dieser Übung sollten Sie in der Reibetechnik den Rücken von oben nach unten massieren. Diese gesamte Übung bringt Erleichterung bei Verspannungen im Schulterbereich.

Shiatsu in Seitenlage

Die Seitenlage ist für den Patienten, der Shiatsu erhält, meist am bequemsten. Es ist ratsam, ihn nach der sitzenden Position zuerst auf die rechte Seite zu legen

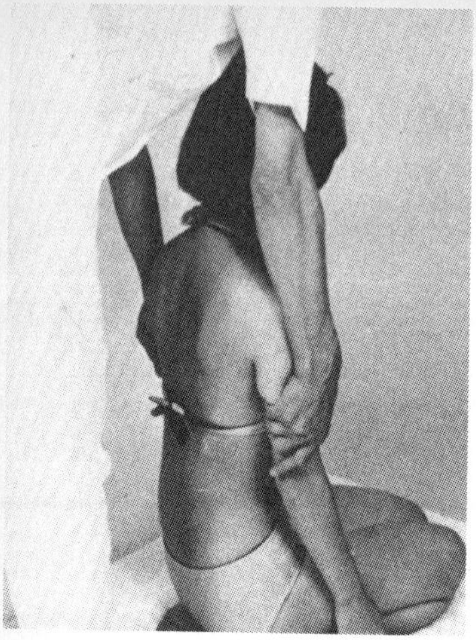

Abb. 56

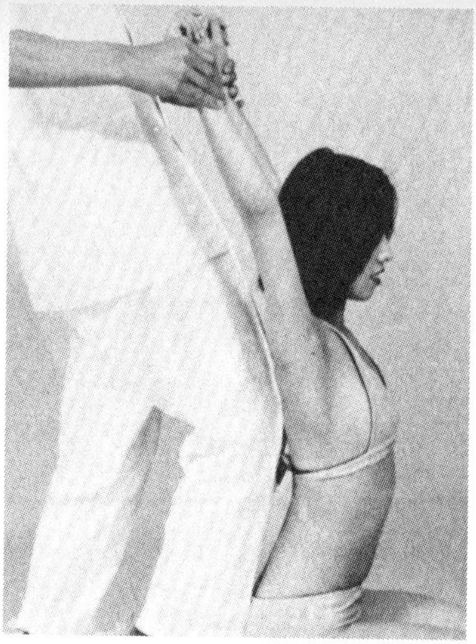

Abb. 58

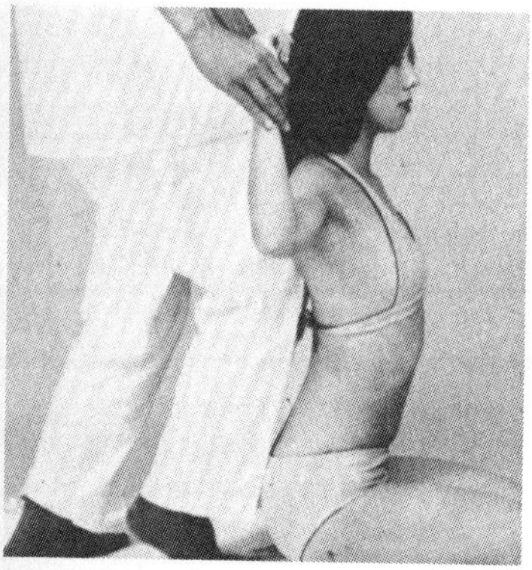

Abb. 57

und dann auf die linke, damit das Herz möglichst lange entspannt bleibt. Auf den folgenden Bildern ist zwar die linke Seitenlage gezeigt, aber Sie brauchen die Angaben für die Rechtslage nur umzukehren. Ob Sie diese Lage einsetzen, hängt vom Zustand Ihres Patienten ab. Für Sie als Praktiker mag die Stellung etwas unbequem sein, aber wenn Sie sich nicht nur auf den Fingerdruck beschränken, sondern den Patienten mit Ihrem Körper abstützen, werden Sie für sich eine stabile Position finden. Es ist wichtig, daß der Patient immer entspannt bleibt.

Nacken-Shiatsu

Der Patient liegt auf der linken Seite, und Sie stützen seinen Körper mit der rechten Hand an der rechten Schulter ab. Geben Sie dem gesamten Nackengebiet entlang der Meridianlinien von oben nach unten Shiatsu (Abb. 59).

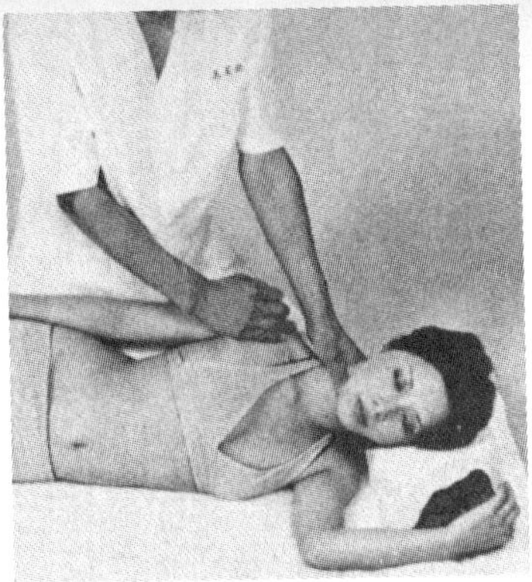
Abb. 59

Shiatsu von Stirn, seitlichem Hals und Nacken

Stützen Sie Ihren Patienten im Rücken mit dem Körper ab, legen Sie ihm die rechte Hand auf die Stirn und geben Sie mit der linken Zwei-Finger-Shiatsu um den gesamten unteren Schädel herum (GB-20, BL 10 und GV-Lenkergefäß-20-Bereich, Abb. 60, 61). Fassen Sie mit beiden Händen die obenliegende Schulter des Patienten und ziehen Sie sie nach unten (Abb. 62).

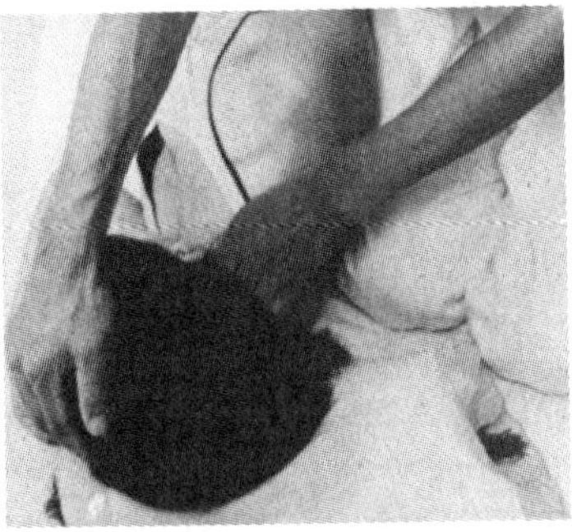
Abb. 60

Daumen-Shiatsu zwischen den Schulterblättern und der Wirbelsäule

Stützen Sie die rechte obenliegende Schulter fest ab und geben Sie mit dem Daumen und dem Knöchel des abgewinkelten Zeigefingers der linken Hand Shiatsu in dem Bereich zwischen den Schulterblättern und der Wirbelsäule. Beginnen Sie beim ersten Brustwirbel und gehen Sie bis etwa zum achten abwärts. Sie können ergänzend auch noch je zweimal unter dem Rand der Schulterblätter entlang drücken (Abb. 63).

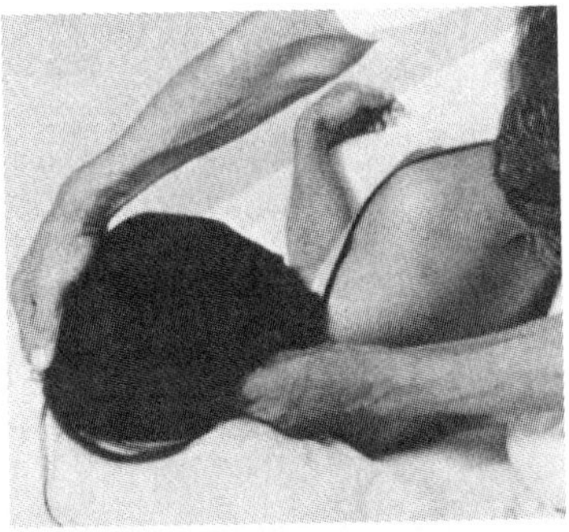
Abb. 61

Arm-Shiatsu

Stützen Sie den Rücken des Patienten mit beiden Knien ab und legen Sie beide Hände auf den rechten Oberarm. Mit Fingern und Daumen geben Sie nun leicht Shiatsu (Abb. 64). Danach legen Sie die linke Hand auf die Schulter

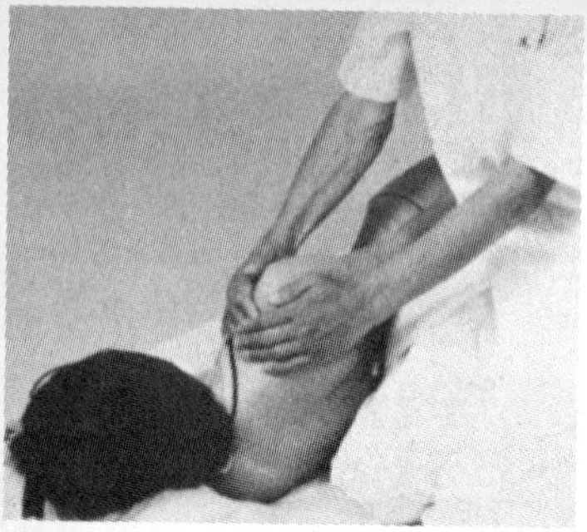

Abb. 62

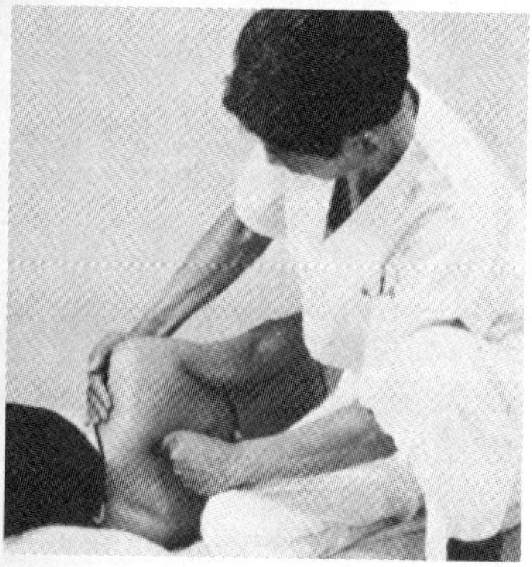

Abb. 63

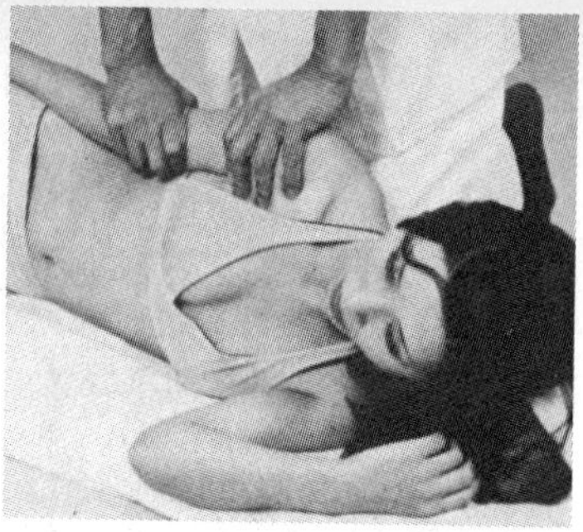

Abb. 64

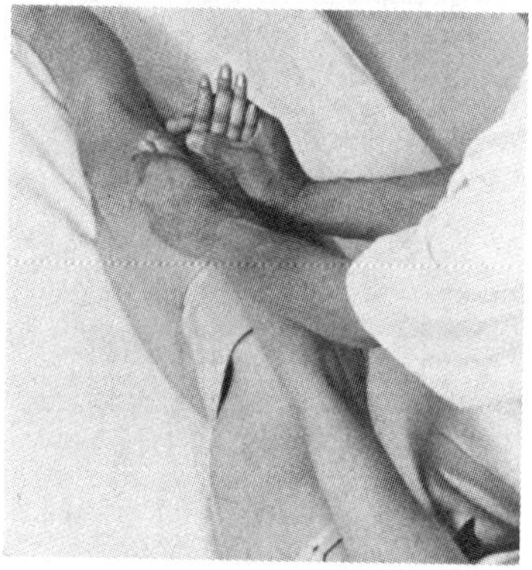

Abb. 65

und behandeln mit der anderen Hand den Arm von oben nach unten bis zum Handgelenk. Die Hand bleibt dann am Gelenk des Patienten, und Sie wiederholen mit der Rechten die Behandlung von der Schulter her nach unten.

Arm-Shiatsu mit Bewegungsbehandlung

Knien Sie neben dem Patienten, öffnen Sie seine rechte Hand (Abb. 65) und heben Sie sie, während Sie sich aufrichten, so weit nach oben, daß der Arm gestreckt wird und der Handrücken auf Ihrer Brust zu liegen kommt (Abb. 66). Anschließend führen Sie den Arm in einem weiten Bo-

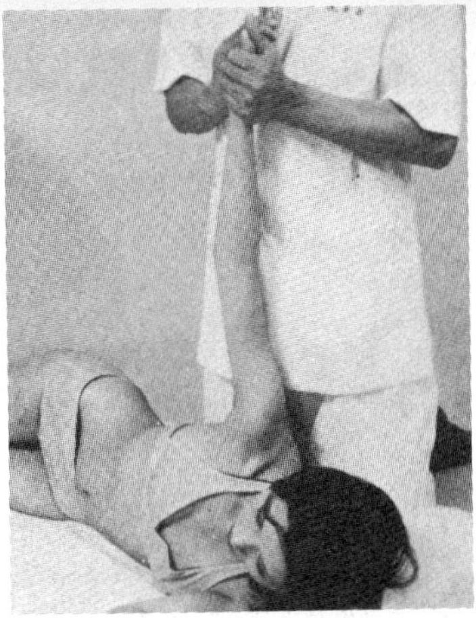

Abb. 67

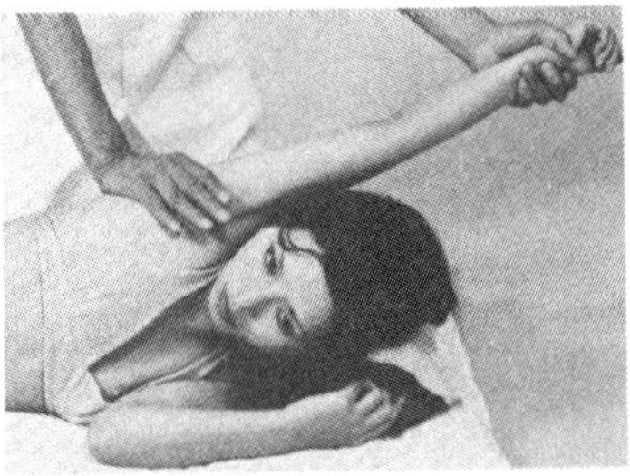

Abb. 66

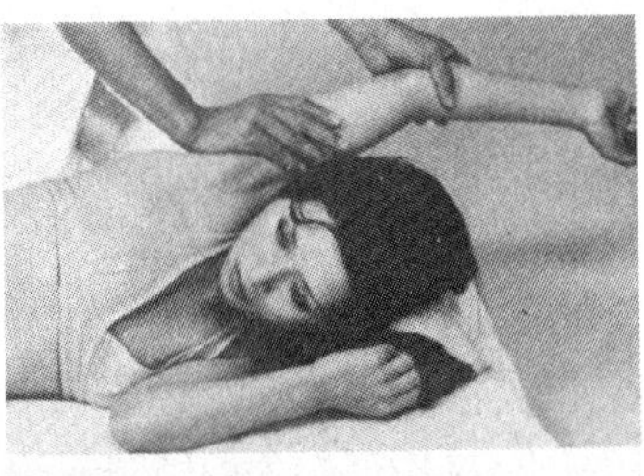

Abb. 68

gen über den Kopf des Patienten. Dabei soll der Arm das Ohr berühren. Dann fassen Sie mit der linken Hand das Handgelenk des Patienten und mit der rechten seine Achselhöhle (Abb. 67). Vom Gelenk her streichen Sie mit der Hand am Unterarm des Patienten entlang bis hoch zum Ellenbogen (Abb. 68). Lassen Sie zwischendurch immer wieder den Arm locker kreisen.

Seiten-Shiatsu mit zwei Daumen

Der Patient ist in Seitenlage und hat die Arme locker vor sich liegen. Geben Sie von der Achsel bis zur Hüfte mit beiden Daumen gleichzeitig Shiatsu. Dabei sollen die Daumen den Gallenblasenmeridian entlang zwischen die Rippen drücken. Diese Technik ist sehr gut bei Störungen im Magenbereich und in den Verdauungsorganen, so zum Beispiel bei Verstopfung. Sie dürfen nicht zu stark drücken, da der Brustkorb recht empfindlich ist (Abb. 69, 70).

Zwei-Finger-Shiatsu entlang der Wirbelsäule

Knien Sie hinter dem Patienten und stützen Sie mit der rechten Hand seinen Brustkasten ab. Geben Sie mit der linken Hand auf beiden Seiten der Wirbelsäule vom ersten Brustwirbel abwärts Shiatsu in der Zwei-Finger-Tech-

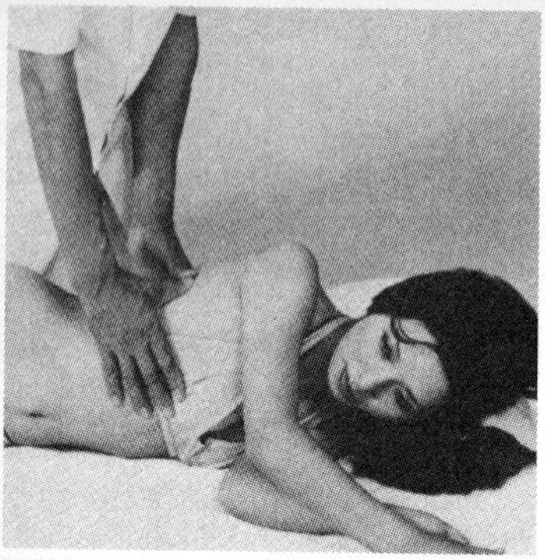

Abb. 69

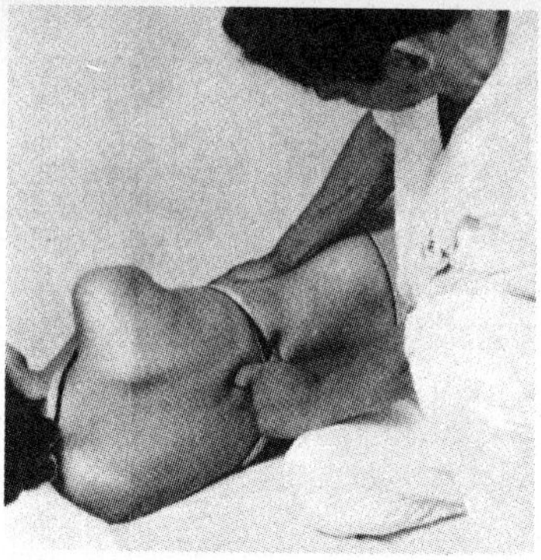

Abb. 71

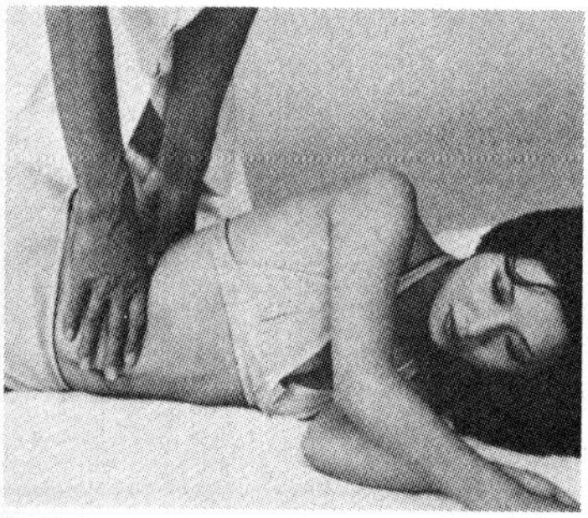

Abb. 70

nik, also mit dem leicht angezogenen Daumen und dem zweiten Glied des Zeigefingers (Abb. 71).

Hüft-Shiatsu

Knien Sie sich schräg so zum Patienten hin, daß Sie in Richtung auf die Füße blicken. Stützen Sie mit der linken Hand den Körper ab und behandeln Sie mit der rechten Hand in der Zwei-Finger-Technik den unteren Rücken und das Gesäß seitlich des dritten bis fünften Lendenwirbels und des Steißbeins. Drücken Sie entlang der Dünndarm-, Dickdarm- und Gallenblasenmeridiane (Abb. 72).

Bei den Hüften geben Sie Shiatsu mit einem Daumen auf dem anderen (Abb. 73).

Bein-Shiatsu

Knien Sie hinter dem Patienten und stützen Sie mit der linken Hand die Hüfte des Patienten von vorn ab. Mit der rechten Hand fassen Sie um den rechten Oberschenkel. Dabei greifen die vier Finger an der Rückseite, der Daumen an der Vorderseite des Oberschenkels. Langsam Shiatsu gebend, arbeiten Sie beinabwärts bis zum Knie (Abb. 74). Anschließend wird der Unterschenkel vom Knie bis zum Knöchel behandelt, wobei der Daumen aber

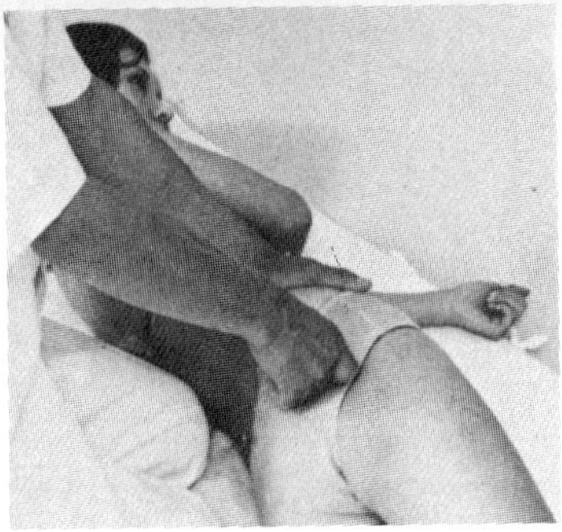

Abb. 72

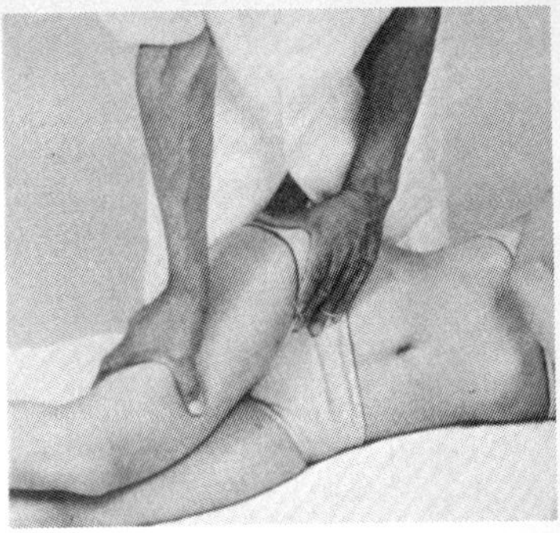

Abb. 73

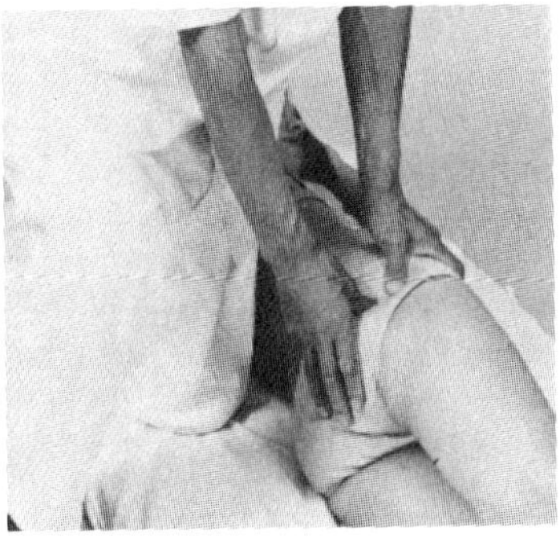

Abb. 74

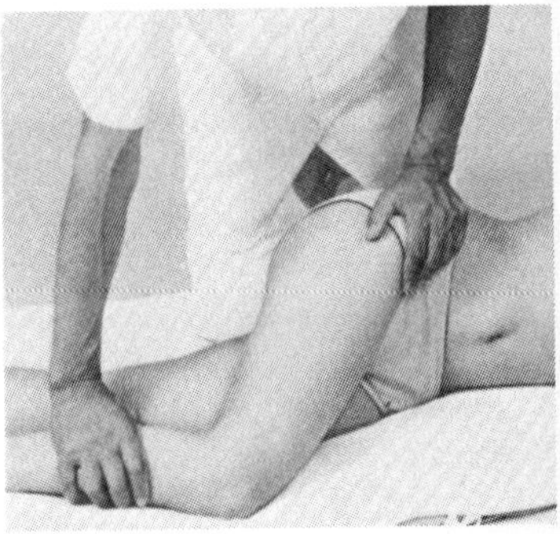

Abb. 75

jetzt auf der Rückseite liegt und die vier Finger entlang des Schienbeins drücken (Abb. 75).

Körperübung in Seitenlage

Knien Sie im rechten Winkel hinter dem Patienten und stützen Sie mit dem einen Knie die Hüftpartie und mit dem anderen den Oberkörper in der Schultergegend ab. Dann fassen Sie mit der linken Hand die rechte Schulter und mit der rechten Hand das rechte Knie des Patienten. Lehnen Sie sich so weit zurück, daß der Körper des Patienten wie ein Bogen nach hinten gezogen wird (Abb. 76). Diese Übung muß langsam und fließend durchgeführt werden. Kehren Sie dann in die Ausgangsstellung zurück und stützen Sie anschließend die Schulter des Patienten mit der linken Hand ab und geben Sie mit der rechten Hand in der Zwei-Finger-Technik Shiatsu von oben

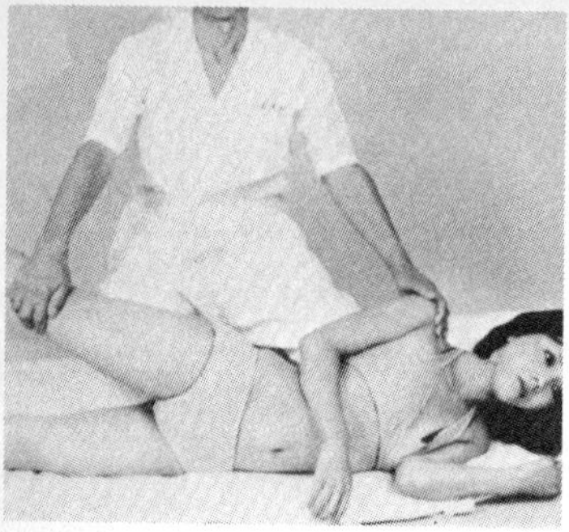

Abb. 76

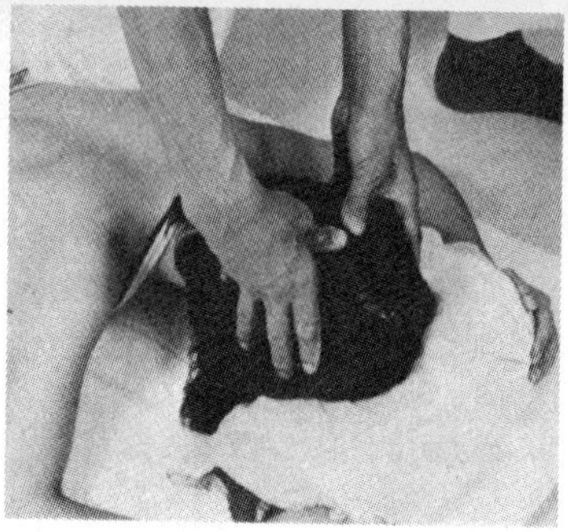

Abb. 77

nach unten entlang der Wirbelsäule. Wiederholen Sie die ganze Übung mehrmals und wechseln Sie die Seiten. Sie dient der Harmonisierung der Energie.

Shiatsu in Bauchlage

Diese Position eignet sich nicht für Patienten, die an Funktionsstörungen oder Erkrankungen der Atmungsorgane und des Herzens leiden. Sie sollten sie auch vermeiden, wenn sich der Patient beim ersten Versuch in der Bauchlage nicht wohl fühlt. Nehmen Sie einfach die Seitenlage. Lassen Sie den Patienten auf einer festen Unterlage ruhen und geben Sie ihm ein Kissen für den Kopf oder eine Nackenrolle.

Hinterkopf-Shiatsu

Der Patient ruht mit der Stirn auf einem festen Kissen, die

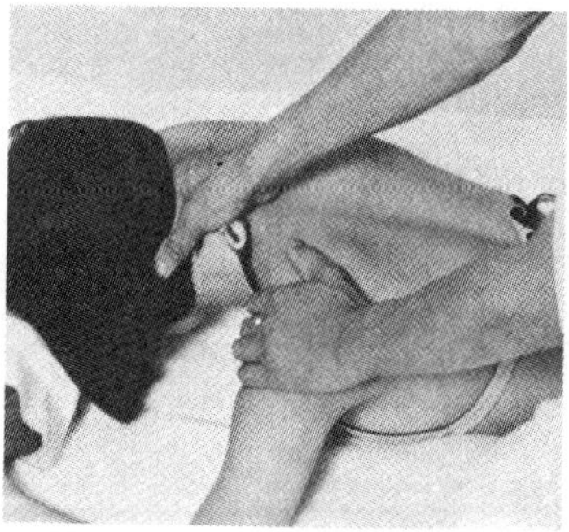

Abb. 78

Arme locker über dem Kopf nach vorn gestreckt. Knien Sie dann seitlich vom Patienten und umfassen Sie den Hinterkopf so, daß die vier Finger beider Hände den Kopf seitlich stützen. Die Daumen sind abgespreizt und liegen mit den Kuppen einer über dem anderen (Abb. 77). Drücken Sie jetzt ziemlich kräftig die Tsubos auf dem Lenkergefäß-Meridian (GV), dem Blasenmeridian (BL)

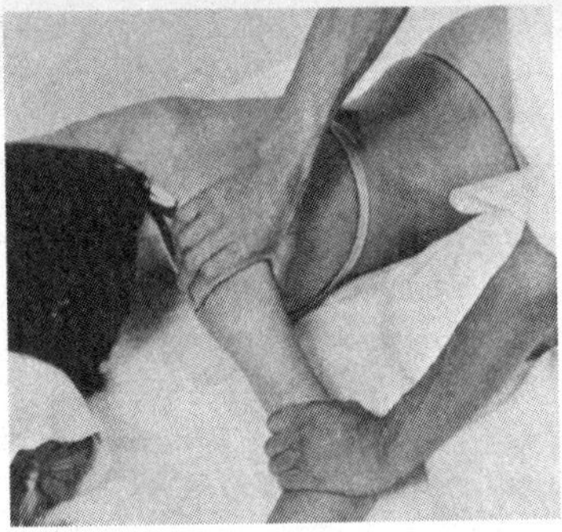

Abb. 79

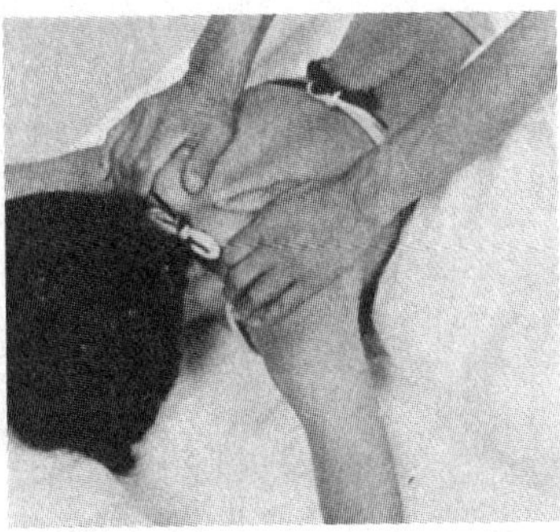

Abb. 80

und dem Gallenblasenmeridian (GB), wobei der letztere mehr seitlich zum Ohr hin verläuft. Fassen Sie anschließend mit der linken Hand die linke Schulter und ziehen Sie sie etwas nach unten auf sich zu. Dadurch kommt der Nacken in eine entspanntere Lage. Geben Sie jetzt mit Ihrem rechten Daumen Shiatsu auf BL-10 und GB-20 und massieren Sie den Nacken sanft (Abb. 78).

Stützen Sie mit der rechten Hand die linke Schulter des Patienten, und massieren Sie in Greiftechnik sanft mit der linken Hand den linken Oberarm des Patienten in Richtung auf den Ellenbogen (Abb. 79). Wiederholen Sie das Ganze auf der anderen Seite. Zum Abschluß fassen Sie mit beiden Händen die Schultern des Patienten und ziehen sie nach unten in Richtung auf die Füße (Abb. 80).

Rücken-Shiatsu

Hierzu wird das Kopfkissen entfernt, der Patient legt den Kopf zur Seite, die Arme etwas nach vorn und die Schultern möglichst flach auf den Boden. Achten Sie darauf, daß die Position bequem ist, damit der Körper sich nicht verspannt. Reiben Sie zunächst mit der rechten Hand sanft über die Wirbelsäule. Legen Sie dann Ihre linke Hand kreuzweise über den Rücken Ihrer rechten Hand und pressen Sie jedesmal, wenn der Patient ausatmet, Stück für Stück die gesamte Wirbelsäule hinab, vom Nacken bis zum Kreuzbein (Abb. 81, 82).
Prüfen Sie, ob die Schultern des Patienten flach auf dem Boden geblieben sind. Geben Sie dann im Rhythmus des Atems, also Druck beim Ausatmen und Lockerung beim Einatmen, zuerst Shiatsu rechts entlang der Wirbelsäule und dann links (Abb. 83). Wenden Sie dabei die Zwei-Finger-

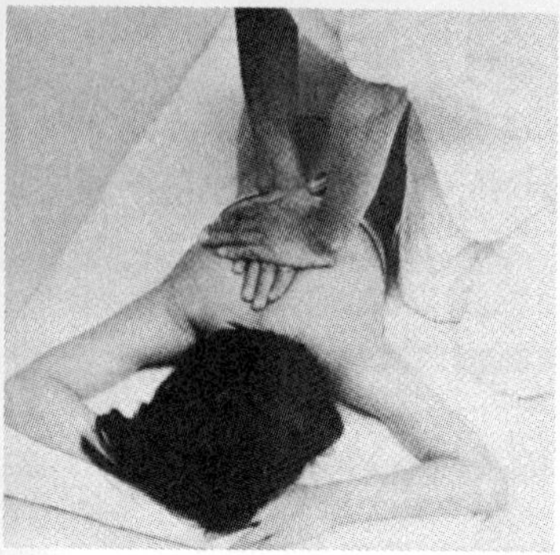

Abb. 81

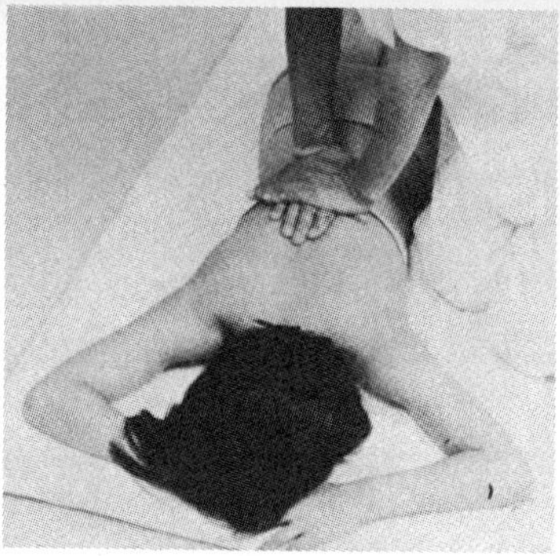

Abb. 83

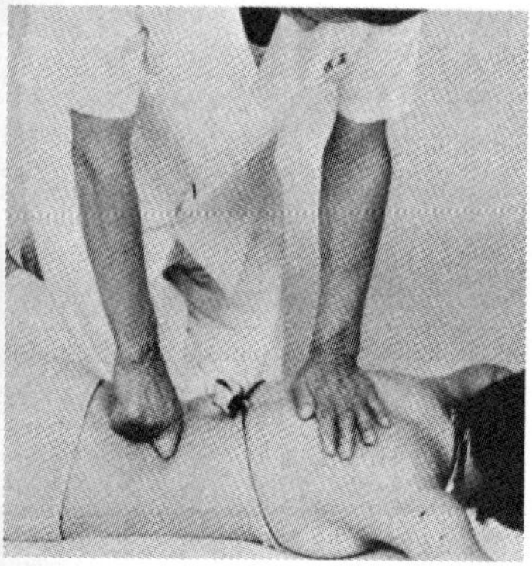

Abb. 82

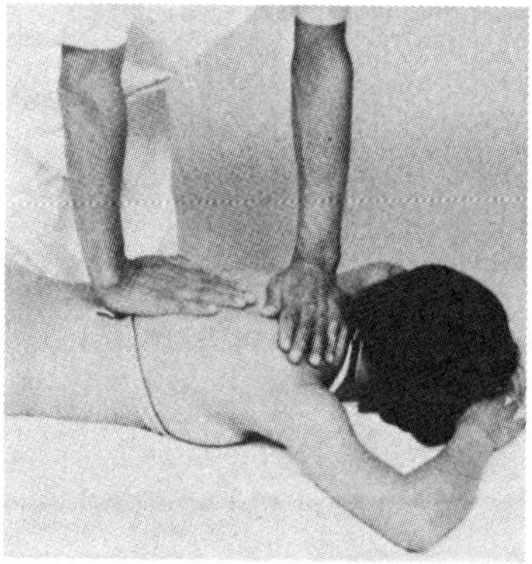

Abb. 84

Technik an; hierbei tonisiert die Handfläche, während die beiden Finger sedieren. Anschließend drücken Sie mit beiden Daumen noch einmal rechts und links der Wirbelsäule gleichzeitig. Behandeln Sie jedesmal ab dem ersten Brustwirbel bis zum zweiten Lendenwirbel. Legen Sie zum Schluß stützend Ihre linke Hand quer auf den siebenten Halswirbel und drücken Sie mit dem Handballen Ihrer rechten Hand, die Fingerspitzen in Richtung Kopf des Patienten zeigend, die Wirbelsäule schrittweise abwärts, den Atemrhythmus beachtend (Abb. 84).

Wenden Sie nie zu starken Druck an. Sammeln Sie sich mehr darauf, Verspannungen in den Muskeln und Deformationen der Wirbelsäule zu fühlen. *Jitsu*-Punkte sind recht leicht zu finden, da sie sich durch Verkrampfungen, Gewebeverhärtungen oder Deformationen manifestieren. Bei *Kyo*-Punkten ist das schon schwieriger. Sie liegen tiefer und sind von daher viel schwieriger zu entdecken, aber wichtiger für eine erfolgreiche Behandlung. Bei der Technik des Tonisierens-Sedierens müssen Sie eine Hand auf den *Jitsu*-Punkt legen und sich mit der anderen Hand auf das Tonisieren des *Kyo*-Punkts konzentrieren. Ist der *Kyo*-Punkt erst einmal tonisiert, korrigiert sich der *Jitsu*-Punkt von allein.

Hüft-Shiatsu

Hierbei müssen Sie vorsichtig sein, denn zu festes oder heftiges Drücken im Bereich zwischen dem zweiten und vierten Lendenwirbel kann sehr schmerzhaft sein und zu Subluxationen führen. Legen Sie deshalb hier beide Daumen jeweils rechts und links neben die Wirbelsäule des Patienten und gleiten Sie dann ohne Druck langsam an der unteren Wirbelsäule entlang (Abb. 85). Suchen Sie nach Verschiebungen, Verkrümmungen und anderen Störungen an der Wirbelsäule.

Setzen Sie Ihren Daumen auf den *Kyo*-Punkt, den Sie in dieser Gegend diagnostizieren, wobei Ihre Hand um die Hüfte herumgreift. Die linke Hand legen Sie mit ihrer ganzen Fläche auf den *Jitsu*-Punkt und pressen ihn; er ist deutlich als feste oder verhärtete Gewebemasse zu fühlen. Wenden Sie dann sanften Druck auf den *Kyo*-Bereich an (Abb. 86).

Wenn Sie bei der Tonisierung des *Kyo*-Punktes tiefer eindringen, wobei tiefer Druck nicht gleichbedeutend mit festem Druck ist, werden Sie spüren, wie Muskeln und Gewebe allmählich mehr

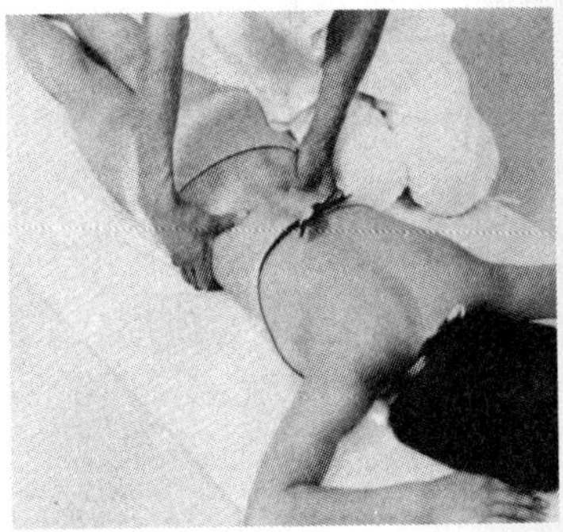

Abb. 85

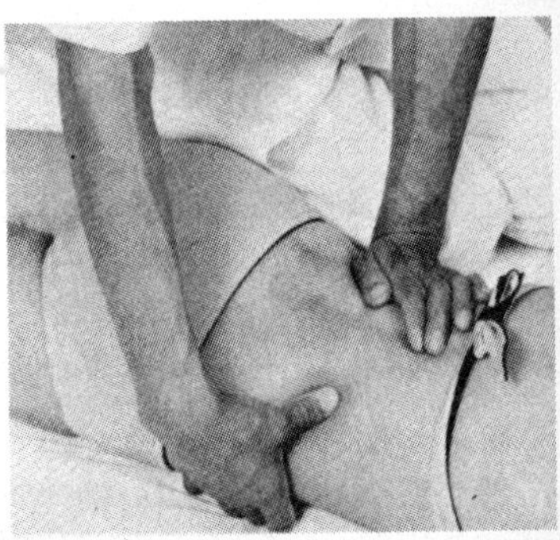

Abb. 86

Spannkraft bekommen. Legen Sie anschließend beide Handflächen, die Finger jeweils nach außen gerichtet, in Hüfthöhe neben die Wirbelsäule und üben Sie sanften Druck aus (Abb. 87).

Knien Sie sich quer zum Patienten und legen Sie ihm Ihre linke Hand, die Finger nach außen, in der Hüftgegend flach auf den Rücken. Behandeln Sie dann mit der rechten Hand in Zwei-Finger-Technik das Kreuzbein und drücken Sie die Tsubos auf den Dünn- und Dickdarmmeridianen auf der Mitte des Gesäßes und etwas weiter außen zu den Hüftknochen zu (Abb. 88).

Shiatsu der Beinrückseiten und Fußsohlen

Die Bauchlage ist besonders günstig für die Behandlung der Rückseiten der Beine. Legen Sie dazu, wenn Sie das rechte Bein behandeln, die linke Hand rechts neben der Wirbelsäule flach auf die Hüfte des Patienten und geben Sie mit der rechten Hand in Greiftechnik vom unteren Ende des Gesäßes bis zur Kniekehle Shiatsu (Abb. 89). Tun Sie das auf jeder Seite zweimal. Gleiten Sie mit der linken Hand jetzt zum Oberschenkel und behandeln Sie den rechten Unterschenkel und wechseln Sie dann zum anderen Bein. Auch je zweimal (Abb. 90).

Drücken Sie nun fest mit beiden Fäusten auf die Fußsohlen des Patienten (Abb. 91). Reiben Sie anschließend sanft mit Ihren Handflächen von den Füßen aufwärts zu den Kniekehlen und dann die Oberschenkel hoch zu den Hüften (Abb. 92). Massieren Sie kreisend die Gesäßhälften und reiben Sie weiter aufwärts über die Wirbelsäule bis zu den Schultern. Beenden Sie die Behandlung, indem Sie beide Hände auf die Hüften legen und sie eine Weile dort ruhen lassen.

Shiatsu in Rückenlage

In der Zeit, als Shiatsu bei den Massage-Praktikern in Mode kam, schrieb Shinsai Ota ein äußerst wichtiges Buch über Shiatsu, in dem er auf die Bedeutsamkeit von Ampuku- oder Hara-Therapie verwies. Diese Methode wurde bis dahin für so schwierig gehalten, daß sogar heute noch einige Therapeuten in Japan sie getrennt von Shiatsu sehen und ihre Fähigkeiten darin auf dem Praxisschild getrennt ausweisen. Und auch viele Shiatsu-Schulen und Shiatsu-Therapeuten befassen sich nicht näher mit Ampuku. Dabei ist diese Technik ein von Shiatsu nicht wegzudenkender Teil, der gerade für ernsthafter Erkrankte und Patienten, die eine ruhige, aber tiefgehende Behandlung brauchen, hilfreich ist. Sie erlaubt dem Patienten, ganz ruhig

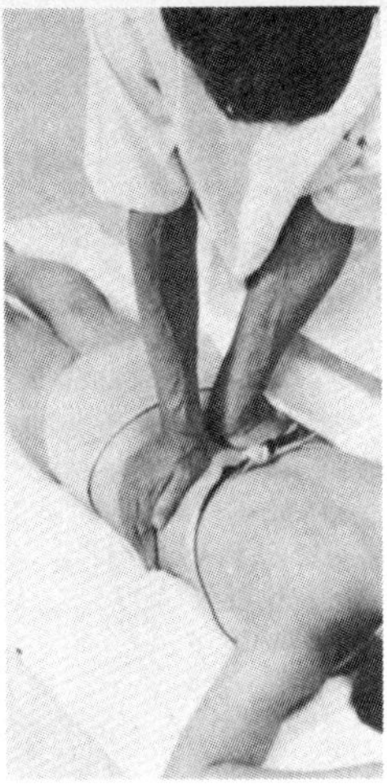

Abb. 87

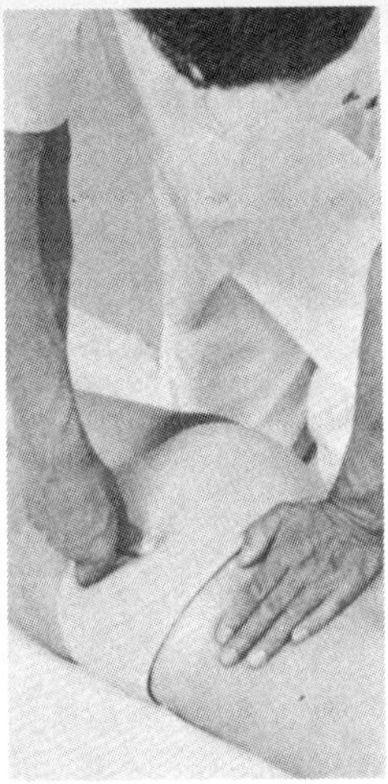

Abb. 88

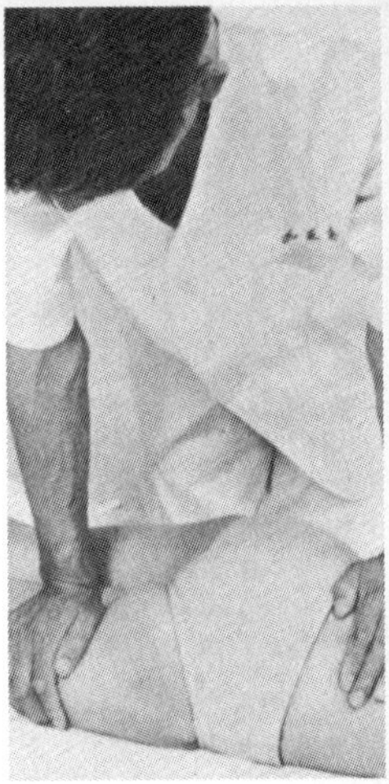

Abb. 89

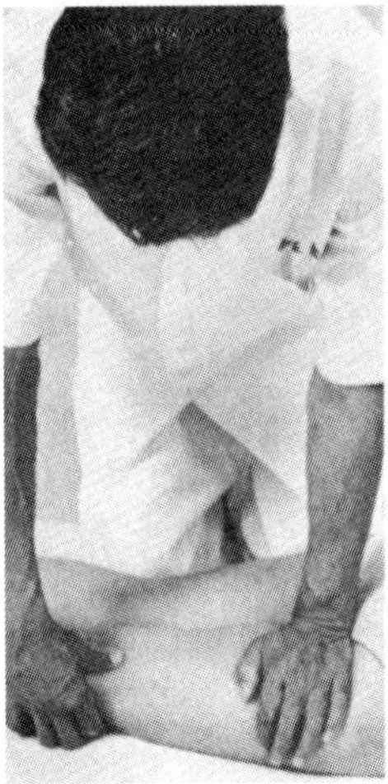

Abb. 90

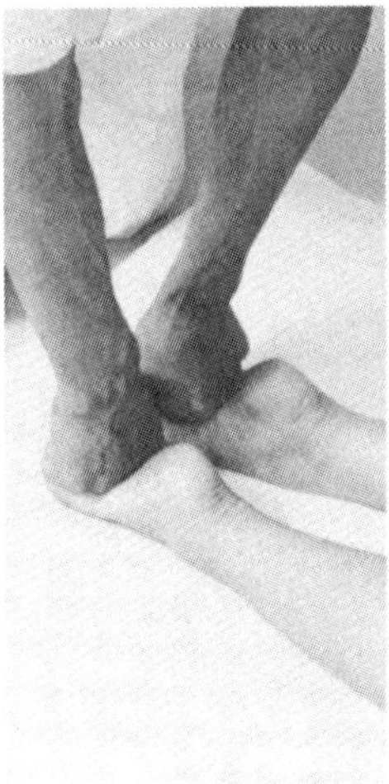

Abb. 91

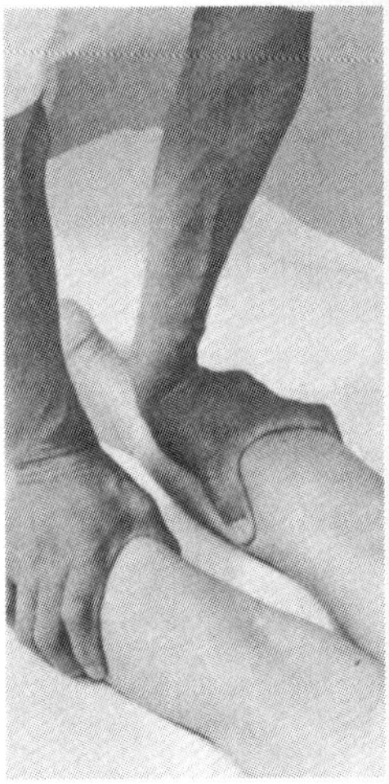

Abb. 92

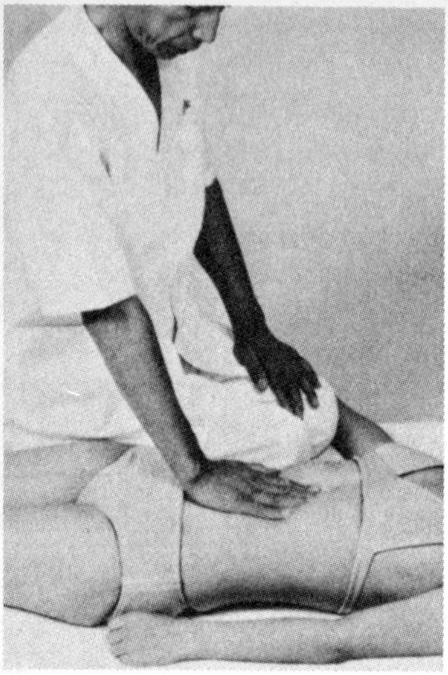

Abb. 93

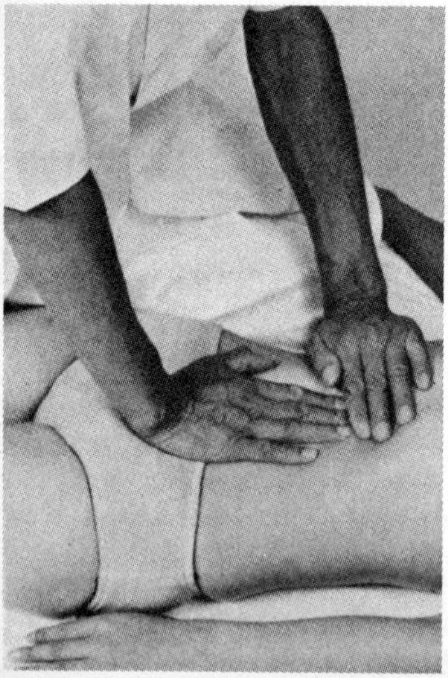

Abb. 94

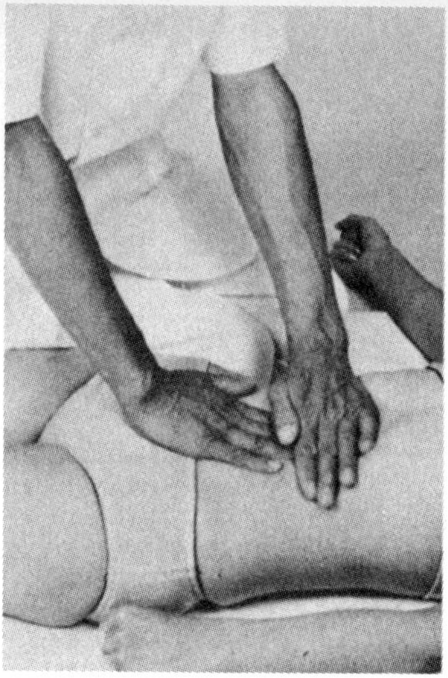

Abb. 95

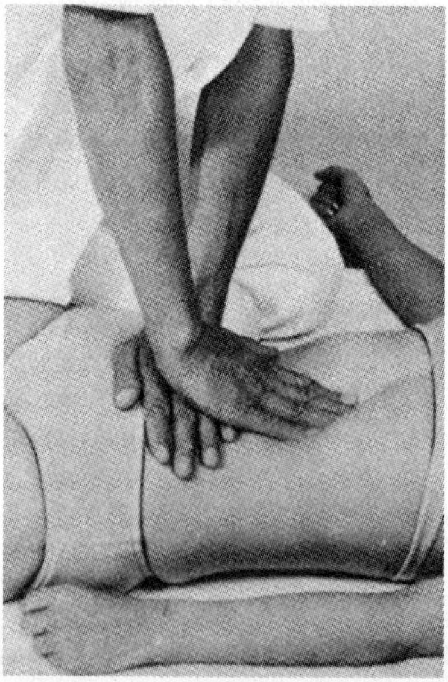

Abb. 96

auf dem Rücken zu liegen, bringt die Funktionen der inneren Organe wieder ins Gleichgewicht und hilft bei der Diagnosestellung. Wir dürfen deshalb dieser Form der Therapie, die das Energiezentrum günstig beeinflußt, nicht eine Nebenrolle zuweisen.
Der Patient liegt hierzu entspannt auf dem Rücken auf einer nicht zu weichen Unterlage. Die Arme ruhen seitlich vom Körper, unter den Kopf kommt ein kleines, ziemlich hartes Kissen. Der Therapeut kniet im allgemeinen seitlich vom Patienten etwa auf Höhe der Körpermitte.

Shiatsu des Hara-Bereichs mit den Handinnenflächen

Legen Sie drei Finger der rechten Hand auf das Sonnengeflecht (Oberbauch), den Handballen auf den Nabelbereich, und spreizen Sie den Daumen und kleinen Finger etwas ab. Üben Sie dann im Atemrhythmus des Patienten zweimal sanft mit allen fünf Fingern Druck aus (Abb. 93).
Gleiten Sie jetzt mit der rechten Hand hinunter zum unteren Hara-Bereich und legen Sie die linke Hand quer darüber auf das Sonnengeflecht. Verlagern Sie das Körpergewicht auf beide Hände und drücken Sie gleichmäßig. Dadurch werden verschiedene Meridiane auf einmal günstig beeinflußt, so der Gallenblasen-, der Leber-, der Nieren-, der Harnblasen-, der Magen-, der Herz- und der Lungenmeridian (Abb. 94, 95).

Shiatsu-Diagnose des oberen Hara mit drei Fingern

Legen Sie die linke Hand quer auf das untere Hara-Gebiet und drücken Sie mit den drei mittleren Fingern der rechten Hand sanft zur Diagnose des Solarplexus-Gebiets (Abb. 96), wobei Sie langsam von Meridian zu Meridian gleiten (Abb. 97–106).
Diagnostizieren Sie den Zustand der Meridiane in folgenden Bereichen: Solarplexus – Herzmeridian; Arterie – Herzkonstriktormeridian; Magenbereich – Magenmeridian; linke Seite des Brustkorbs – Dreifacher Erwärmer-Meridian; Gallenblase – Gallenblasenmeridian; rechte Seite des Brustkorbs – Lebermeridian; linke Niere – Nierenmeridian; linke Hara-Seite – Blasenmeridian; linke Seite des Brustkorbs – Lungenmeridian; rechte Niere – Nierenmeridian; rechte Hara-Seite – Blasenmeridian; rechte Seite des Brustkorbs – Lungenmeridian.

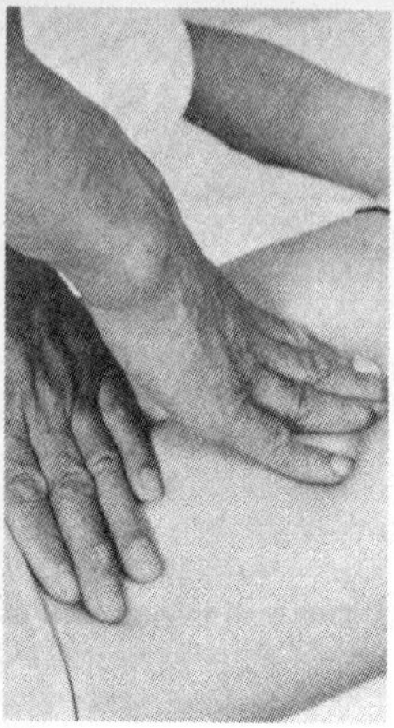

Abb. 97
Herzmeridian

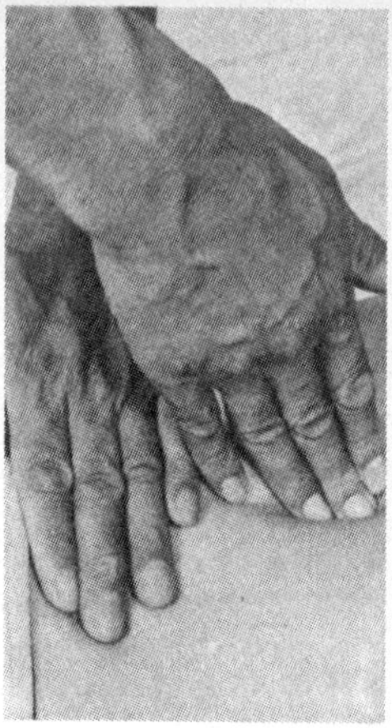

Abb. 98
Herzkonstriktormeridian

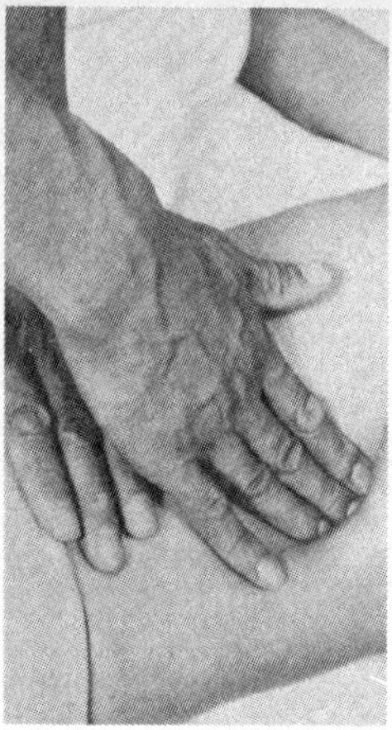

Abb. 99
Magenmeridian

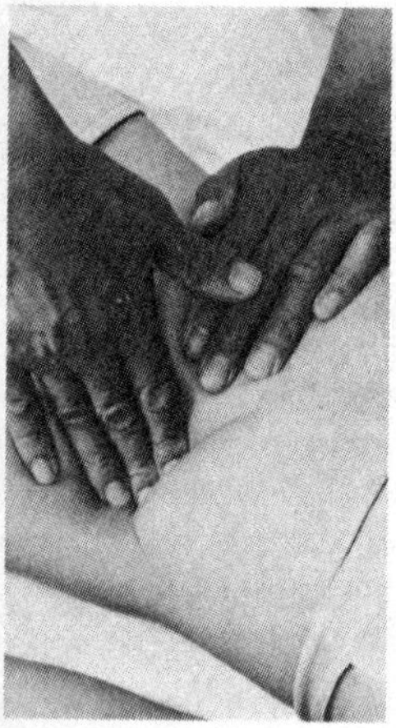

Abb. 100
Dreifacher-Erwärmer-Meridian

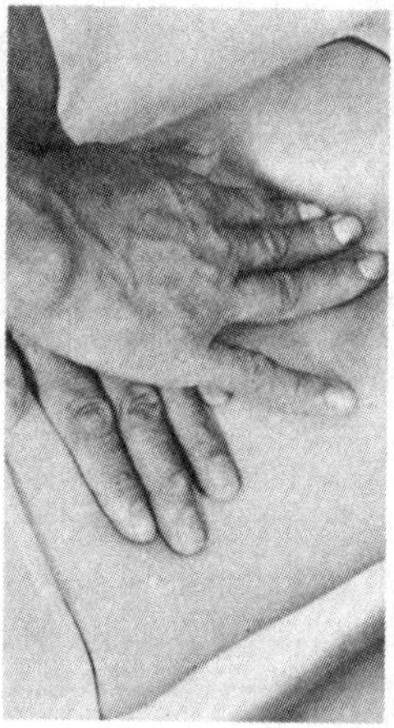

Abb. 101
Gallenblasenmeridian

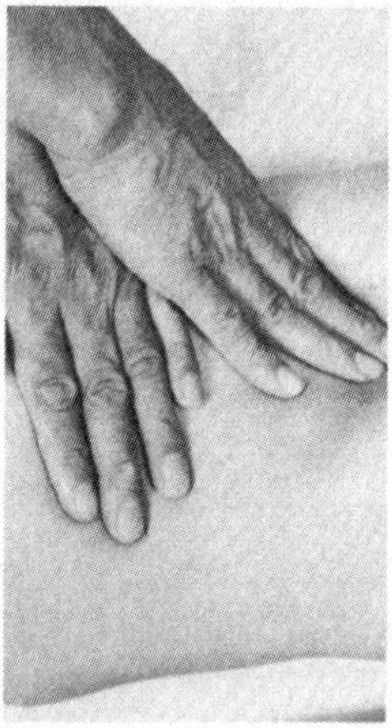

Abb. 102
Lebermeridian

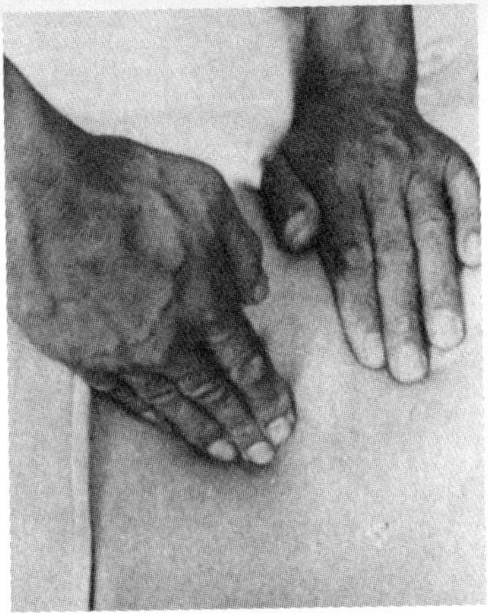

Abb. 103
Nierenmeridian (links)

Shiatsu-Diagnose des unteren Hara mit drei Fingern

Legen Sie Ihre linke Hand quer auf das obere Hara-Gebiet und setzen Sie mit den drei Fingern der rechten Hand die Diagnose am unteren Hara fort, wobei Sie wie folgt vorangehen: Bauchnabel – Milzmeridian; unterhalb des Nabels – Nierenmeridian; unteres Hara – Blasenmeridian; linker Dünndarmbereich – Dünndarmmeridian; linker Dickdarmbereich – Dickdarmmeridian; rechter Dünndarmbereich – Dünndarmmeridian; rechter

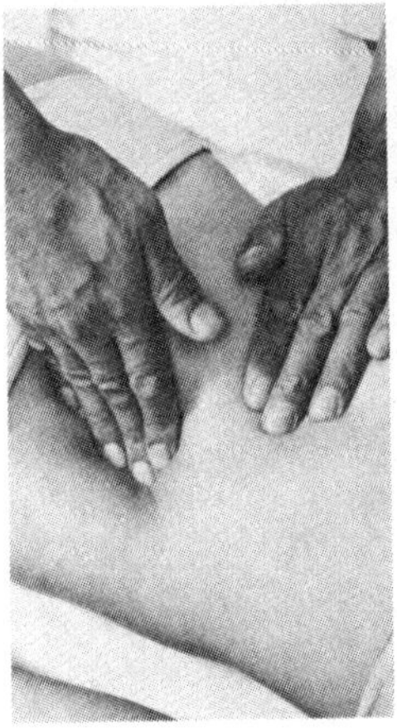

Abb. 104
Blasenmeridian

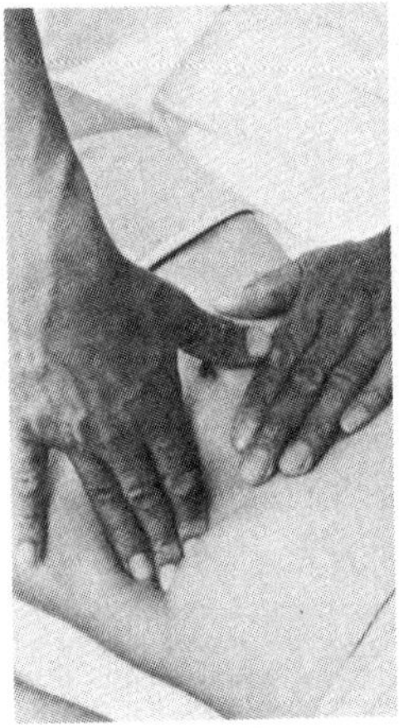

Abb. 105
Lungenmeridian (links)

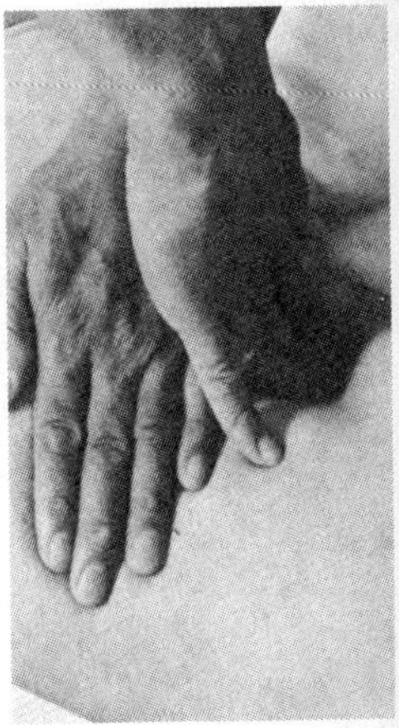

Abb. 106
Lungenmeridian (rechts)

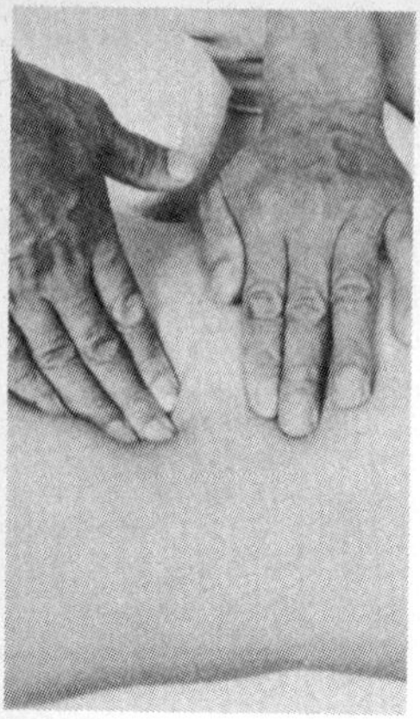

Abb. 107
Milzmeridian

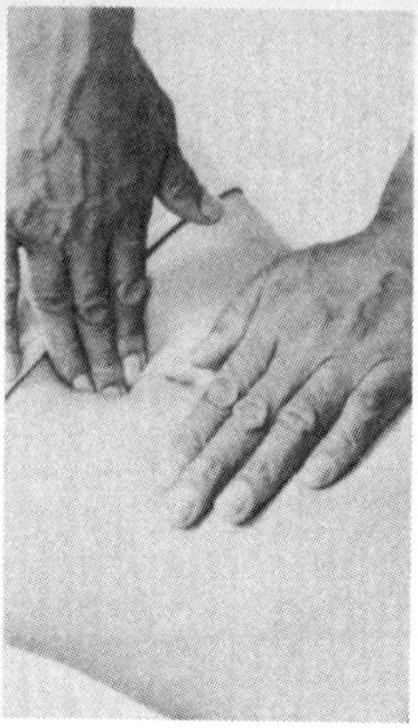

Abb. 108
Nierenmeridian (Teil unterhalb des Nabels)

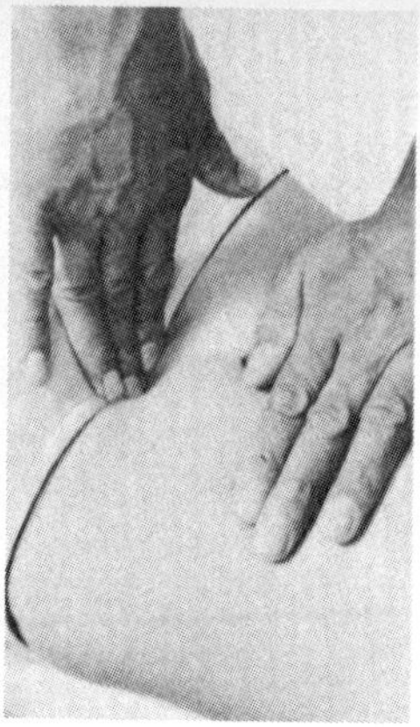

Abb. 109
Blasenmeridian

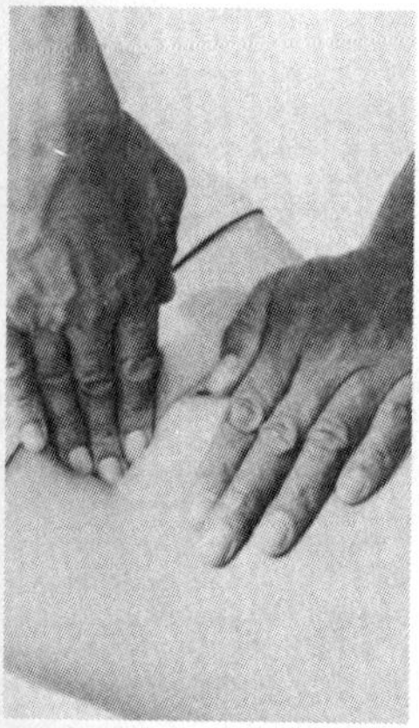

Abb. 110
Dünndarmmeridian (links)

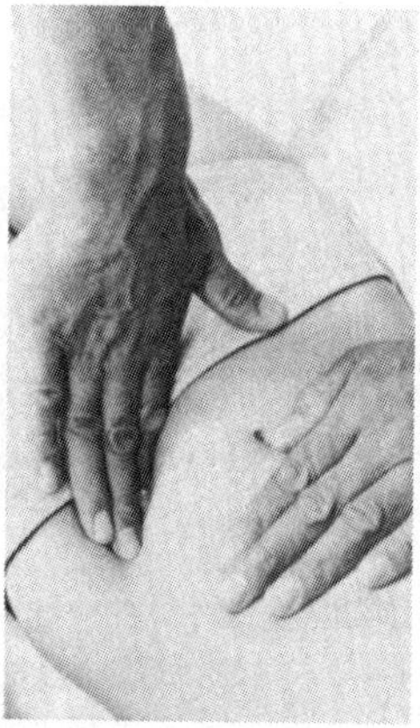

Abb. 111
Dickdarmmeridian (links)

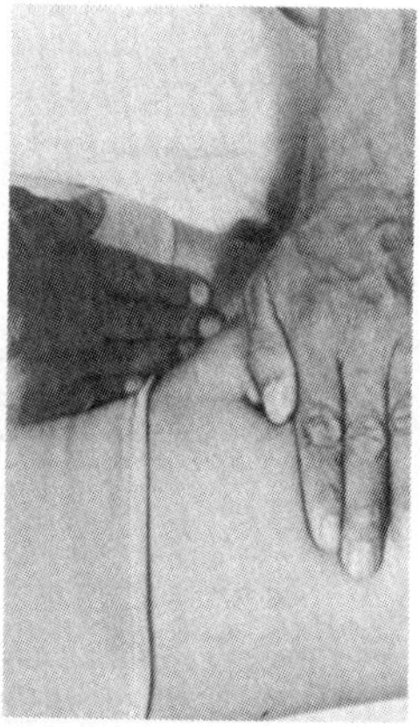

Abb. 112
Dickdarmmeridian (rechts)

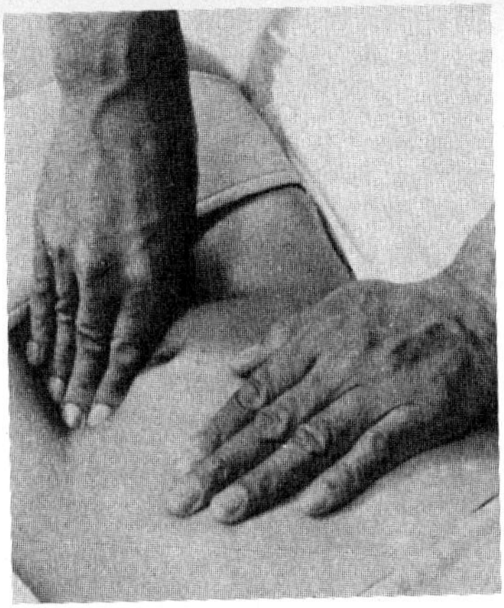

Abb. 113
Dünndarmmeridian (rechts und links. Hier wurde noch der Daumen mit einbezogen, damit beide Meridianseiten gleichzeitig gedrückt werden können. Sie können auch links und rechts getrennt vorgehen).

Dickdarmbereich–Dickdarmmeridian (Abb. 107–112). Sie sollten fühlen können, welche Punkte *Kyo* und welche *Jitsu* sind.

Das Auffinden der Jitsu-Punkte

Nachdem Sie die Meridiane des Hara-Bereichs diagnostiziert haben, stellen Sie jetzt fest, welche Punkte darauf *Kyo* und welche *Jitsu* sind. Wenn Sie sich dabei nicht sicher sind, legen Sie zuerst eine Hand auf den vermuteten *Jitsu*-Punkt, der sich durch Verhärtung bemerkbar macht. Die andere Hand sucht jetzt auf dem derselben Körperfunktion entsprechenden Meridian (siehe Tabellen S. 59–64) den dazugehörigen Punkt (z. B. Lungen-/Dickdarmmeridian). Vergleichen Sie beide. Finden Sie heraus, welche Meridianteile mehr *Jitsu* sind. Wenn es Ihnen nicht gelingt, einen *Jitsu*-Punkt festzustellen, dann haben Sie einen *Kyo*-Punkt für einen *Jitsu*-Punkt gehalten.

Das Auffinden der Kyo-Punkte

Wenn Sie plötzlich und fest auf eine *Kyo*-Zone drücken, werden Sie sie als schwer behandelbar empfinden. *Kyo*-Punkte haben für gewöhnlich eine tiefgehende Verspannung (denken Sie an die Einbuchtung eines Balls) und reagieren leicht äußerst empfindlich auf zu heftige Manipulation. Wenn *Kyo*-Punkte «in Angriff genommen» werden, reagiert der ganze Körper, indem er sich zusammenzieht, um die Stelle «stützend» zu verteidigen.

Ich wähle, um die Empfindlichkeit eines *Kyo*-Punktes zu veranschaulichen, das Beispiel einer Blinddarmentzündung. Üben Sie bei einem Patienten, mit diesem Anzeichen, stetigen, ruhigen Druck auf den Hara-Bereich aus, wird der Schmerz allmählich nachlassen. Ändern Sie jedoch unvermittelt die Art ihres Drucks, tritt sofort heftiger Schmerz auf. Wir sehen daran, wie wichtig es ist, an *Kyo*-Punkten ganz gleichmäßigen Druck anzubringen.

Aber *Kyo*-Punkte reagieren nicht nur wie der Bauch bei einer akuten Blinddarmentzündung. Alle Störungen entspringen schwachen *Kyo*-Punkten. Und so, wie ein schwacher Mensch voller Widerstand auf jemanden reagiert, der ihn immer wieder auf seine Schwäche hinweist, reagieren die *Kyo*-Punkte mit Abwehr.

Tonisieren

Durch den Prozeß des Tonisierens können wir die *Kyo*-Punkte stärken und Blockierungen und Verspannungen in dem Bereich auflösen. Es ist wichtig, daß Sie jeden *Kyo*-Punkt sanft und doch zugleich fest angehen. Jeder abrupte Druck bringt den Punkt dazu, sich zu verschließen. Dringen Sie langsam in den entsprechenden Bereich ein. Halten Sie dann inne und warten Sie eine Weile ab, bis Sie merken, daß die Verspannung nachläßt. Nicht nur der *Kyo*-Punkt, sondern der gesamte Patient wird sich in einer vertrauensvollen Atmosphäre entspannt der Behandlung öffnen.

Tonisieren des Kyo-Punktes

Es ist sehr schwer, ohne Kraftanstrengung zu dem *Kyo*-Punkt vorzudringen. Warten Sie am besten ab, bis Sie fühlen, daß die Ki-Energie des Punktes anwächst. Bleiben Sie auf dem Punkt, seien Sie geduldig, nur so können Sie erfolgreich behandeln.

Unterstützender Druck

Zum Auffinden und Behandeln der *Kyo*-Punkte ist ein sanfter und zugleich fester Druck erforderlich, den der Patient als unterstützend empfindet. Denn die *Kyo*-Punkte sind bei einem verspannten Menschen kaum zu entdecken, so daß als erstes ein entspannterer Zustand erreicht werden muß, damit der Behandelnde überhaupt wirksam mit diesen Punkten arbeiten kann.

Wie man wirkungsvolles Shiatsu gibt

Bei der konventionellen Shiatsu-Therapie lernt man, die *Jitsu*-Punkte an ihren Verspannungsknoten zu erkennen und sich auf diesen Punkt zu konzentrieren. Erfahrene Praktiker gehen anders vor. Sie suchen den *Jitsu*-Punkt und den dazugehörigen *Kyo*-Punkt im Hara, halten den *Jitsu*-Punkt sedierend und tonisieren den *Kyo*-Punkt. Wird der letztere richtig tonisiert, verschwinden nämlich auch all die Verspannungen und der Widerstand in den Muskeln, die mit dem *Jitsu*-Punkt im Zusammenhang stehen.

Es ist auch für Anfänger sehr leicht, einen *Jitsu*-Punkt zu lokalisieren, weil er an der Oberfläche liegt und deutlich zu spüren ist. Doch sich darauf zu konzentrieren, entspricht nicht dem Prinzip östlicher Medizin. Um wirkungsvolles Shiatsu zu geben, muß der

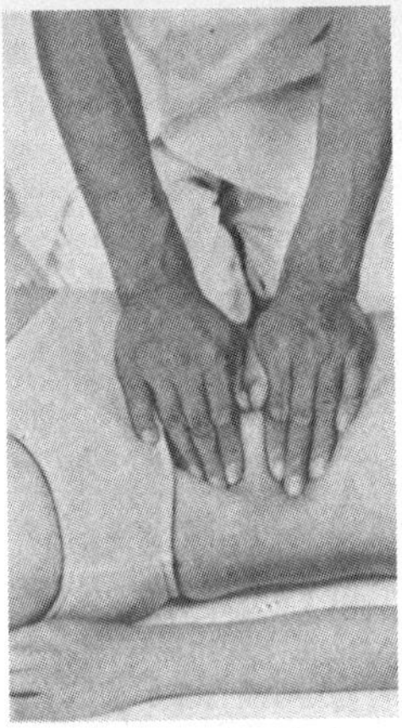

Abb. 114

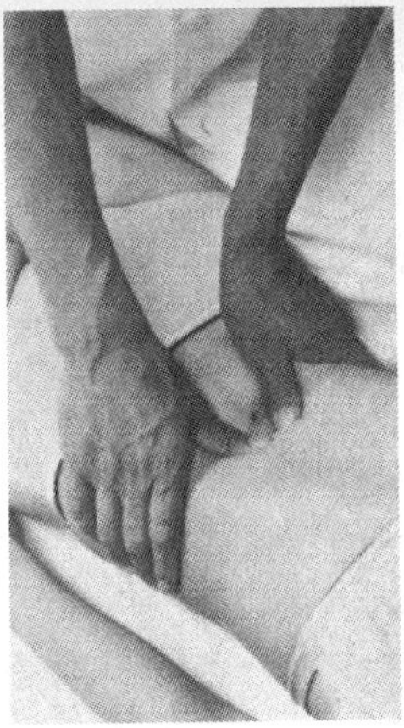

Abb. 115

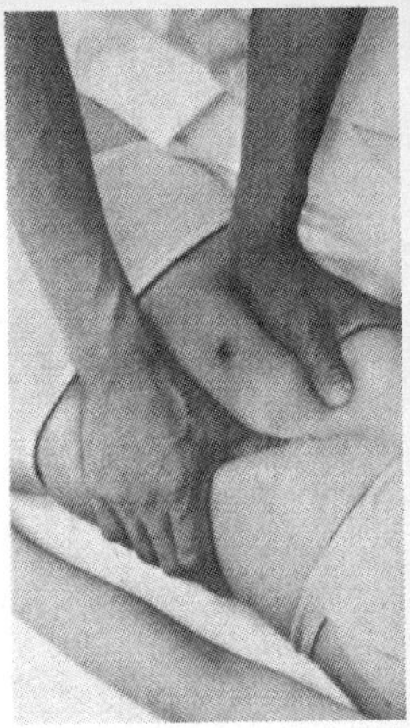

Abb. 116

verborgene *Kyo*-Punkt gefunden werden. Das erfordert einige Erfahrung, verschafft Ihnen aber einen viel tieferen Einblick in die wahren Ursachen der Beschwerden eines Patienten. Der erste Schritt besteht darin, den *Jitsu*-Punkt zu finden, der jeweils in einem vespannten Bereich liegt, dann den *Kyo*-Punkt zu tonisieren und das Gebiet in der Nähe zu diagnostizieren. Anschließend prüfen Sie wieder die verspannte Zone. Sie werden feststellen, daß durch das Tonisieren des *Kyo*-Punktes der Schmerz oder die Verspannungen gebessert, wenn nicht sogar behoben worden sind.

Nach beendeter Hara-Diagnose können Sie Zwei-Hände-Shiatsu auf dem Hara geben, wie es auf Abbildung 114 gezeigt ist.

Legen Sie vier Finger jeder Hand oberhalb der Hüftknochen auf die Seiten des Hara-Gebiets und die Daumen unten an den Rippenbogen des Brustkorbs. Die Handballen pressen dabei auf das Hara-Zentrum (Abb. 115). Als Alternative können Sie den Druck auch abwechselnd auf der einen und der anderen Seite geben. Sie werden dabei die Bewegungen im Magen- und Zwölffingerdarmbereich fühlen. Üben Sie jetzt auch mit den Daumen etwas stärkeren Druck aus und gleiten Sie mit den Handballen hinunter zum Schamgebiet und halten Sie den Druck eine Weile. Lassen Sie los und wiederholen Sie den Druck. Gleiten Sie anschließend mit den Handballen und den Daumen entlang der Hara-Muskeln zur Leistengegend (Abb. 116).

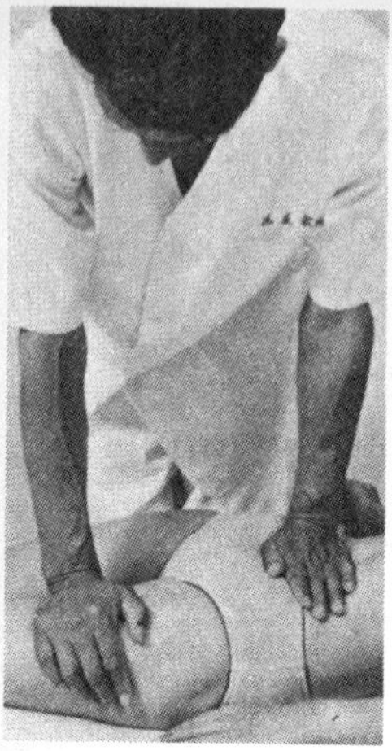

Abb. 117

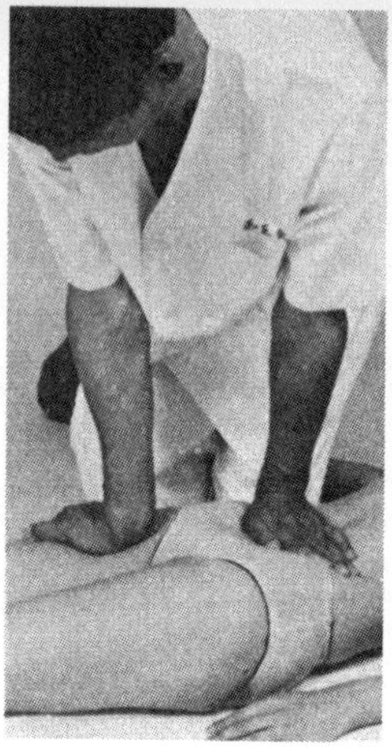

Abb. 118

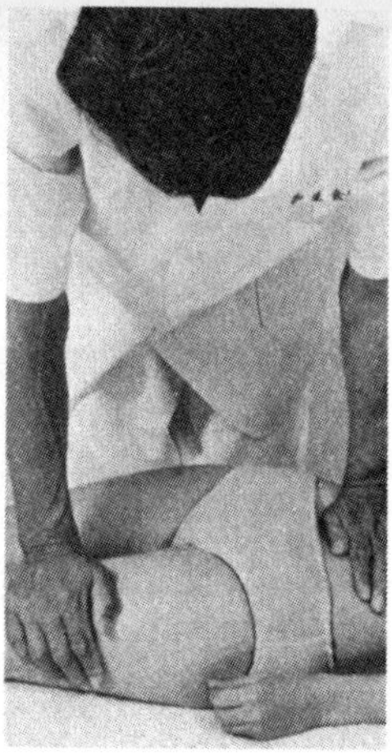

Abb. 119

Technik für die Beinbehandlung

Die Diagnose der Meridianlinien in den Beinen ist nützlich zur Bestätigung der *Kyo-* und *Jitsu-*Diagnose im Hara-Bereich.

Legen Sie die linke Hand quer so auf den unteren Hara-Bereich, daß der Daumen ans Schambein grenzt, und üben Sie Druck auf das Lendengebiet aus (rechts und links, Abb. 117, 118). Vermeiden Sie es, den Genitalbereich zu pressen. Sie lassen die linke Hand an der Stelle und geben jetzt mit der Fläche der rechten Hand Shiatsu, und zwar in der linken Lendengegend beginnend beinabwärts bis zum Knie (Abb. 119). Wiederholen Sie dann das Ganze auf der rechten Seite. Zweimal auf jeder Seite.

Meridian-Strecktechnik

Fassen Sie ein Bein Ihres Patienten, winkeln Sie es im Knie etwas ab und biegen Sie das Bein vorsichtig leicht nach außen, damit die Innenseite des Schenkels freiliegt. Drücken Sie sanft die Oberschenkelinnenseite (Abb. 120) und dann die Innenseite des Unterschenkels. Sie werden dabei als erstes den Milzmeridian finden. Wenn Sie jetzt das Bein weiter nach außen biegen, können Sie den Dünndarmmeridian fühlen, und durch noch weiteres Abspreizen läßt sich dann der Lebermeridian tasten. Geben Sie jedem Meridian mindestens zweimal Shiatsu. Meridiane mit deutlich unausgeglichener Energie können ruhig ausführlicher behandelt werden.

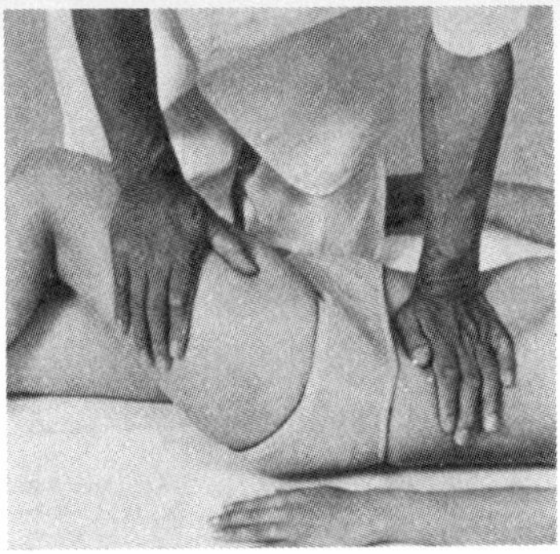

Abb. 120

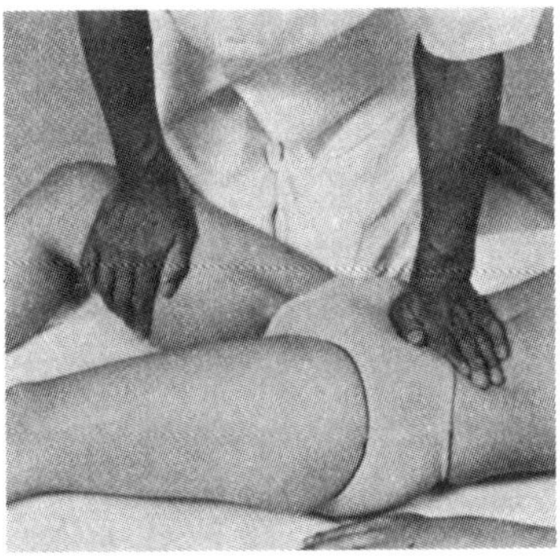

Abb. 121

Biegen Sie jetzt das Bein in die andere Richtung, damit Sie an die Außenseite des Schenkels kommen (Abb. 121). Wiederholen Sie die Prozedur auf der Beinaußenseite, beginnend in der Lendengegend beinabwärts bis zum Knie. Zuerst werden Sie den Dreifacher-Erwärmer-Meridian fühlen. Bei weiterem Hinüberdrücken des Beins stellen Sie den Gallenblasenmeridian fest. Und wenn Sie den Oberschenkel noch weiter zu sich herüberziehen, werden Sie auch den Dickdarmmeridian tasten. Sie können den Winkel noch verändern, indem Sie das Bein stärker anwinkeln. Bringen Sie schließlich das Knie des Patienten bis an seine Brust und suchen Sie den Nieren- und Milzmeridian. Biegen Sie jetzt das Bein wieder nach außen und tasten Sie den Magenmeridian. Geben Sie auf ihm mit der rechten Hand Shiatsu.

Ist der Magenmeridian zusammengezogen, dürfen Sie das Bein nicht mit Gewalt nach außen bringen. Fassen Sie den linken Fußknöchel Ihres Patienten und bringen Sie ihn auf das rechte Knie zu liegen. Geben Sie in der Daumen- oder in der Greiftechnik Shiatsu auf dem Blasenmeridian. Wiederholen Sie das einige Male und fühlen Sie den *Kyo*- und *Jitsu*-Punkten nach.

Haben Sie die eine Seite fertig, wechseln Sie zur anderen. Sie werden bald merken, daß die Verspannungen und der Schmerz im Hara- und Beinbereich sich legen und jeder Meridian weniger blokkiert ist. Auch wenn die eine Hand nach außen hin alle Arbeit zu leisten scheint, kommt der anderen, die auf dem Hara ruht, die entscheidende Bedeutung zu. Diese Hand muß nämlich den Patienten unterstützen und die tonisierende Rolle spielen. Sie dient

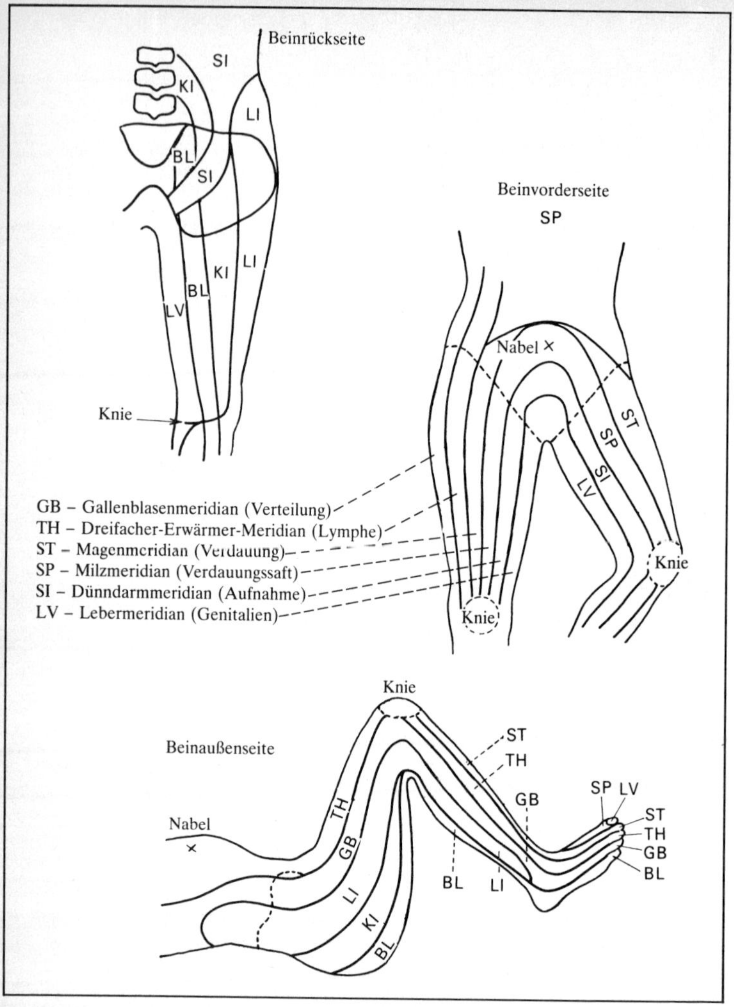
Beinrückseite
SI
KI
LI
BL
SI
KI
LI
BL
LV
Knie
Beinvorderseite
SP
Nabel ×
ST
SP
SI
LV
Knie
Knie
GB – Gallenblasenmeridian (Verteilung)
TH – Dreifacher-Erwärmer-Meridian (Lymphe)
ST – Magenmeridian (Verdauung)
SP – Milzmeridian (Verdauungssaft)
SI – Dünndarmmeridian (Aufnahme)
LV – Lebermeridian (Genitalien)
Knie
Beinaußenseite
ST
TH
GB
SP LV
ST
TH
GB
BL
Nabel
×
TH
GB
LI
KI
BL
BL
LI

Abb. 122

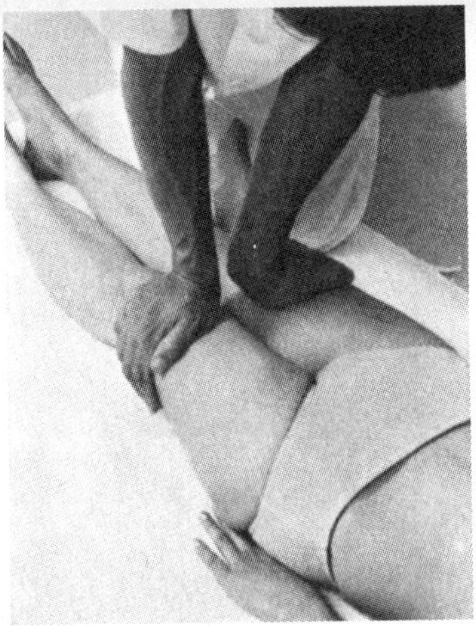

Abb. 123

auch als Mittelpunkt, um den herum die andere Hand die Beinaktivitäten ausführt.
Nachdem Sie beide Beine in der Meridian-Strecktechnik behandelt haben, legen Sie beide Hände mit den Fingern nach außen auf die Knie und drücken mit dem Körpergewicht die Kniescheiben (Abb. 123). Halten Sie den Druck. Geben Sie anschließend Kopf-Shiatsu.

Shiatsu des Halses

Der Kopf des Patienten ruht auf einem Kissen. Sie knien sich hinter dem Patienten und legen vier Finger jeder Hand auf beiden Seiten in den Nacken des Patienten, wobei Ihre Handgelenke auf dem Kissen bleiben. Halten Sie den Kopf sanft und trotzdem fest, heben Sie ihn ein wenig an und dehnen Sie den Nackenbereich und die Halswirbelsäule, indem Sie den Kopf leicht zu sich heranziehen (Abb. 124).
Ihre vier Finger stützen noch immer den Nacken des Patienten. Sie drehen jetzt sanft den Kopf auf die rechte Seite und geben mit dem linken Daumen der linken Halsseite mit leichtem Druck Shiatsu (Abb. 125). Drehen Sie dann den Kopf auf die linke Seite und wiederholen Sie diese Übung mit dem rechten Daumen auf der anderen Halsseite (Abb. 126). Entfernen Sie jetzt das Kissen, halten Sie Kopf und Nacken mit beiden Händen und dehnen Sie den Nacken (Abb. 127).
Drehen Sie den Kopf auf die rechte Seite und geben Sie mit dem linken Daumen wieder sanft der linken Halsseite Shiatsu (Abb. 128). Legen Sie den Kopf jetzt zur anderen Seite und wiederholen Sie die Übung (Abb. 129). Ihr Daumen kann dabei gut tief eindringen, weil ohne das Kissen die Halswirbelsäule in einer gestreckten Position ist.
Nachdem Sie die Halswirbelsäule und die Halsmuskulatur Ihres Patienten erwärmt haben, halten Sie den Kopf so mit der linken Hand, als wollten Sie ihn zwischen Nakken und Ohr zusammenpressen. Die andere Hand liegt rechts am Kopf, der Handballen an der

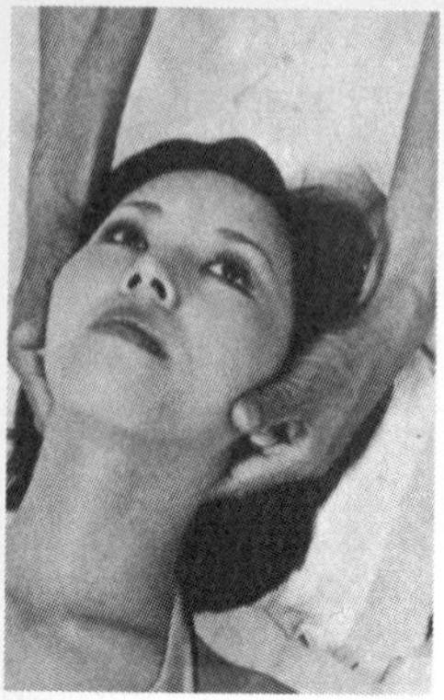

Abb. 124

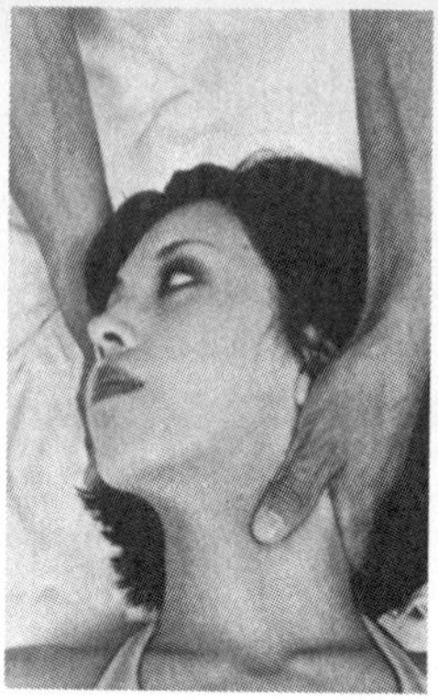

Abb. 125

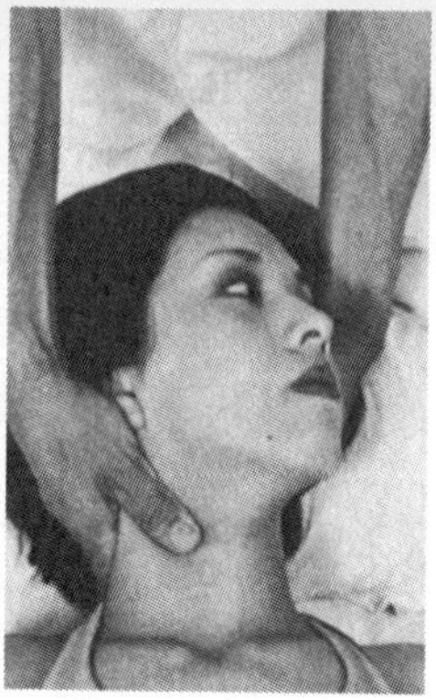

Abb. 126

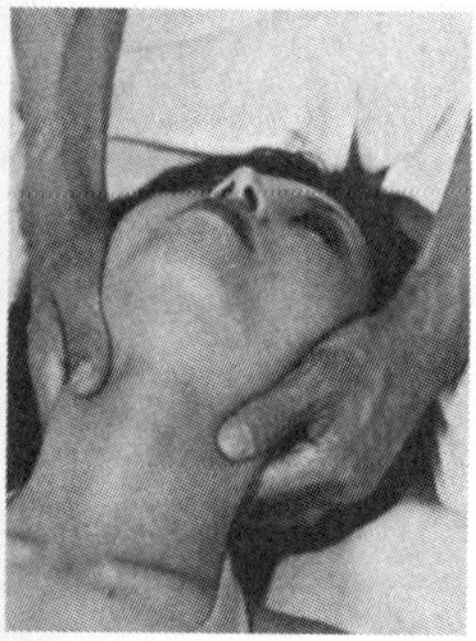

Abb. 127

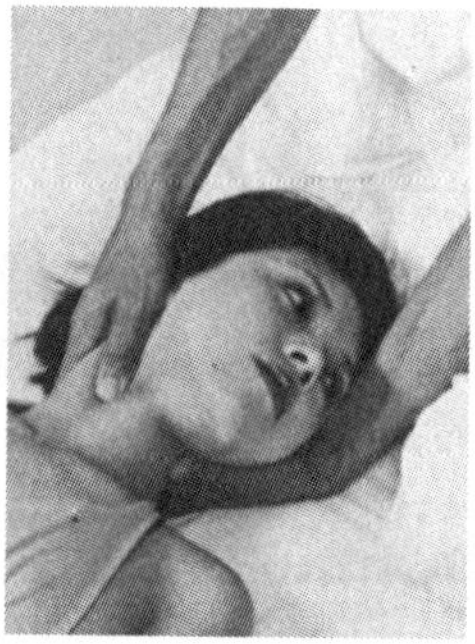

Abb. 128

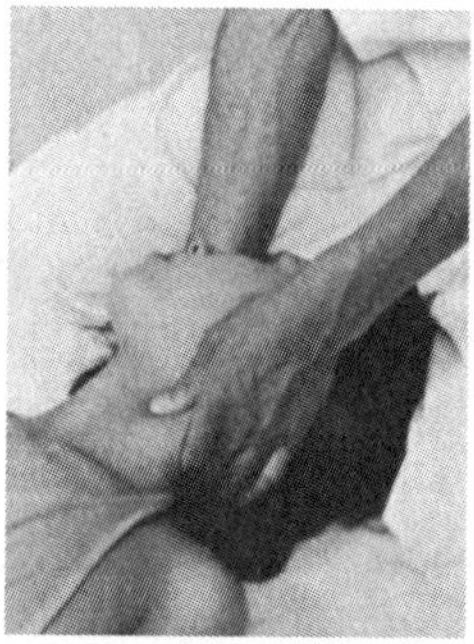

Abb. 129

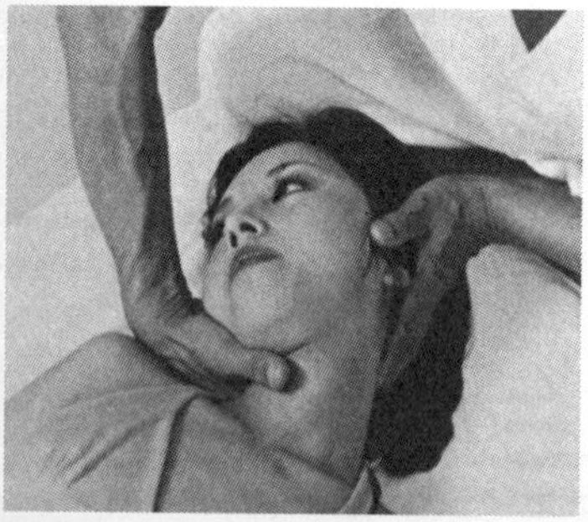

Abb. 130

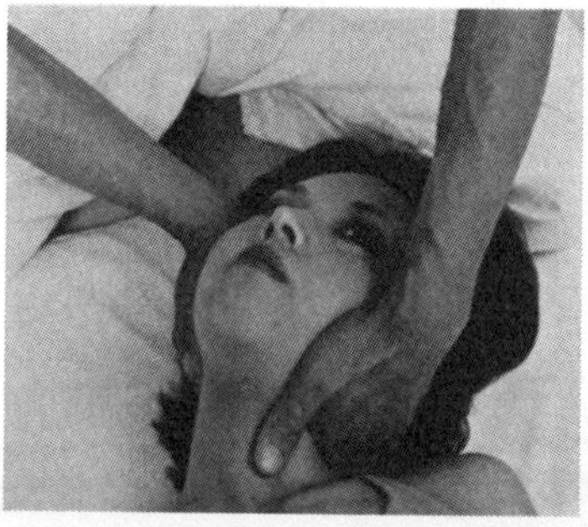

Abb. 131

Wange, die Finger fassen den Nacken. Drehen Sie den Kopf vorsichtig nach rechts (Abb. 130). Wechseln Sie den Griff und drehen Sie den Kopf zur anderen Seite (Abb. 131). Halten Sie den Kopf mit beiden Händen über den Ohren und drehen Sie ihn zuerst nach rechts und dann nach links (Abb. 132). Bringen Sie ihn wieder in die gerade Lage.
Bei der in diesem Abschnitt beschriebenen Art der Behandlung ist die stützende Hand wichtiger als die bewegende.

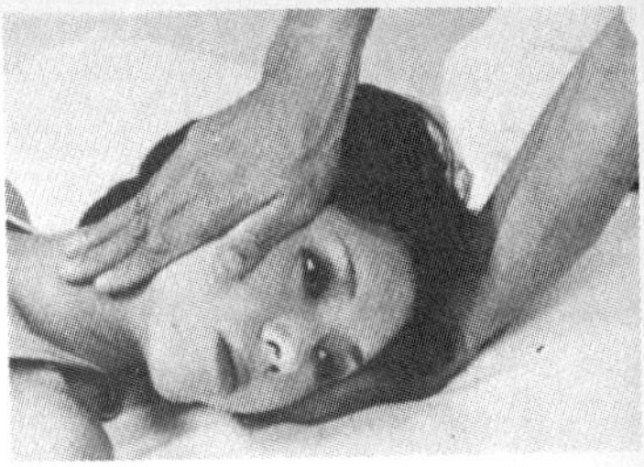
Abb. 132

Shiatsu der Stirn
Legen Sie ein Kissen unter den Kopf des Patienten. Stützen Sie den Hinterkopf und Nacken mit der linken Hand und legen Sie die rechte Hand so auf den vorderen Schädel und die Stirn, daß die vier Finger bis zu den Augenbrauen und den inneren Augenwinkeln reichen. Lehnen Sie sich zurück und strecken Sie durch sanften Zug mit Ihrem Körpergewicht die Halswirbelsäule (Abb. 133).

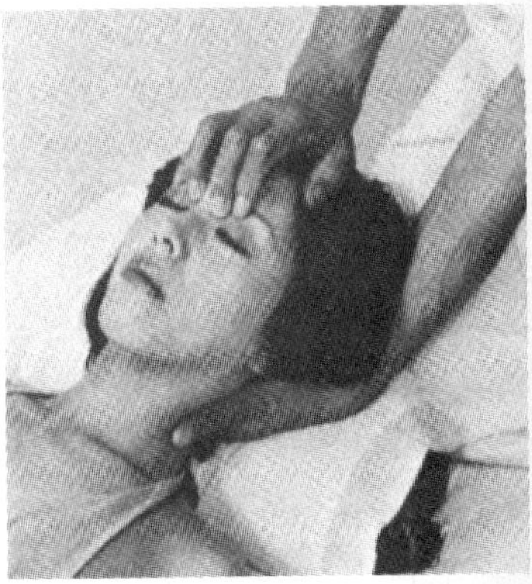
Abb. 133

Shiatsu des Gesichts
Legen Sie vier Finger jeder Hand quer über die Augenlider Ihres Patienten, die Handflächen ruhen dabei auf den Schläfen. Zählen Sie in dieser Haltung bis zehn (Abb. 134). Drehen Sie dann die Hände so in die senkrechte Position, daß vier Finger auf den Wangen und die abgespreizten

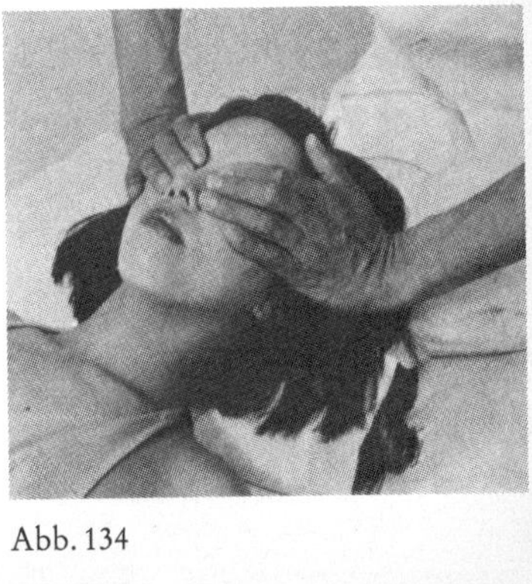
Abb. 134

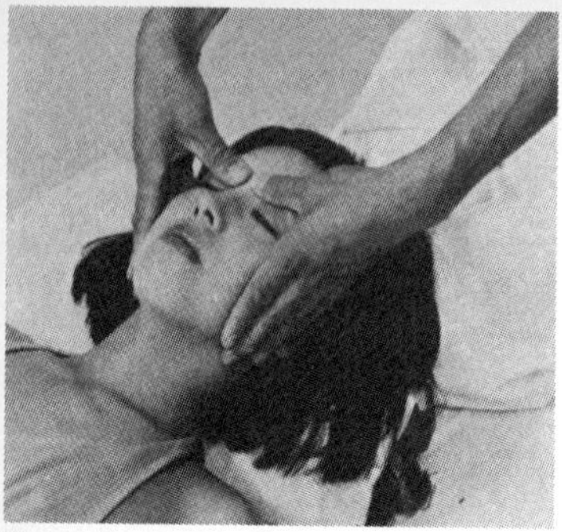

Abb. 135

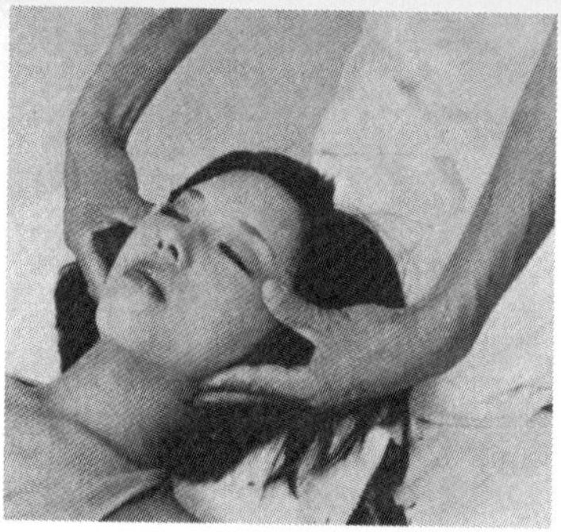

Abb. 137

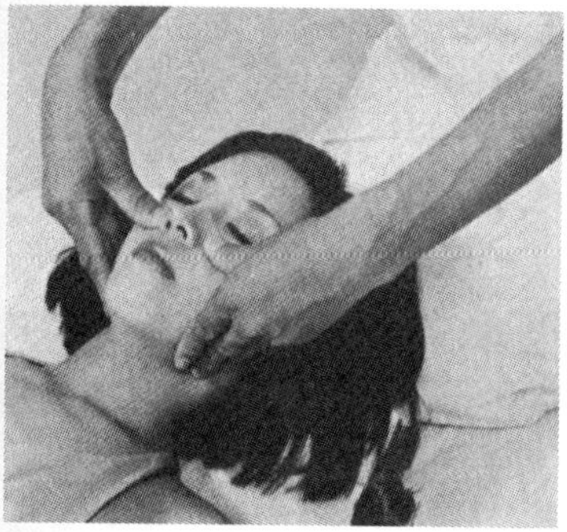

Abb. 136

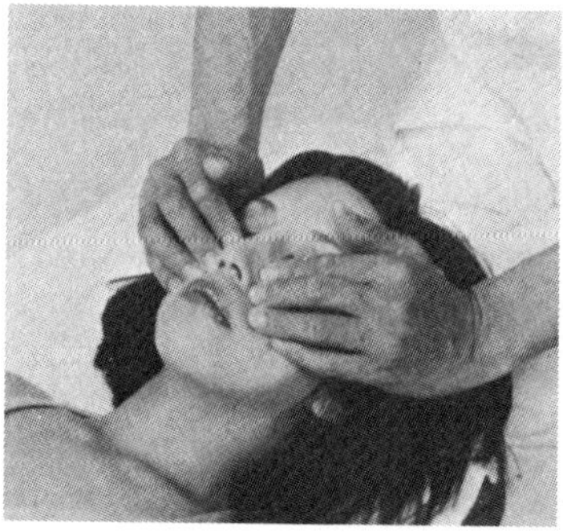

Abb. 138

Daumen auf den Augenbrauen zu liegen kommen. Drücken Sie jetzt sanft den oberen Augenbereich (Abb. 135), dann das Gebiet unter den Augen bis zur Nasenwurzel (Abb. 136) und anschließend die Schläfen (Abb. 137). Führen Sie die Handflächen wieder zurück, so daß beide Handballen auf den Schläfen ruhen und die Kuppen der vier Finger jeder Hand jeweils rechts und links neben der Nase in der Vertiefung um die Backenknochen liegen (Abb. 138). Geben Sie dem Gebiet unten um die Backenknochen Shiatsu (Abb. 139). Gleiten Sie mit den Fingern so nach unten, daß sie sich unter dem Kinn treffen. Mit dem Daumen drücken Sie von den Nasenflügeln um den Mund herum bis zum Kinn (Abb. 140). Dann streichen Sie mit dem Daumen von den Mundwinkeln weg zum Kiefergelenk (Abb. 141).

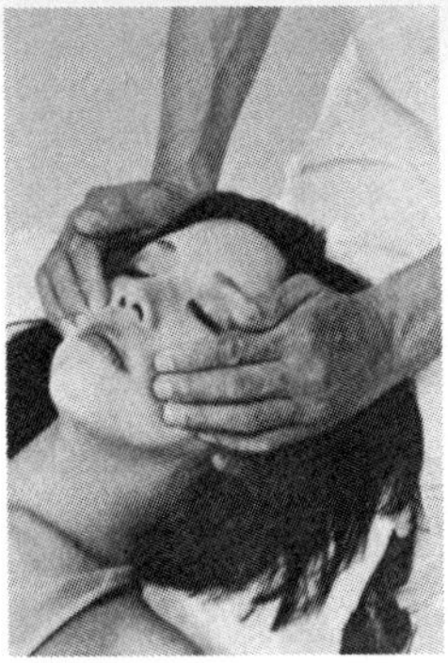
Abb. 139

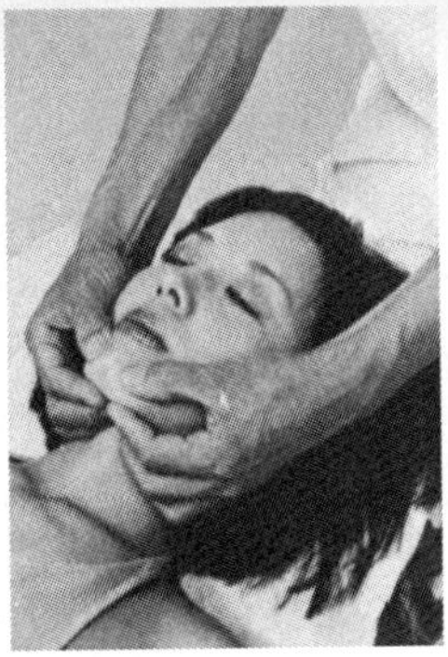
Abb. 140

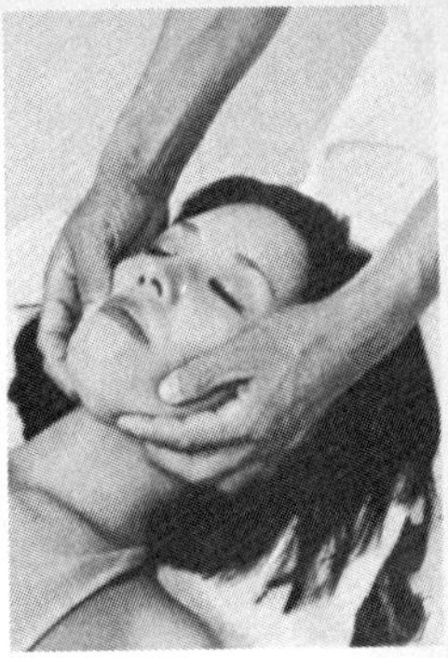
Abb. 141

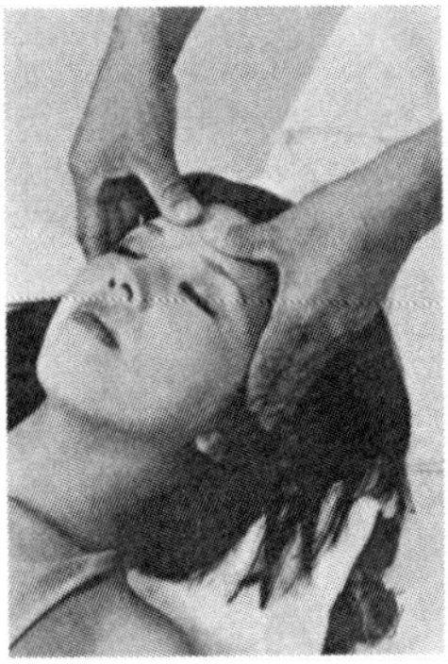
Abb. 142

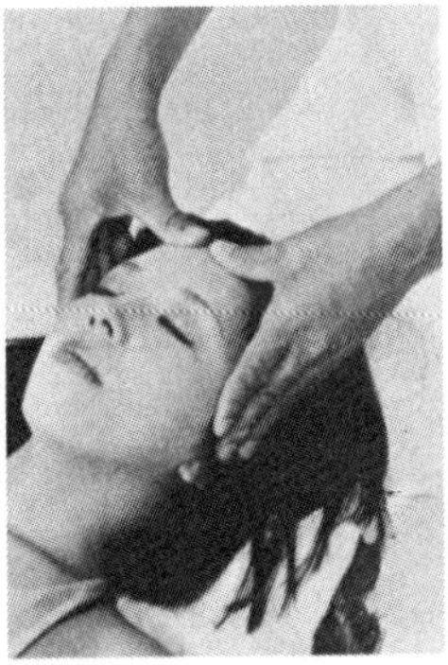
Abb. 143

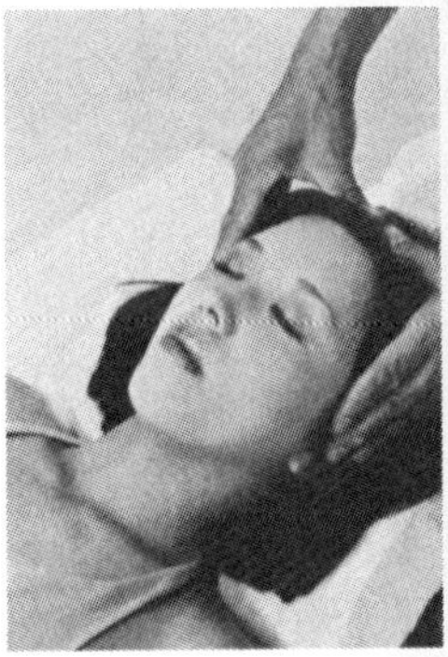
Abb. 144

Tun Sie dasselbe in der oberen Gesichtshälfte. Legen Sie die Hände seitlich an den Kopf, die Finger auf den Schläfen. Die Daumen treffen sich auf der Stirnmitte und gleiten dann mit leichtem Druck die Stirn zum Haaransatz hinauf und jeweils im Halbkreis zu den Schläfen hin (Abb. 142, 143).

Die Finger bleiben an den Schläfen (Dreifacher-Erwärmer-Meridian) und die Daumen beginnen vom Haaransatz an die Tsubos auf dem Lenkergefäßmeridian zu drücken (Abb. 144). Geben Sie dann dem Blasen- und dem Gallenblasenmeridian vom Hinterkopf bis zum Haaransatz auf der Stirn Shiatsu.

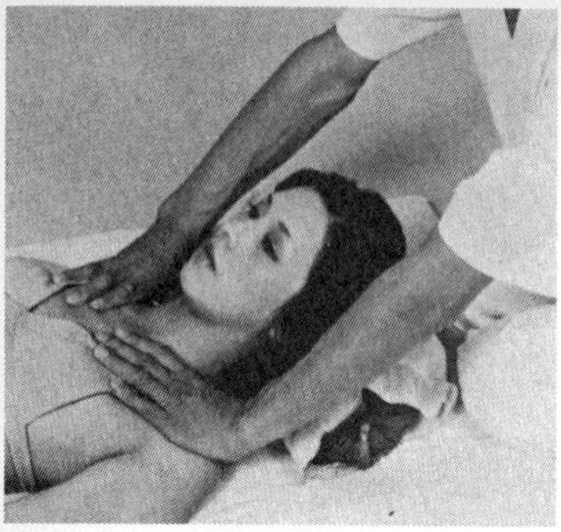

Abb. 145

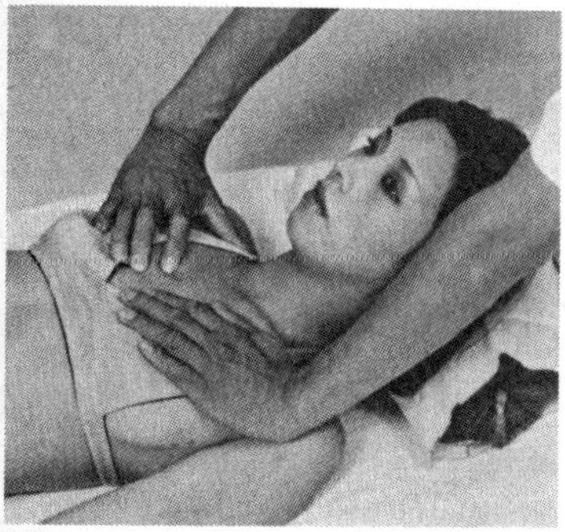

Abb. 146

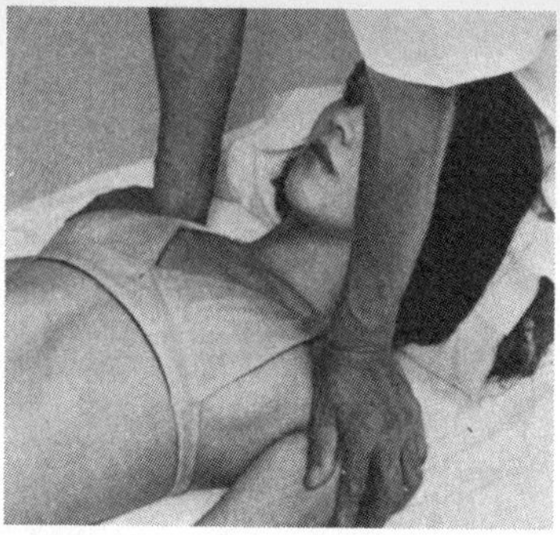

Abb. 147

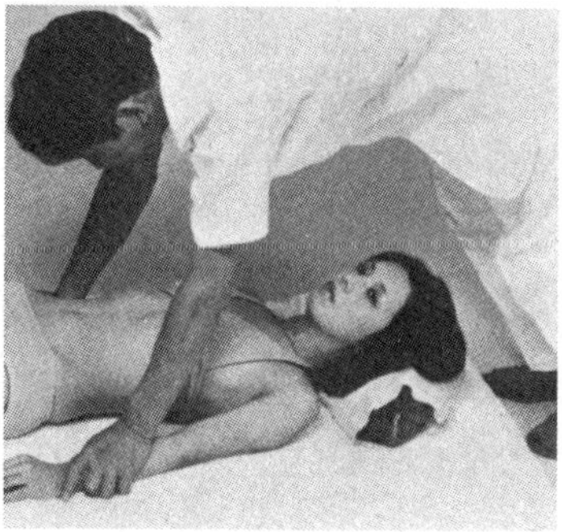

Abb. 148

Arm- und Beinbehandlung

Legen Sie vier Finger jeder Hand auf die oberen Brustmuskeln gleich unterhalb des Schlüsselbeins, die Fingerspitzen weisen schräg nach innen. Die Daumen ruhen auf den Schultern (im Bereich von GB-21). Üben Sie längeren Druck aus (Abb. 145). Gleiten Sie mit der Handflächentechnik von Rippe zu Rippe den Brustkorb hinunter, der dadurch gelockert wird (Abb. 146). Legen Sie die Hände auf die Schultern des Patienten, und drücken Sie mit Ihrem Körpergewicht, das dehnt die Brustmuskulatur (Abb. 147). Gleiten Sie, Ihr Körpergewicht noch auf die Hände verlagert, die Arme des Patienten Stück für Stück hinunter (Abb. 148) bis zu den Handgelenken. Dazu nehmen Sie eine Stellung wie beim Liegestütz ein.

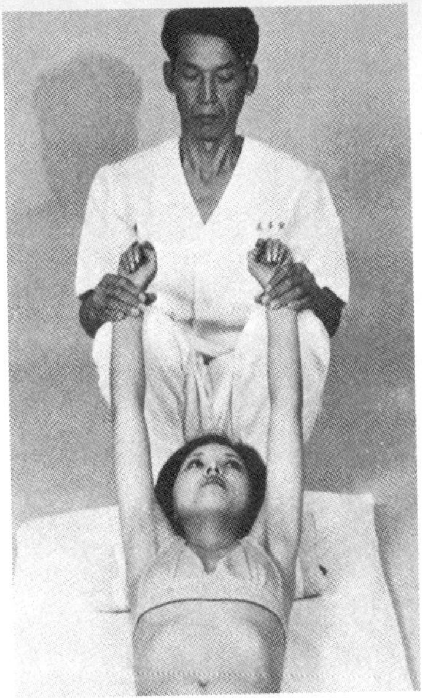

Abb. 149

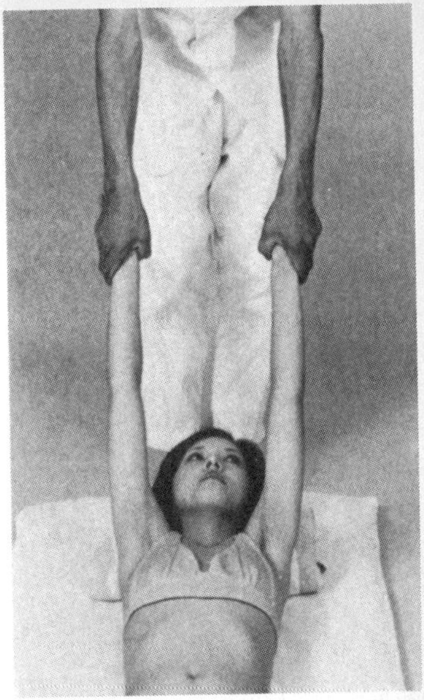

Abb. 150

Sitzen Sie nun in Hockstellung hinter dem Patienten, fassen Sie dessen Arme an den Handgelenken, ziehen Sie sie zu Ihren Knien und strecken Sie sie (Abb. 149). Halten Sie die Arme gut fest und stehen Sie auf. Dadurch werden sie noch stärker gestreckt. Schütteln Sie dann die Arme, bis sie völlig gelockert sind (Abb. 150). Lassen Sie sie kurz kreisen und legen Sie sie, mit den Handflächen nach oben, auf den Boden (Abb. 151).

Halten Sie die Arme weiter an den Handgelenken fest, richten Sie sich auf und treten Sie etwas zur

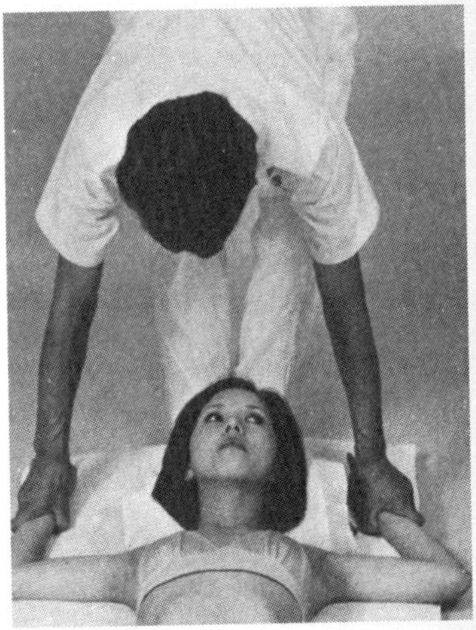

Abb. 151

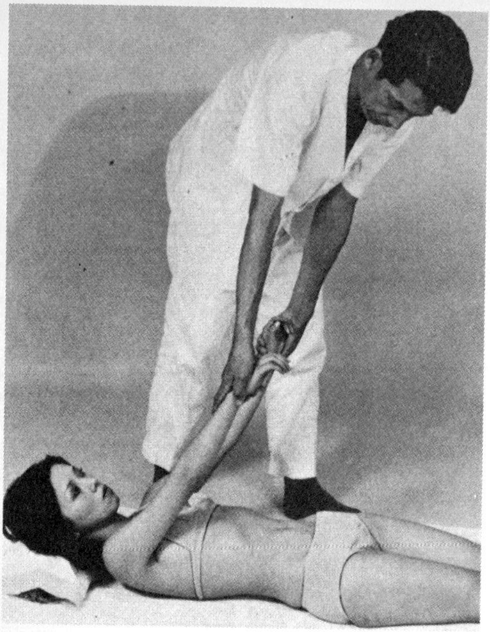

Abb. 152

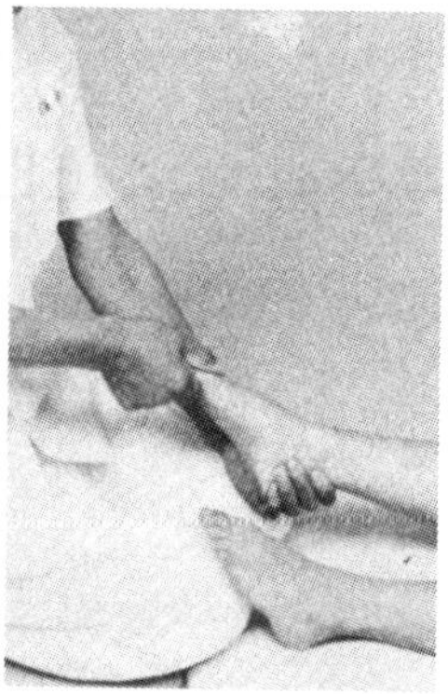

Abb. 153

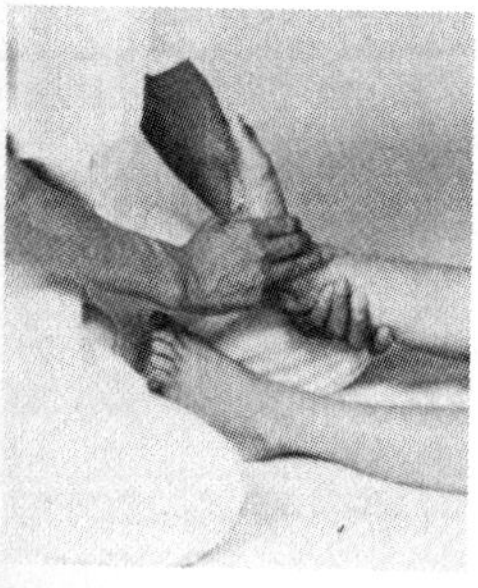

Abb. 154

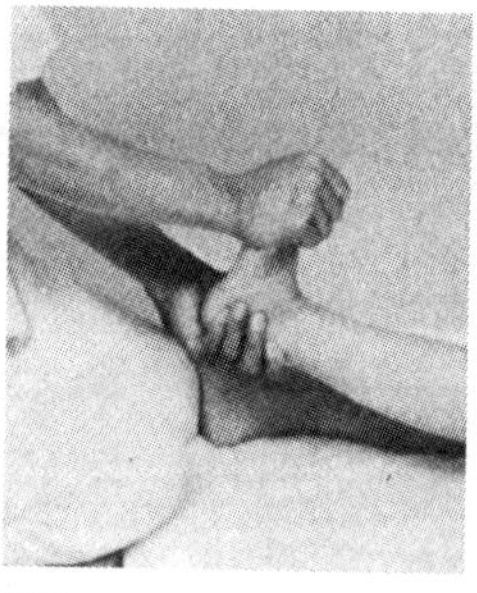

Abb. 155

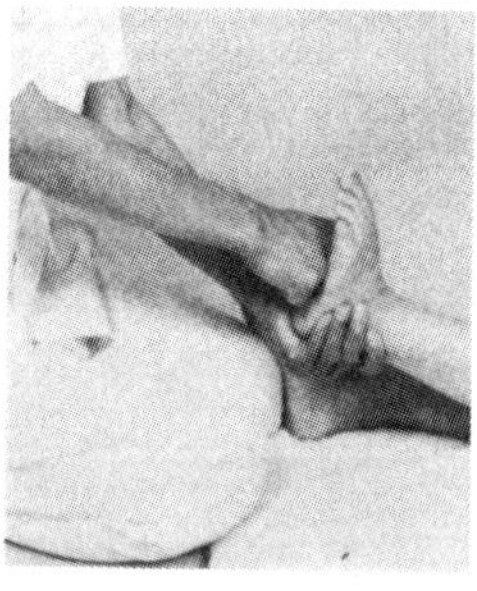

Abb. 156

Seite, so daß Sie etwa auf Brusthöhe des Patienten stehen und die Arme gestreckt sind. Überkreuzen Sie die Unterarme und heben Sie die Schultern mit leichtem Zug etwas an (Abb. 152). Zum Ab-

schluß lassen Sie den Patienten entspannen und legen seine Arme seitlich neben den Körper.
Knien Sie sich jetzt vor die Füße des Patienten, umfassen Sie mit der linken Hand die Ferse des rechten Fußes und heben Sie ihn etwas an. Behandeln Sie dann mit der rechten Hand die Zehen in Zwei-Finger-Technik, wobei Sie mit dem großen Zeh beginnen (Abb. 153). Stützen Sie anschließend den Fuß mit vier Fingern der linken Hand und drücken Sie den Spann kräftig in der Ein-Daumen-auf-dem-anderen-Technik.
Als nächstes lassen Sie stützend die linke Hand an der Ferse und legen Sie den Fuß auf Ihr Knie. Geben Sie mit dem Daumen der rechten Hand der Fußsohle von oben nach unten Shiatsu, wobei die übrigen Finger auf dem Fußrücken ruhen (Abb. 154).
Stützen Sie sich mit dem Knie gegen den linken Fuß des Patienten und strecken Sie dessen rechtes Bein, indem Sie es, an der Ferse und den Zehen haltend, zu sich ziehen. Lassen Sie den Fuß kreisen, und biegen Sie dann die Zehen nach vorn und nach hinten (Abb. 155).
Halten Sie mit der linken Hand den linken Fuß des Patienten stützend an der Ferse und geben Sie dem Fußgewölbe mit der rechten Faust Shiatsu (Abb. 156). Wechseln Sie die Seite.
Stellen Sie sich an das Fußende des Patienten, fassen Sie seine beiden Fußgelenke und legen Sie die Fußsohlen gegen Ihre Knie. Schieben Sie sich näher an den Patienten heran. Dabei werden seine Unterschenkel immer weiter in den Knien abgewinkelt. Stützen Sie die Beine, indem Sie Ihre Hände auf die Kniescheiben legen (Abb. 157). Gehen Sie so weit heran, bis die Knie seine Brust berühren. Hören Sie vorher auf, wenn es für den Patienten unangenehm wird.
Die Beine des Patienten sind weiterhin abgewinkelt. Sie halten jetzt die Knie mit der rechten Hand zusammen, beugen sich vor und legen die linke Hand auf seine rechte Schulter. Drücken Sie dann allmählich die Knie nach links weg, bis sie den Boden berühren (Abb. 158). Wiederholen Sie das nach der anderen Seite.
Die Beine des Patienten sind wieder angezogen, die Füße stützen sich gegen Ihre Knie. Beugen Sie die Beine erneut so weit zurück, daß die Knie die Brust berühren (Abb. 159); sie werden sehen, es geht jetzt schon leichter. Fassen Sie dann die Fußgelenke, strecken Sie die Beine und lockern Sie sich durch mehrmaliges Schütteln (Abb. 160). Legen Sie die Beine danach gerade auf den Boden.

Abschluß der Behandlung

Geben Sie an beiden Beinen gleichzeitig entlang des Schien-

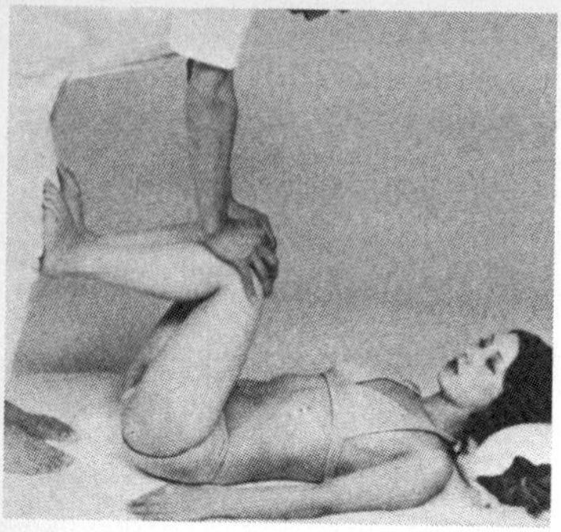

Abb. 157

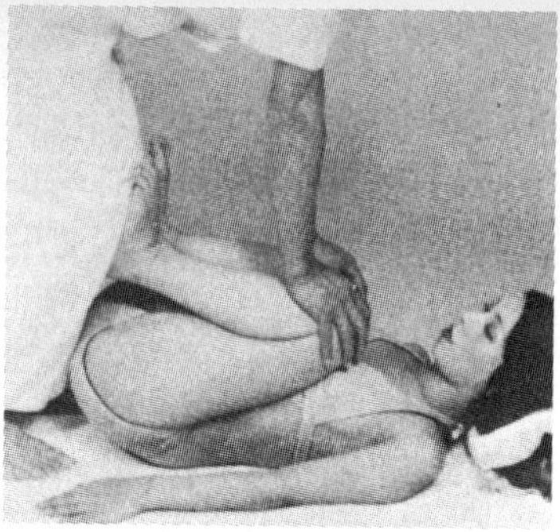

Abb. 159

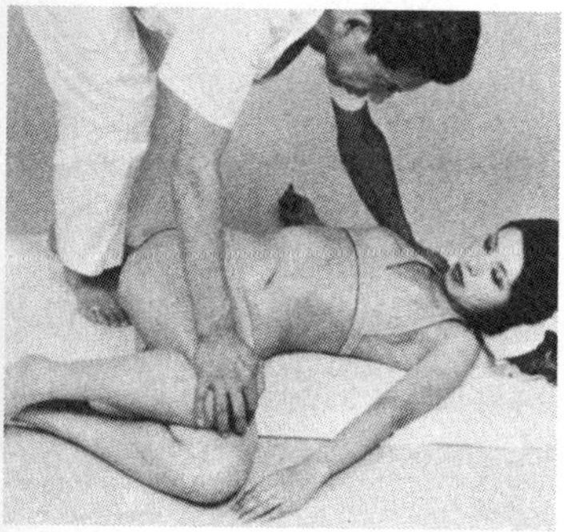

Abb. 158

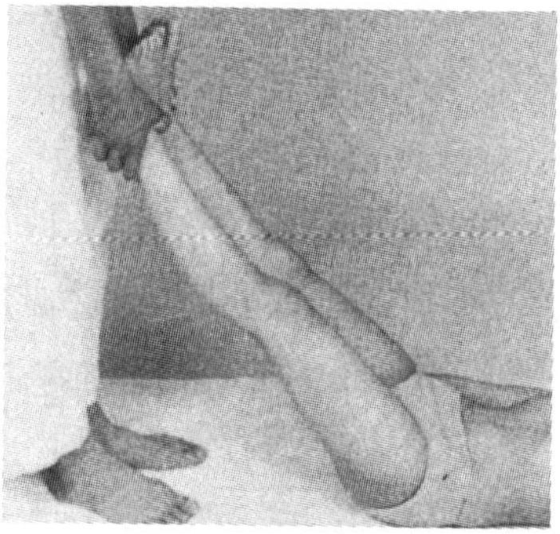

Abb. 160

beins Zwei-Finger-Shiatsu (Abb. 161). Sie können auch ein Bein nach dem anderen behandeln, wenn Ihnen das mehr liegt. Sie beginnen immer am Knie und arbeiten zum Fußknöchel hinunter.

Reiben Sie mehrmals den Bereich vom Knöchel bis zum Knie. Wechseln Sie dann die Position, so daß Sie neben dem rechten Knie des Patienten knien. Legen Sie die Hände quer, die Fingerspitzen nach außen in der Leistenbeuge auf die Oberschenkel und geben Sie beinabwärts bis zum Knie Shiatsu (Abb. 162).

Rutschen Sie noch ein wenig höher, so daß Sie bei den Hüften des Patienten knien. Stützen Sie den Rumpf, indem Sie ihn mit beiden Händen in der Taille fassen. Die Daumen sind fast im rechten Winkel abgespreizt. Drücken Sie

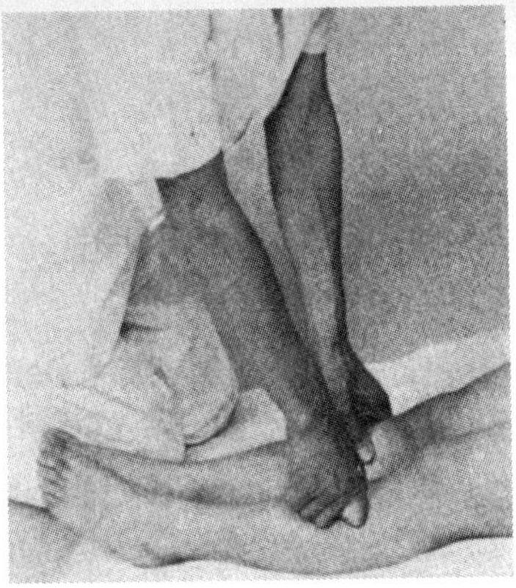

Abb. 161

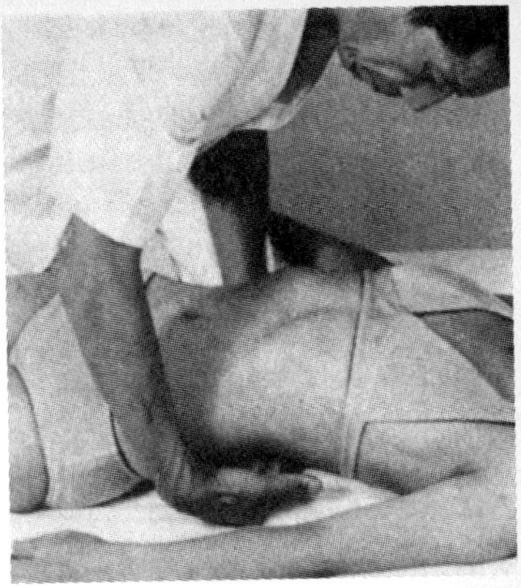

Abb. 163

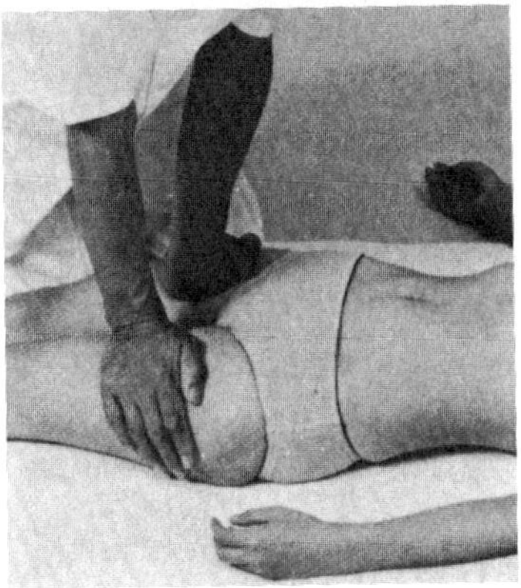

Abb. 162

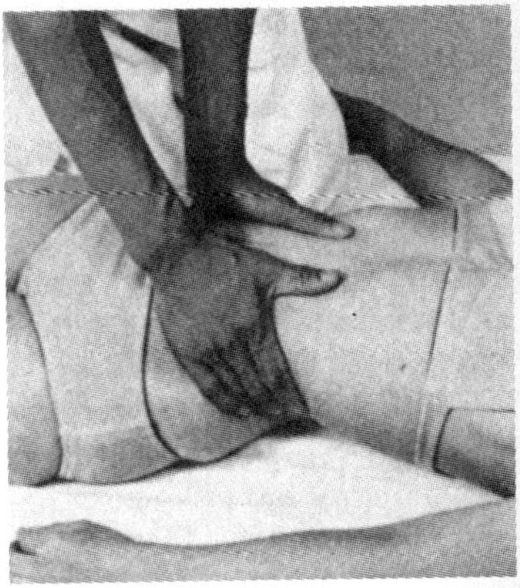

Abb. 164

abwechselnd drei- oder viermal sanft auf der rechten und der linken Seite. Lassen Sie die Hände eine Weile liegen. Schieben Sie sie anschließend etwas nach hinten in den Rücken und heben Sie den Körper leicht an. Halten Sie ihn eine Weile so (Abb. 163). Nehmen Sie die Hände daraufhin wieder so weit nach vorn, daß die Daumen auf dem Bauch zu liegen kommen. Drücken Sie sanft mit beiden Händen das Hara (Abb. 164).

Legen Sie Ihre Hände auf die Brust des Patienten und massieren Sie mit sanftem Druck kreisförmig (Abb. 165). Die Brustwar-

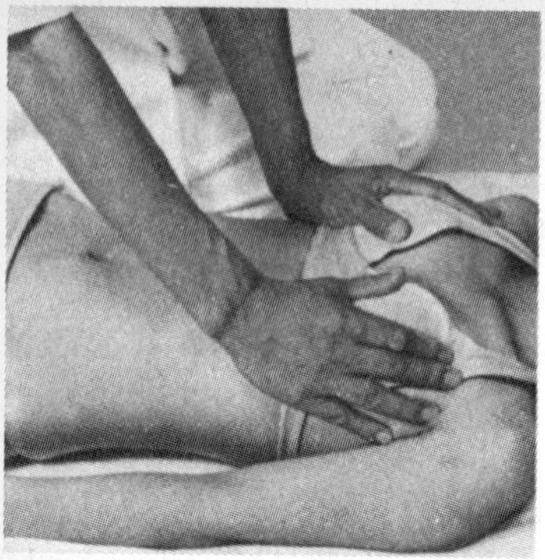

Abb. 165

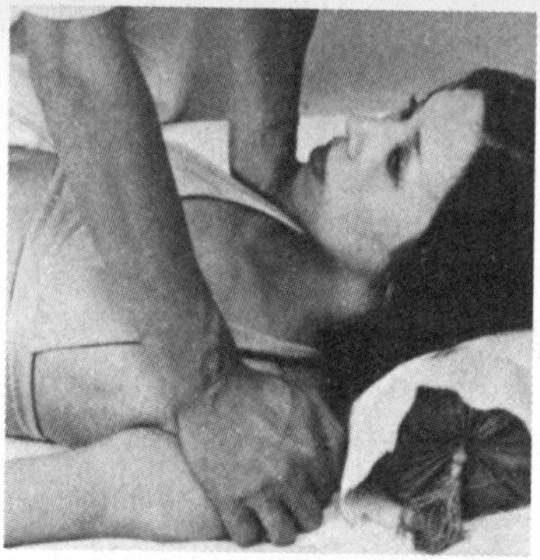

Abb. 166

zen dürfen dabei nicht direkt gedrückt werden.
Legen Sie jetzt die Hände auf die Schultergelenke und üben Sie längeren Druck aus (Abb. 166). Fassen Sie dann beide Schultern, und ziehen Sie sie zu sich heran (Abb. 167). Gleiten Sie dann zur Brust und beruhigen Sie den Atem. Decken Sie den Patienten dann zu, bleiben Sie bei ihm und bitten Sie ihn, für 10 bis 15 Minuten liegenzubleiben und sich zu entspannen.

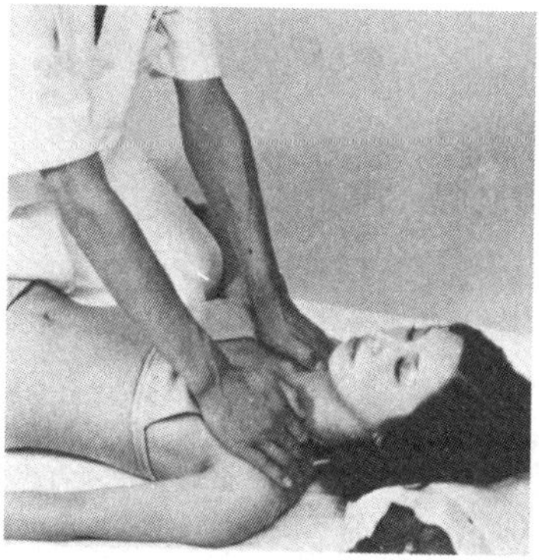

Abb. 167

Behandlungszeit
Folgende Zeit wird in etwa benötigt, um die beschriebenen Behandlungen in der jeweiligen Position durchzuführen:
Sitzende Position: 7–8 Minuten
Seitenlage (rechts und links zusammen) 12–13 Minuten
Bauchlage: 10 Minuten
Rückenlage: 15 Minuten
Abschluß: 5 Minuten
Man braucht also für eine Shiatsu-Behandlung des ganzen Körpers 50 Minuten (wenn bestimmte Probleme vorliegen, zehn Minuten mehr). Nicht so erfahrene Praktiker brauchen meist länger, während professionelle Therapeuten mit kürzeren Zeiten auskommen.

Vierter Teil

Praktische Anwendung weiterer Techniken

1. Shiatsu ohne Einsatz der Fingerkuppen

Natürlicher Druck

Hier muß ich zuerst einige Mißverständnisse ausräumen, die im Zusammenhang mit Shiatsu immer wieder auftauchen. Es stimmt nämlich nicht, daß gutes Shiatsu unbedingt gleichbedeutend mit starkem Druck der Fingerkuppen oder Daumen ist. Es ist auch nicht richtig, daß Krankheiten nur dadurch behandelt werden können, daß man bestimmte Punkte auf dem Körper drückt. Diese Techniken sind unbestritten sehr wesentlich für Shiatsu und besonders für den Laien und den Hausgebrauch von großer Hilfe. Doch es gibt daneben noch andere Methoden, mit denen beste Wirkungen erzielt werden. Außerdem garantiert das Beherrschen komplizierter Techniken noch längst keine erfolgreiche Behandlung.

Viel eher zum Erfolg führen einfache oder, wie Shinsai Ota in seinem Buch über Ampuku-Therapie schreibt, «unschuldige», also natürliche Techniken. Man muß sich nicht auf ausgeklügelte Methoden, die nur Daumen und Zeigefinger zulassen, festlegen. Sie werden verstehen, was ich mit natürlich meine, wenn Sie mal ein noch «unschuldiges» kleines Kind über Ihren Rücken laufen lassen. Der Druck, den das Kind dabei absichtslos auf Sie ausübt, ist nie stärker als erforderlich. Achten Sie darauf, wenn Sie mit der Handfläche, dem Handballen, dem Ellenbogen oder Knie arbeiten, daß Sie auch nur dieses Maß von natürlichem Druck anbringen.

Handflächen- oder Handteller-Technik

Mit dem Handteller ausgeübten Druck empfindet der Patient als angenehm und sanft, so daß diese Technik sich gut verwenden läßt. Soll der Druck stärker ausfallen, kann mit dem Handballen gear-

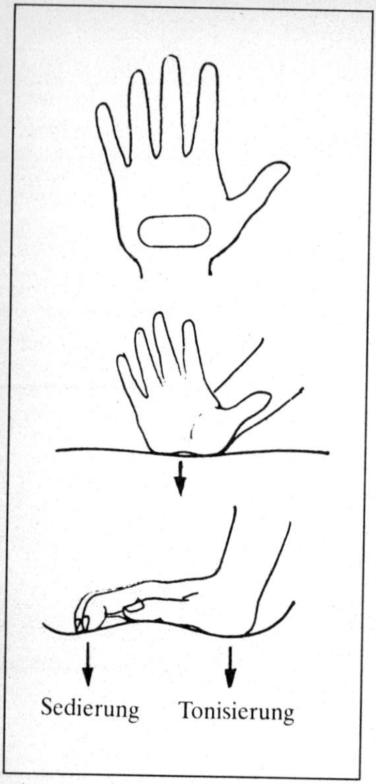

Abb. 168

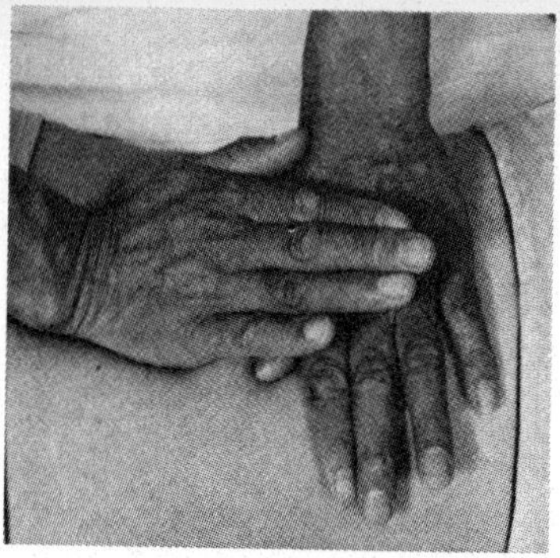

Abb. 169

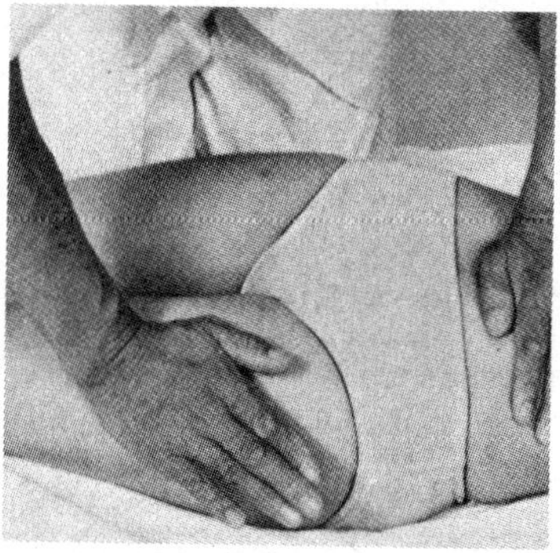

Abb. 170

beitet werden. Von Vorteil ist bei dieser Technik, daß rasche Ermüdung vermieden wird (Abb. 168), weil der Druck gewechselt werden kann. Sie ist ideal für Ampuku-Therapie und zur Behandlung der *Jitsu*-Zonen in den Beinen (Abb. 169, 170).

Behandlung des Rückens
Der Patient ruht auf dem Bauch. Während die linke Hand stützend und sedierend auf dem Schulterblattbereich liegt, drücken Sie mit dem Handteller der rechten Hand Stück für Stück die Wirbelsäule bis zum Kreuzbein hinunter (Abb. 171). Diese Technik ist gut für *Jitsu*-Zonen, da sie keinen Schmerz auslöst. Mit den Handballen wird eher gearbeitet, wenn etwas gedehnt oder Fehlhaltungen ausgeglichen werden sollen. Beachten Sie, daß der Druck von

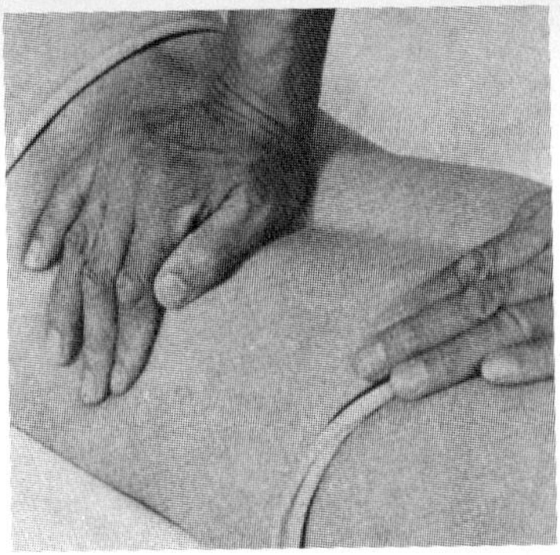

Abb. 171

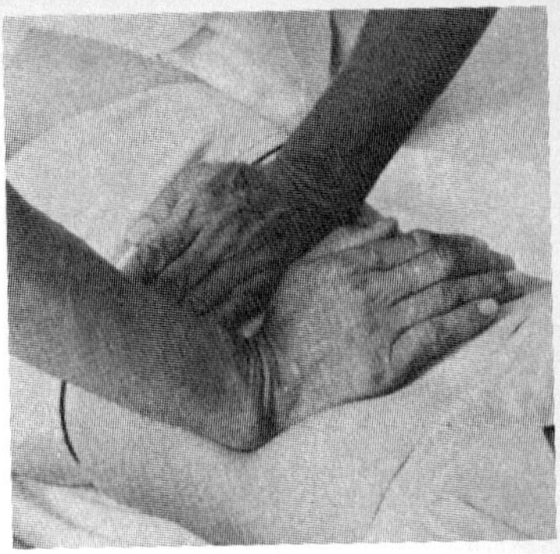

Abb. 173

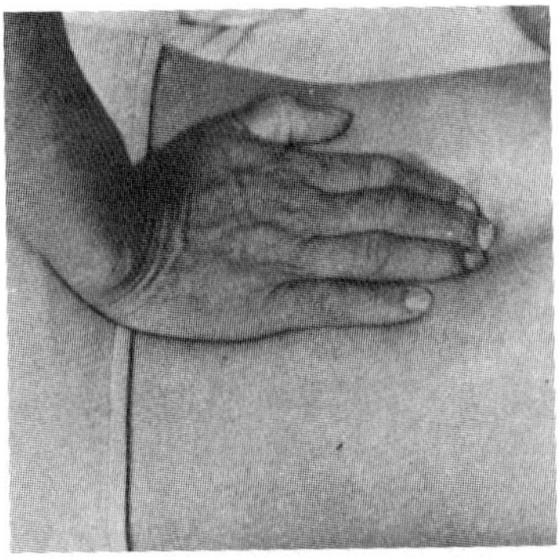

Abb. 172

Ihrem Körpergewicht kommen muß, wobei Ihre Ellbogen gestreckt und die Hände entspannt sind. Sie können auch mit einer Hand tonisieren und zugleich sedieren, wenn Sie die Fingerkuppen und den Handteller einsetzen (Abb. 172). Sie drücken dazu mit den Fingerkuppen möglichst tief die Wirbelsäule senkrecht hinunter, wobei der Handteller ohne Druck auf der Oberfläche ruht. Sie können auf diese Weise mit den Fingern Störungen aufspüren und Ihre Diagnose mit der Handfläche bestätigen.

Die Handflächen-Technik ist auch zur Ampuku-Therapie gut geeignet. Verlagern Sie dabei Ihr Gewicht auf den kleinen Finger und die Kante der Hand. Mit dieser «Messertechnik» können Sie sehr kräftiges Shiatsu geben (Abb. 173). Die Hand hat die Haltung wie beim Karateschlag, nur daß sie hier nicht verletzt, sondern einen gleichmäßigen, tiefen, wirkungsvollen Druck ausübt. Diese Technik ist besonders geeignet für den Bereich unterhalb des Brustkorbes und für das Lenden-Leisten-Gebiet.

Faust-Technik

Wenn Sie mit einer Technik arbeiten, die Sie einseitig belastet, ermüden Sie relativ rasch. Es ist

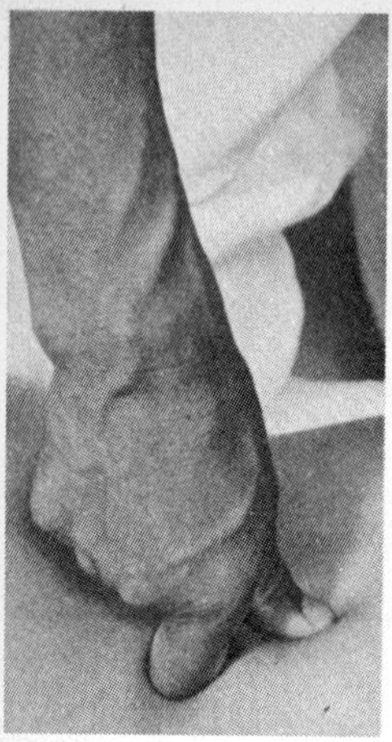
Abb. 174

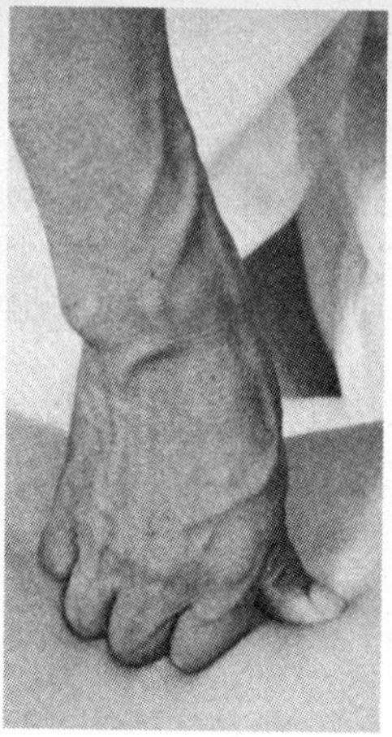
Abb. 176

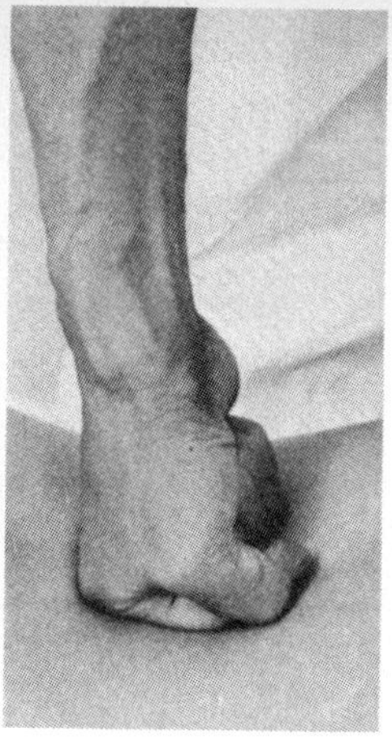
Abb. 178

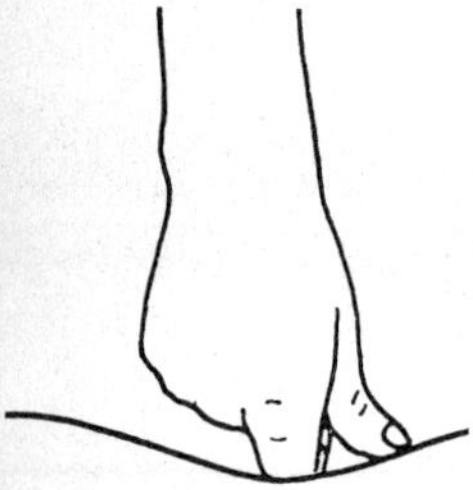
Abb. 175
Knöchel des Zeigefingers

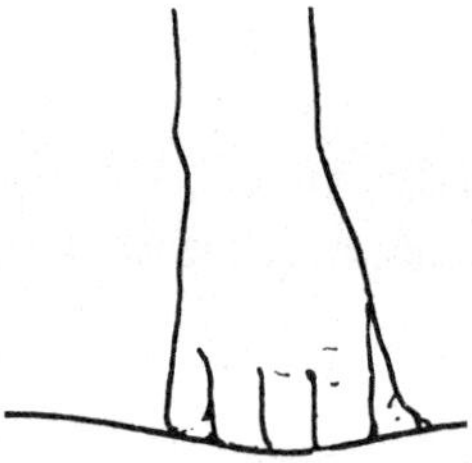
Abb. 177
Knöchel der vier Finger

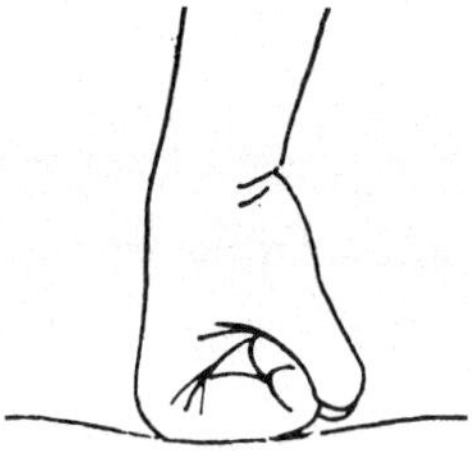
Abb. 179
Faust

deshalb wichtig, immer wieder zur Abwechslung zu einer anderen Methode überzugehen, die im Kontrast zu der vorausgegangenen steht. Anspannen – Entspannen, Zusammenziehen – Ausdehnen, Strecken – Beugen sind Beispiele für gegensätzliche Bewegungen.
Nachdem Sie mit dem Handteller Shiatsu gegeben haben, ist es recht wirkungsvoll und für Sie zusätzlich entspannend, jetzt mit der Faust zu arbeiten. Die meisten Leute verbinden die Faust mit Gewalt. In den Kampfübungen spielt sie auch tatsächlich eine nicht zu unterschätzende Rolle bei Angriff und Zerstörung. Doch sie kann genausogut als

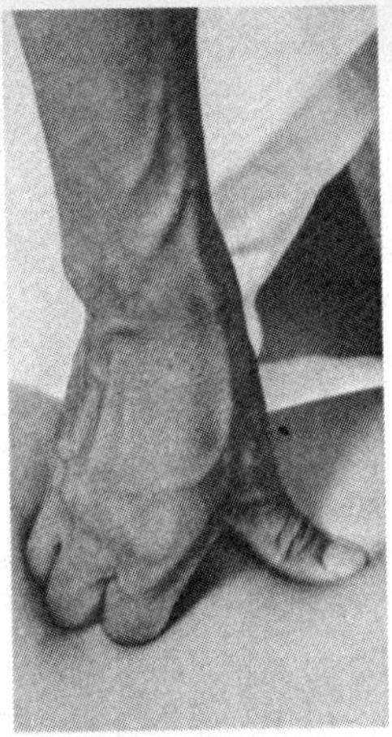

Abb. 180

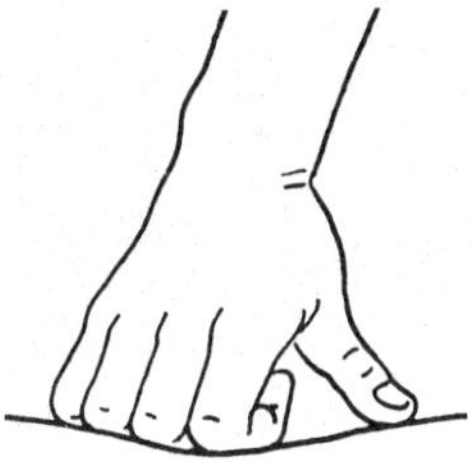

Abb. 181
Daumen und Knöchel der vier Finger

Mittel zur Wiederbelebung eines Bewußtlosen eingesetzt werden. Ein Schlag mit der Faust birgt sowohl die Möglichkeit des Tötens wie auch die des Wiederbelebens in sich, je nachdem, wie er ausgeführt wird. Bei Shiatsu gehen wir natürlich nicht so heftig vor. Wenn Sie Ihre Hand zum Shiatsu-Geben ballen, versuchen Sie, Ihre Finger nicht zu verspannen. Setzen Sie Ihr Körpergewicht zum Druckgeben ein, und Sie werden feststellen, daß Sie ganz gleichmäßig und ohne Anstrengung arbeiten können.
Verschiedene Möglichkeiten des Shiatsu-Gebens mit geballter Hand sehen Sie auf den Abbildungen 174–181.

Ellbogen-Technik
Der Ellbogen ist ebenfalls ein Mittel zum Kampf wie auch zur heilenden Behandlung, je nachdem, wie man ihn einsetzt. Da der Ellbogen ziemlich spitz ist, müssen Sie beim Ellbogen-Shiatsu jedoch unbedingt darauf achten, nicht zu starken Druck auszuüben, besonders, wenn Sie außerhalb von unempfindlicheren Muskelpartien wie dem Gesäß arbeiten, damit Sie dem Patienten keinen Schaden zufügen.
Bei dieser Technik wird der Ellbogen auf den entsprechenden Druckpunkt gesetzt, und Sie verlagern dann Ihr Körpergewicht teilweise oder ganz auf den Ellbogen, wobei Sie neben dem Patienten knien. Bohren Sie Ihren Ellbogen nicht mit einer Drehbewegung in den Punkt, weil das dem Patienten schadet. Fällt es Ihnen schwer, den Ellbogen ruhig zu halten, stützen Sie ihn mit der anderen Hand ab (Abb. 182–190).
Sie können die Stärke des Drucks durch den Winkel des Arms vari-

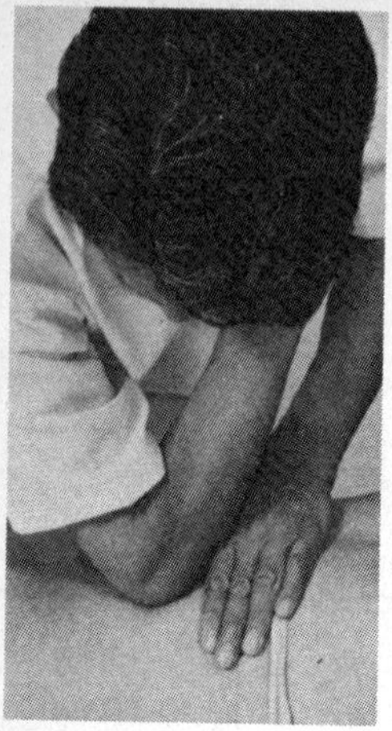

Abb. 182

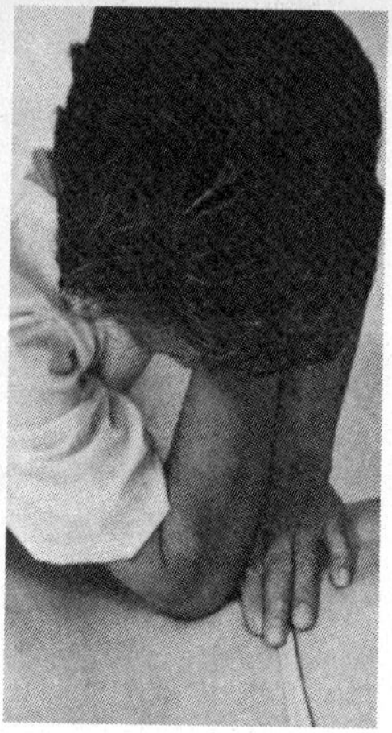

Abb. 183

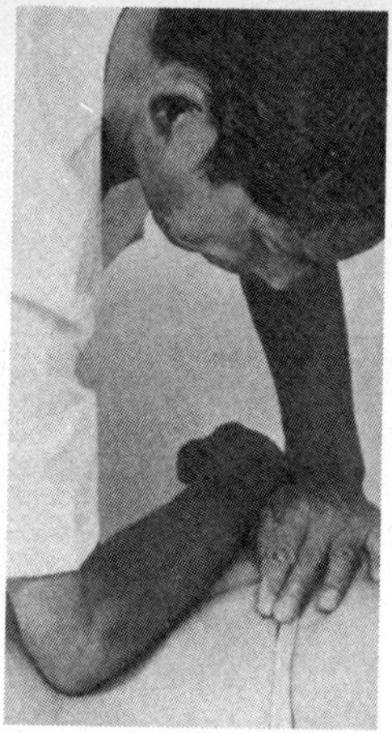

Abb. 184

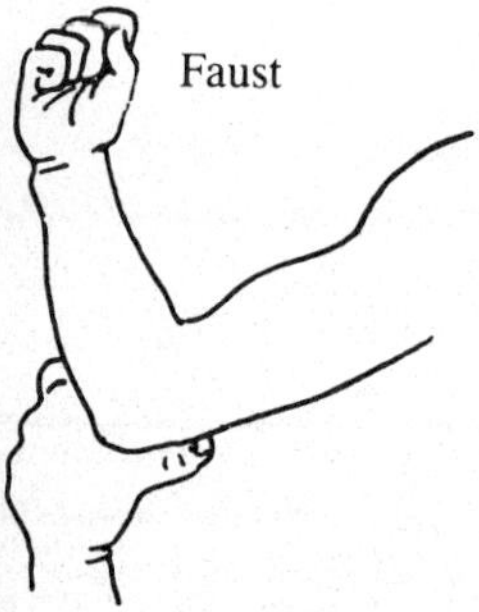

Abb. 185 Fixieren mit linker Hand

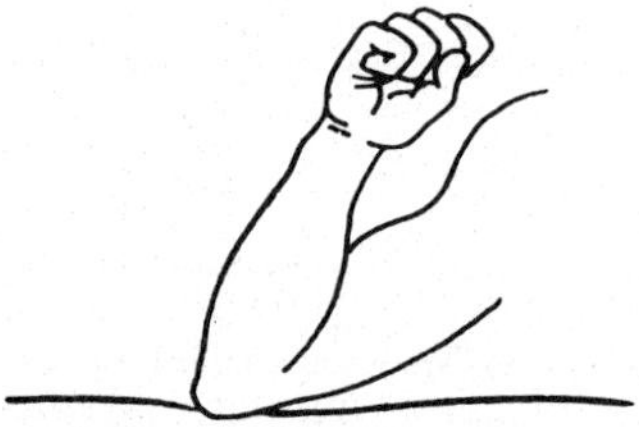

Abb. 186 stärkerer Druck

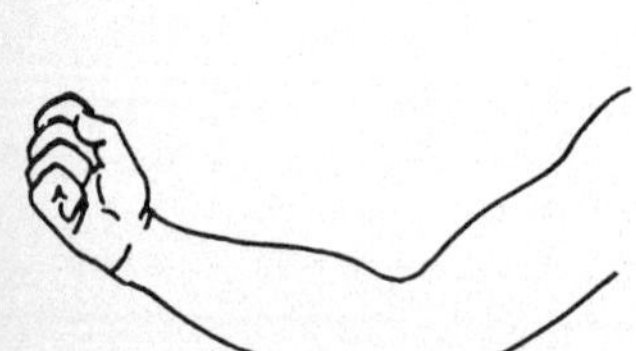

Abb. 187 schwächerer Druck

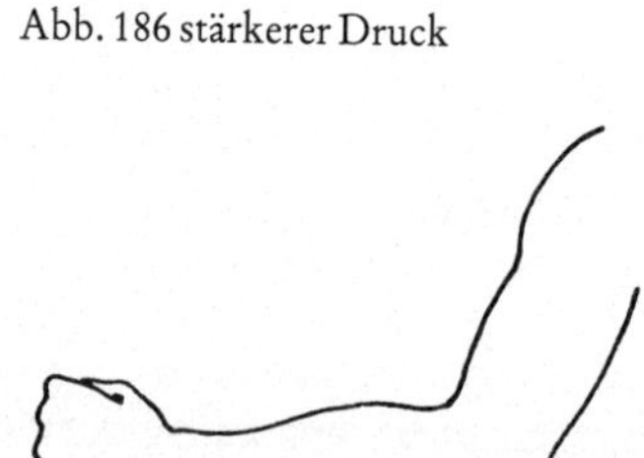

Abb. 188 flache Ellbogen-Technik

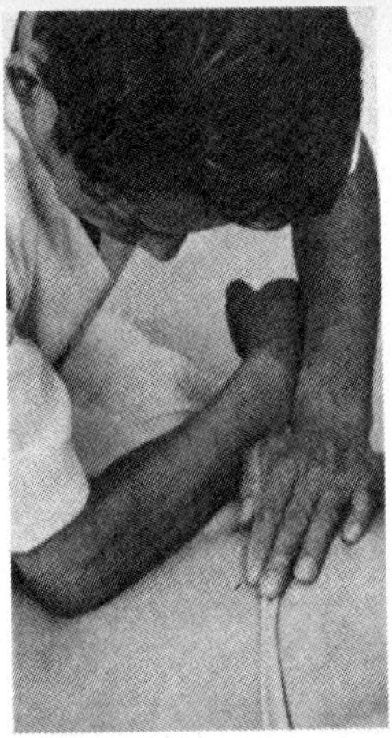

Abb. 189

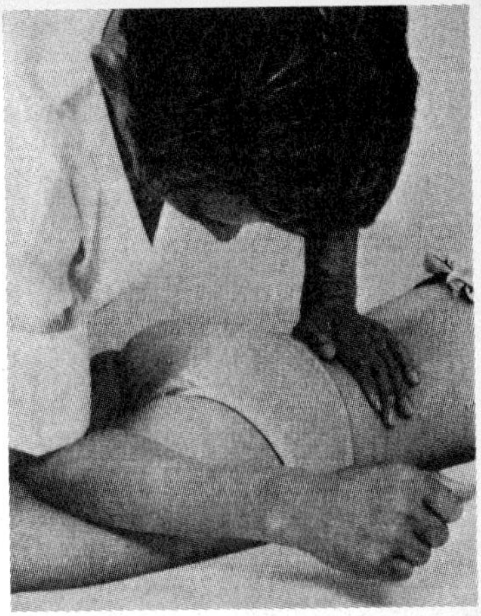

Abb. 190

ieren. Es kann auch der Unterarm bis zum Handgelenk mit eingesetzt werden. Dadurch wird ein größerer Bereich gedrückt.
Achtung: Sie dürfen unter keinen Umständen den Ellbogen im Hara-Gebiet einsetzen!

Knie-Technik
Auch das Knie ist eine wirkungsvolle Waffe, so zum Beispiel beim Karate. Aber es kann auch weich und angenehm wie ein Kissen sein, wenn Sie Ihren Kopf jemandem, den Sie mögen, auf die Knie legen. Knie sind größer und kräftiger als Ellbogen, seien Sie deshalb vorsichtig, wenn Sie sie benutzen. Am besten kontrollieren Sie Ihr Körpergewicht, indem Sie sich mit beiden Händen abstützen, wenn Sie mit dem Knie Shiatsu geben. So können Sie die Druckstärke sehr genau regulieren. Das Knie setzt man meist zur Behandlung der Hüften, Beine und auch bei verspannten Armen ein (Abb. 191, 192).

Fuß-Technik
Wenn mal ein kleines Kind über Ihren Rücken gelaufen ist, erinnern Sie sich bestimmt an ein schönes Gefühl. Sie können das auch einen Erwachsenen auf Ihrem Gesäß und Ihren Beinen tun lassen, wenn er sich auf einem Stuhl, an der Wand oder auf einem Besen abstützt. Die Bewegungen des Gehens, gleich, ob sie von den Füßen oder den Händen kommen, sind für den Patienten ein angenehmes, ihn tief durchdringendes Gefühl.

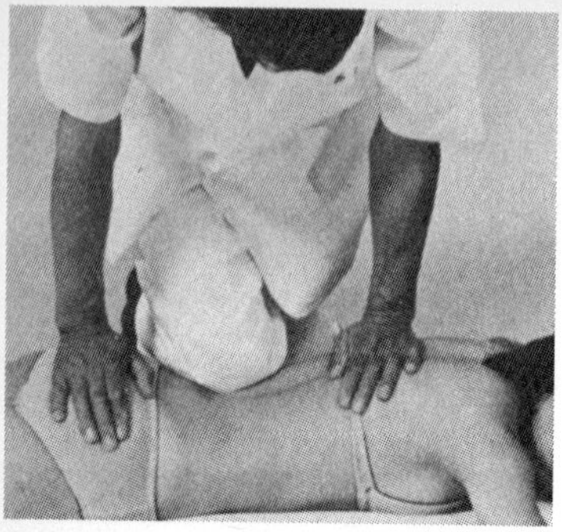

Abb. 191

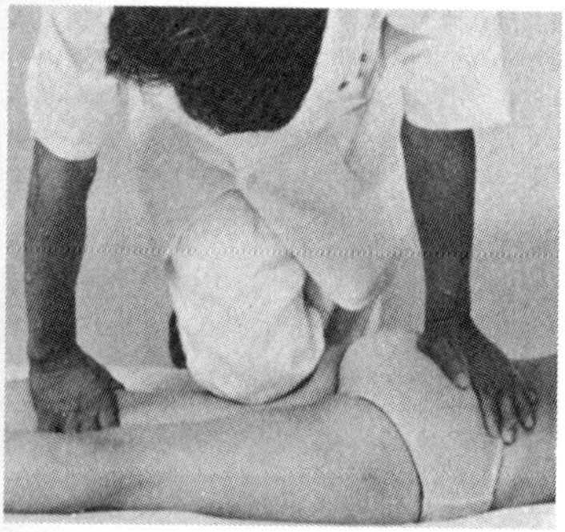

Abb. 192

Eine sehr effektvolle Fuß-Technik ist es, wenn Sie bei dem auf dem Bauch liegenden Patienten mit Ihren Füßen auf seine Sohlen treten, wobei Sie Ihr Gewicht abwechselnd von einem Fuß auf den anderen verlagern. Sie dürfen dabei aber nicht auf die Ferse kommen. Wenn zwischen Knie und Fußgelenk eine Wölbung ist, sollten sie ein Kissen unter die Schienbeine legen. Durch diese Übung werden nervöse Spannungen gelockert und der Körper verjüngt, weil Sie dabei einen wichtigen Nierenmeridian-Punkt (KI-1) stimulieren, der wieder Ki-Energie freisetzt.

Korrektur-Technik

Patienten, die ungewöhnlich steif und verkrampft sind, empfinden häufig Fingerdruck allein als nicht wirkungsvoll genug. Manche rühmen sich sogar, den Therapeuten zu «verschleißen» oder, ganz gleich, wie fest der Behandelnde auch drückt, nicht das Geringste zu spüren. Andererseits gibt es auch Therapeuten, die diese verkrampften Patienten mit so starkem Druck behandeln, daß sie vor Schmerzen aufschreien. Das hat nichts mit wahrem Shiatsu zu tun. Der übertriebene Druck führt nur zu noch mehr Verspannung und Steifheit in der Muskulatur des Patienten, und der Therapeut macht sich die Finger kaputt.

Bei sehr verkrampften Menschen ist es wichtig, die Muskelpartien vor einer Shiatsu-Behandlung durch Korrekturübungen zu entspannen. Nur so ist überhaupt eine wirkungsvolle Fingerdruck-Therapie möglich. Wenn wir Schmerzen in den Schultern oder Armen haben, entspannen wir auch ganz instinktiv unseren Körper, indem wir die betroffenen Partien dehnen oder strecken. Die Korrekturübungen beim

Shiatsu übernehmen ganz bewußt diesen instinktiven Prozeß. Durch das Dehnen und Strecken bestimmter Muskelpartien ist es anschließend leichter, den Zustand des Patienten zu erkennen. Denn hat der Muskel seine größtmögliche Dehnung erreicht, ist seine Kontraktionsfähigkeit um vieles geringer als für gewöhnlich, und er setzt dem jetzt angebrachten Fingerdruck wenig Widerstand entgegen. So kann der zuvor durch Streckung entspannte Muskelbereich mit geringerem Druck behandelt werden.
Chiropraktiker arbeiten im allgemeinen mit ziemlich kräftigen Korrekturbewegungen, um Gelenke und Wirbel wieder in die richtige Stellung zu bringen. Da aber die Muskeln der Umgebung meist unbehandelt bleiben und deshalb weiter in ihrer falschen Stellung verharren, rutschen die Knochenteile bald wieder in ihre alte Fehlhaltung zurück. Das läßt sich vermeiden, wenn zuallererst die Muskulatur behandelt wird. Die eine Hand liegt dazu stützend auf dem Drehpunkt des bestimmten Körperteils, während mit der anderen der verkrampfte Muskel gedehnt und dann kreisend bewegt wird. Erst anschließend sollte die Knochenstellung korrigiert werden, was die wesentlich wirkungsvollere Methode zur Behandlung von Fehlhaltungen ist. Häufig ist bei der chiropraktischen Therapie ein knackendes Geräusch das Zeichen für die gelungene Wirbel- und Gelenkkorrektur. Doch das ist trügerisch. Denn ohne daß die Muskeln und Meridianlinien behandelt werden, die sowohl mit unseren inneren Organen als auch mit unseren Gelenken in Verbindung stehen, sind dauerhafte Erfolge nicht möglich.

2. Ganzkörper-Shiatsu

Das Prinzip der Sedierung

In unserer schnellebigen Gesellschaft haben gesunde Ernährung und nur mit den Händen ausgeübte Heilverfahren in der Medizin nur noch eine zweitrangige Bedeutung. Vernünftige Ernährung wird dem «gesunden Menschenverstand», den die Werbung täglich konditioniert, überlassen, und Hand-Therapien sind in den Augen der Allgemeinheit ein Luxus für wenige Privilegierte.
Der Schwerpunkt der modernen Medizin liegt auf chirurgischen Erfolgen und in großem Maß auf der Sedierung durch chemisch-pharmazeutische Präparate, womit rasch und ohne große Mühe scheinbar gute Resultate erzielt werden. Viele Hand-Therapeu-

ten (Shiatsu-Praktiker, Chiropraktiker, Osteopathen) lassen sich, um damit Schritt zu halten, dazu verleiten, den sofortigen Erfolg anzustreben. Das ist auch der Grund dafür, daß oft starker Druck oder kräftige Bewegungen nach dem Prinzip «Je mehr der Patient spürt, desto besser» angewandt werden. Doch jeder Praktiker sollte sich im klaren darüber sein, daß er mit der «schnellen Kur» von den Grundlagen dieser Heilmethoden abweicht und eher Schaden anrichtet.

Es hat sich herausgestellt, daß die Volksmedizin, die sich da entwikkelt hat, wo es kaum oder keine Ärzte gab, durchaus in der Lage war, chronische Leiden und die verschiedensten im Alltag auftretenden Beschwerden zu beheben, die heutzutage von den auf schnelle Erfolge ausgerichteten Schulmedizinern nicht mehr geheilt werden können. Die Ausbildung unserer Ärzte muß zum Wohle der Patienten unbedingt dahingehend geändert werden, daß der gesunden Ernährung, den Hand-Therapien und überhaupt den ganzheitlichen Heilmethoden wieder mehr Raum gegeben wird.

Wenn beim Shiatsu Sedierungstechniken angewendet werden, ist die genaue Diagnose von äußerster Wichtigkeit für den Heilerfolg. Das heißt, der Praktiker benötigt genaue Kenntnis von *Kyo* und *Jitsu*, den Meridianlinien, dem Tonisieren und muß in der Lage sein, Fehlfunktionen und Fehlhaltungen des Körpers zu erkennen. Von der Diagnose hängt dann auch jeweils die Stärke des Fingerdrucks für die Behandlung ab. Bei der Akupunktur wird der Tsubo erst einmal mit Hilfe der Fingerspitzen lokalisiert, bevor der Therapeut die Nadel einsticht. Neben dem Lokalisieren erfolgt dabei zugleich schon ein Tonisieren. Beim Shiatsu muß man die Sedierungstechnik ausgleichen, indem man Tonisierungstechniken anwendet, die die Muskeln soweit entspannen, daß sie ihre Verkrampfungen und ihren Widerstand aufgeben.

Sedierungstechnik – Sitzende Haltung

Ellbogenanwendung auf dem Rücken

Nachdem Sie den Zustand des Rückens untersucht haben, fassen Sie mit der rechten Hand das rechte Schultergelenk des Patienten und setzen den Ellbogen unmittelbar links neben die Wirbelsäule im Bereich des Blasenmeridians. Drehen Sie dann Ihren Unterarm so, daß die Hand zur rechten Schulter des Patienten zeigt. Sie können den Ellbogen im Winkel von 45° aufsetzen und Ihr ganzes Gewicht darauf verlagern.

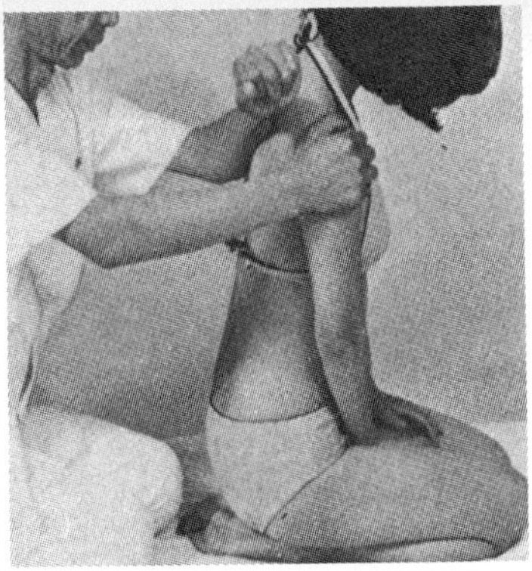

Abb. 193

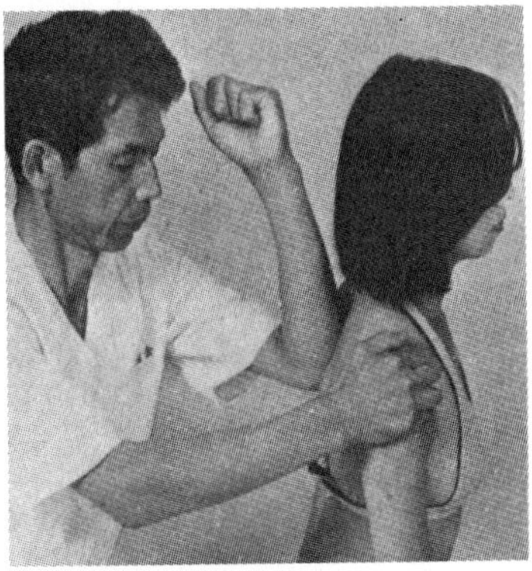

Abb. 194

Gleiten Sie vom zweiten bis zum achten Brustwirbel herab und wieder nach oben. Wiederholen Sie das Ganze. Wechseln Sie dann die Seite (Abb. 193).

Tun Sie dasselbe wie bei der vorhergehenden Übung und drücken Sie mit dem linken Ellbogen direkt links neben der Wirbelsäule im Bereich zwischen dem zweiten und achten Brustwirbel (Abb. 194). Achten Sie darauf, daß Ihr Gewicht auf dem Ellbogen liegt. Versuchen Sie, die Schulter des Patienten an Ihren Ellbogen heranzuziehen, anstatt den Ellbogen in die Schulter zu pressen.

Das Dehnen des Brustraums
Sie stellen sich hinter den im Fersensitz sitzenden Patienten. Bringen Sie Ihr rechtes Knie in den Bereich des zweiten Brustwirbels und lehnen Sie sich zurück, wobei Sie die Schultern des Patienten mit nach hinten ziehen. Wiederholen Sie die Übung und drücken Sie diesmal mit dem Knie im Bereich des fünften und sechsten Brustwirbels und anschließend noch im Bereich des achten und neunten Brustwirbels, wobei Sie jedesmal die Schultern des Patienten nach hinten ziehen (Abb. 195).

Ellbogenanwendung am Arm
Nachdem Sie allgemeines Shiatsu an den Armen gegeben haben, fassen Sie den rechten Arm des Patienten mit der rechten Hand. Legen Sie dann den Oberarm des Patienten auf Ihr linkes Knie, wobei Sie stützend den Ellbogen umfassen, und drücken Sie mit dem linken Ellbogen den Oberarm (Abb. 196).

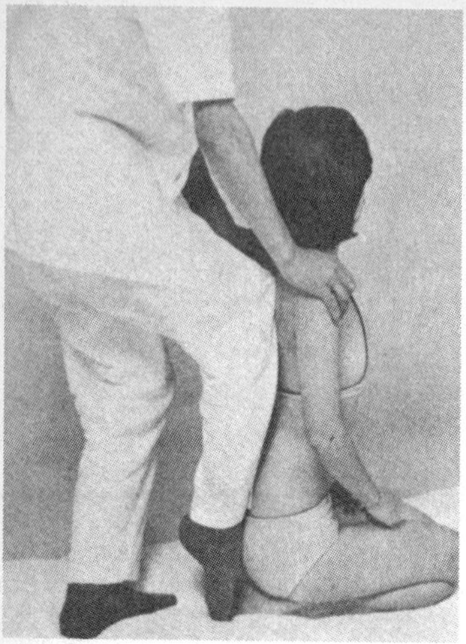

Abb. 195

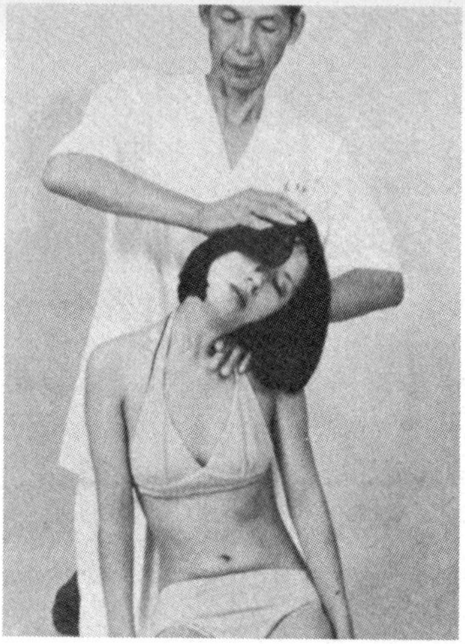

Abb. 197

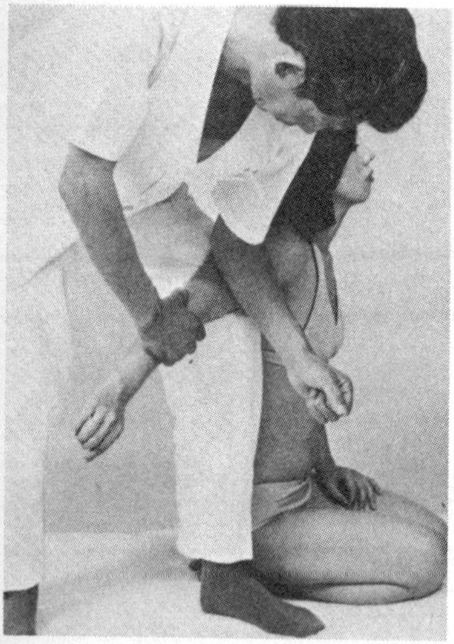

Abb. 196

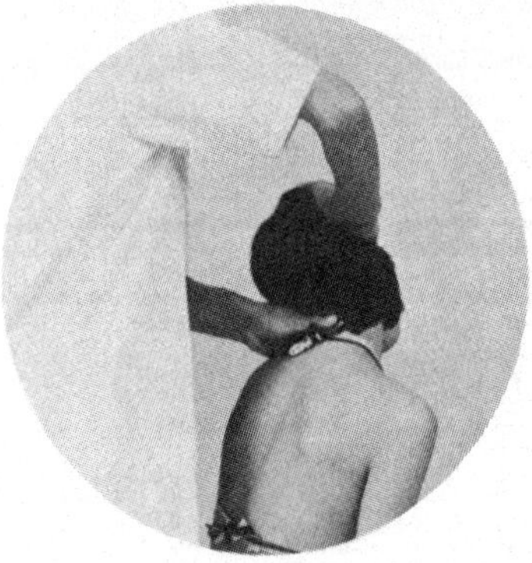

Abb. 198

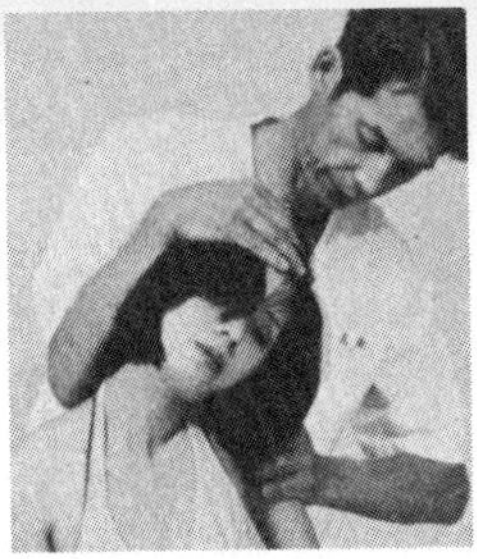

Abb. 199

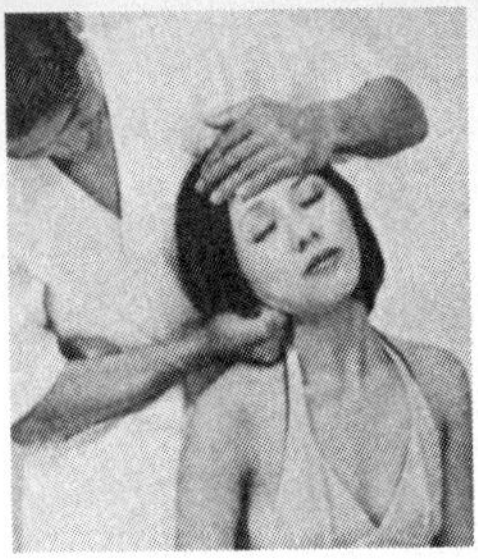

Abb. 200

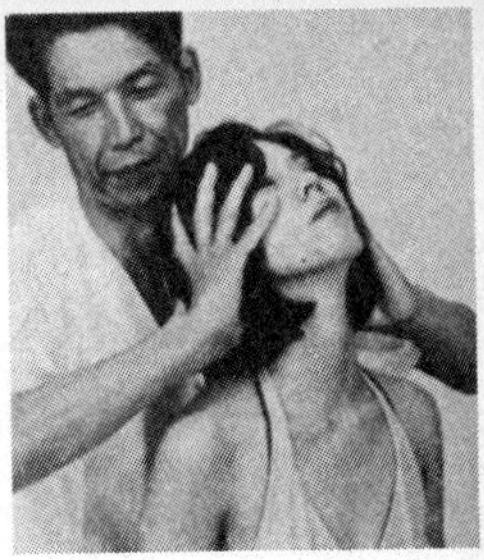

Abb. 201

Behandlung der Halswirbelsäule

Legen Sie die linke Hand dicht an den Hals des Patienten, so daß der Daumen im Nacken, der Zeigefinger seitlich am Hals und die restlichen drei Finger auf der Schulter sind. Fassen Sie jetzt mit der rechten Hand den Kopf des Patienten oberhalb des rechten Ohrs und strecken Sie den Nakken, indem Sie den Kopf nach links herüberdrücken (Abb. 197, 198). Stützen Sie den Rücken des Patienten mit dem Knie ab, damit er während des Herüberdrückens möglichst aufrecht bleibt und nicht zur Seite kippt (Abb. 199). Sie können die Stärke des Drucks durch den Winkel Ihres Armes beeinflussen. Bei dieser Technik kann ruhig viel Druck angewendet werden.

Strecken des Rückgrats und der Halswirbelsäule

Setzen Sie die rechte Faust in den Nacken des Patienten, fassen Sie mit der linken Hand die Stirn und beugen Sie den Kopf nach hinten gegen die Faust. Sie können diese Technik auch seitlich anwenden, also die Faust rechts oder links an den Hals setzen und den Kopf zur Seite biegen (Abb. 200). Fassen Sie anschließend den Kopf mit beiden Händen und heben Sie ihn hoch (Abb. 201).

Sedierungstechniken in der Seitenlage

Behandlung der Oberarme

Fassen Sie den Ellbogen des Patienten mit der linken Hand und stützen Sie den Bereich der Achselhöhle mit Ihrer rechten Hand. Verharren Sie eine Weile so. Führen Sie dann den Oberarm so weit wie möglich im Kreis herum und achten Sie darauf, daß er in jeder Stellung eine maximale Streckung erhält. Wenn Sie den Arm des Patienten über dessen Kopf bringen, sollte der Oberarm das Ohr be-

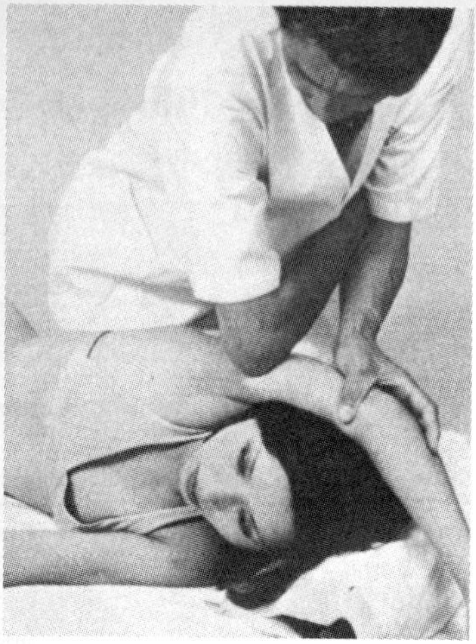

Abb. 202

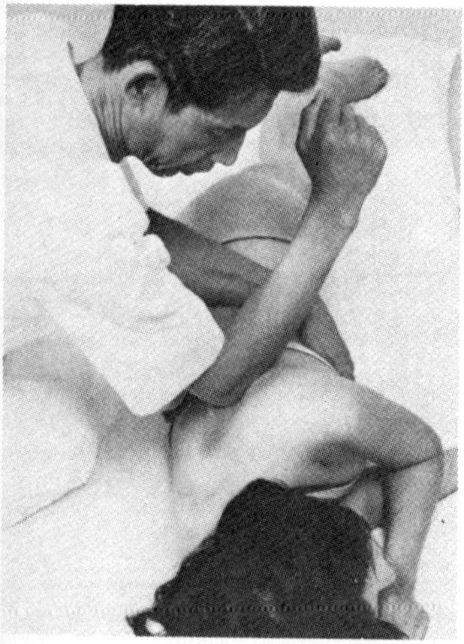

Abb. 203

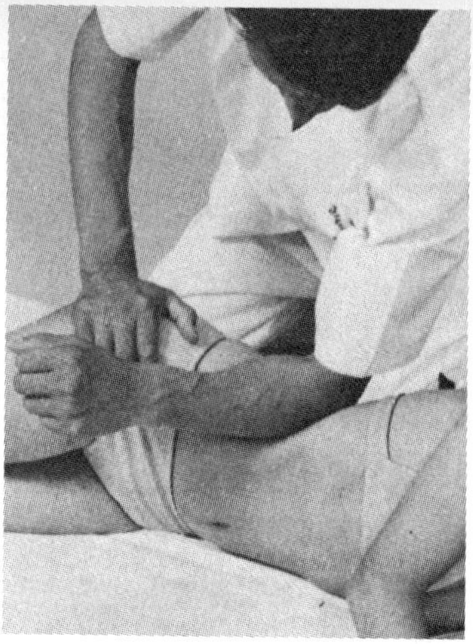

Abb. 204

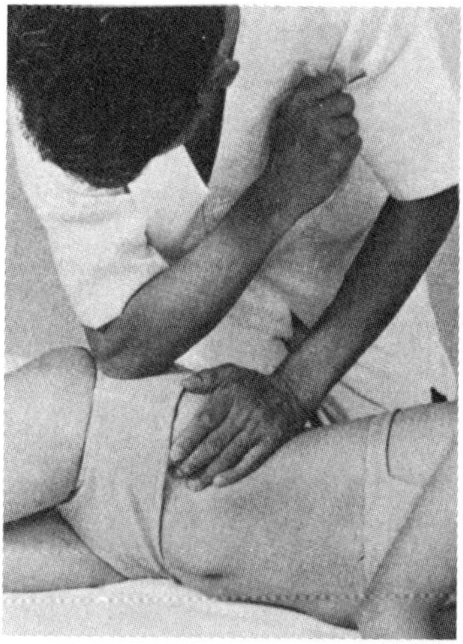

Abb. 205

rühren. Geben Sie anschließend mit der Handfläche und dem Ellbogen Shiatsu vom Ellbogen des Patienten aufwärts bis zur Achselhöhle (Abb. 202).

Ellbogen-Shiatsu im Bereich des unteren Rückens

Stützen Sie den Körper des Patienten, indem Sie Ihre linke Hand flach oberhalb des Hara auflegen (unter dem Brustkorb). Geben Sie mit dem rechten Ellbogen Shiatsu entlang des *Musculus erector spinae* im oberen Teil der unteren Rückenpartie (Abb. 203). Sie können die Druckstärke des Ellbogens durch den Winkel des Arms verändern.

Ellbogen-Shiatsu auf den Körperseiten und Hüften

Stützen Sie die obenliegende Hüfte des Patienten mit Ihrer rechten Hand ab und geben Sie entlang der Körperseite (entlang des Gallenblasenmeridians) mit dem linken Ellbogen Shiatsu (Abb. 204). Sie können den Druck verstärken, indem Sie Ihr Gewicht mehr auf den Ellbogen verlagern, doch Vorsicht in dem empfindlichen Bereich zwischen Rippen und Hüftknochen.

Stützen Sie jetzt mit der linken Hand den Hüftbereich und geben Sie mit dem rechten Ellbogen Shiatsu um die Blasen-, Nieren-, Dünndarm- und Dickdarmmeridiane (Abb. 205).

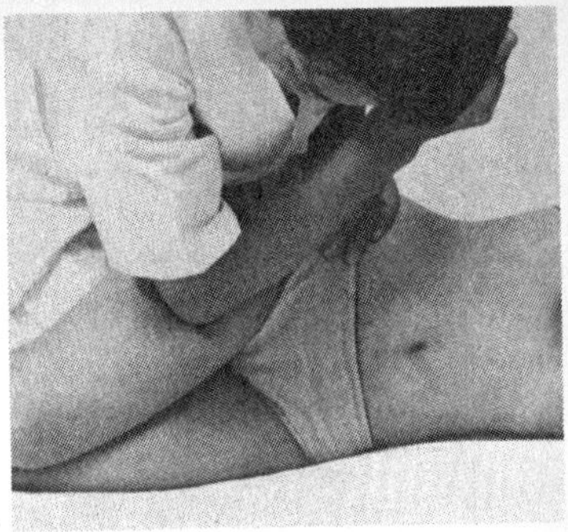

Abb. 206

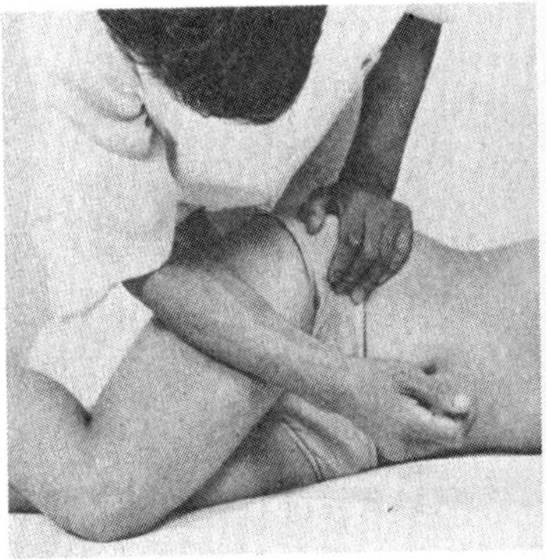

Abb. 207

Ellbogen-Shiatsu auf der Beinaußenseite

Sie stützen die obenliegende Hüfte des Patienten mit der einen Hand ab und geben entlang der Beinaußenseite mit dem Ellbogen oder dem Unterarm Shiatsu (Abb. 206). Fangen Sie im Ischiasnerv-Bereich an und gehen Sie bis zum Knie hinunter. Wenn Sie einen *Kyo*-Punkt auf einer

Meridianlinie finden, lassen Sie den Ellbogen eine Weile an der Stelle und dringen dabei allmählich tiefer in den Punkt ein. Sie können den *Kyo*-Punkt auch mit dem Unterarm behandeln (Abb. 207).

Shiatsu auf der Beinrückseite mit dem Knie
Legen Sie, um den Patienten in der Seitenlage abzustützen, eine Hand auf dessen Hüftknochen und die andere auf dessen Knie. Drücken Sie nun Ihr Knie in die Oberschenkelrückseite des angewinkelten Beins und ziehen Sie den Oberschenkel an Ihr Knie heran (Abb. 208).

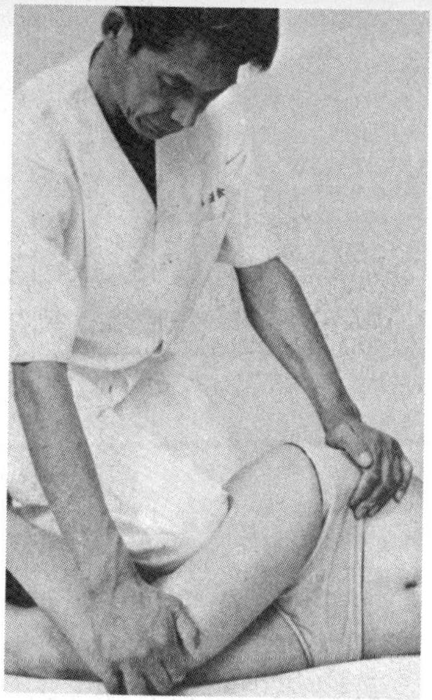

Abb. 208

Ellbogen-Shiatsu des Unterschenkels
Sie stützen dazu mit der einen Hand das Bein am Knie und geben mit dem Ellbogen entlang der Außenseite des Unterschenkels Shiatsu (Abb. 209). Wiederholen Sie das am anderen Bein.

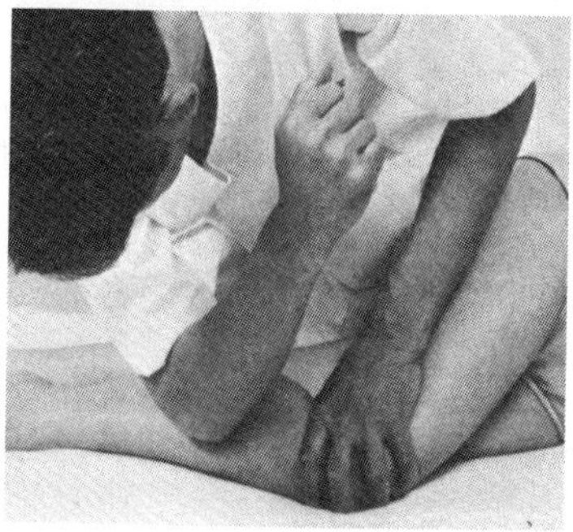

Abb. 209

Sedierungstechnik in der Bauchlage

Sie können für diese Lage, wie ich an anderer Stelle schon erwähnt habe, dem Patienten ein kleines Kissen für die Stirn geben. Soll der Kopf seitlich liegen, ist es besser, das Kissen wieder zu entfernen.

Handflächen-Shiatsu auf dem Kopf
Lassen Sie den Patienten das Kissen unter seiner Stirn mit beiden Händen halten. Stützen Sie mit

der linken Hand seinen Kopf und drücken Sie mit dem Handballen Ihrer rechten Hand oder auch mit Knöcheln der vier Finger nach und nach den gesamten Hinterkopf und den seitlichen Schädel (Abb. 210). Halten Sie den Druck stets eine Weile, bevor Sie weitergehen.

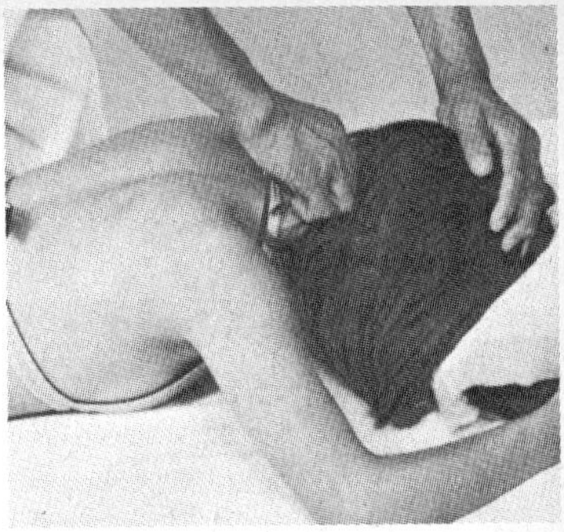

Abb. 210

Zwei-Finger-Shiatsu auf dem Kopf

Stützen Sie den Kopf des Patienten oben mit der linken Hand. Geben Sie dann mit der rechten Hand Zwei-Finger-Shiatsu (abgeknickter Zeigefinger, gestützt vom Mittelfinger) (Abb. 211).

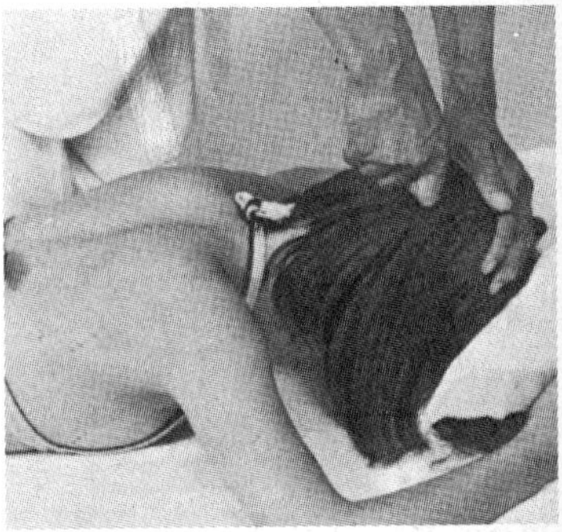

Abb. 211

Ellbogen-Shiatsu auf dem Kopf und auf der Halswirbelsäule

Halten Sie mit der einen Hand die Schulter des Patienten und geben Sie mit dem Ellbogen an der Schädelbasis Shiatsu. Achten Sie darauf, Ihr Gewicht nicht zu stark auf den Arm zu verlagern, da dieses Gebiet recht empfindlich ist (Abb. 212). Sie werden im Bereich des Ganglions (Nervenknoten) eine tiefe Einbuchtung fühlen. Hier sollten Sie den Druck noch weiter verringern. Dann gehen Sie weiter bis zum oberen Ende der Halswirbelsäule, drücken diese vom ersten bis zum siebenten Wirbel abwärts und dann seitlich davon die Schulter entlang bis zum Schultergelenk (Abb. 213). Wiederholen Sie die Behandlung.

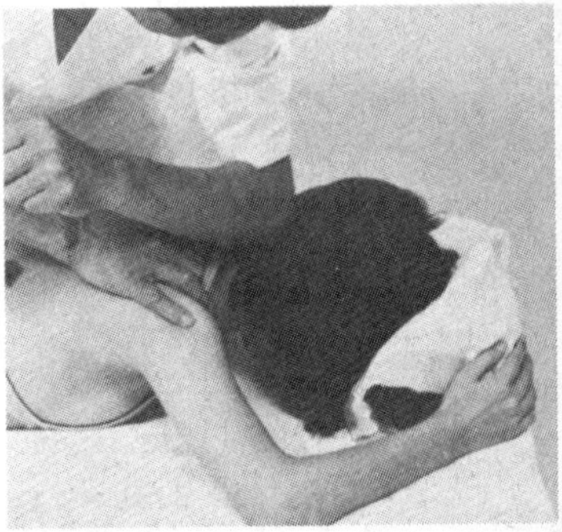

Abb. 212

Sie sollte ungefähr 3–4 Minuten dauern, bevor Sie die Seite wechseln.

Faust-Shiatsu auf dem Rückgrat

Entfernen Sie das Kissen. Knien Sie sich im rechten Winkel links neben den Patienten und fahren Sie mit der rechten Hand die Wirbelsäule hinunter, um ihren genauen Verlauf zu fühlen. Legen Sie dann die rechte Faust zwischen den Schulterblättern auf das Rückgrat. Die linke Hand ruht stützend auf dem rechten Schulterblatt. Verlagern Sie jetzt Ihr Gewicht auf den Arm und drükken Sie mit der Faust gleitend die Wirbelsäule abwärts bis zum Hüftbereich (Abb. 214, 215). Achten Sie darauf, daß Sie das Gleichgewicht beibehalten. Sie können die Druckstärke variieren, indem Sie die Faust vertikal oder horizontal aufsetzen. Versuchen Sie, mit der stützenden Hand möglichst dicht an die Faust zu gehen, damit die Faust gut über die Wirbelsäule gleiten kann.

Ellbogen-Shiatsu auf dem Rücken

Sie stützen sich dazu mit der einen Hand ab und geben mit der anderen dem *Musculus erector spinae* (seitlich der Wirbelsäule) vom ersten Brustwirbel bis zum Bereich des zwölften Brustwirbels Shiatsu

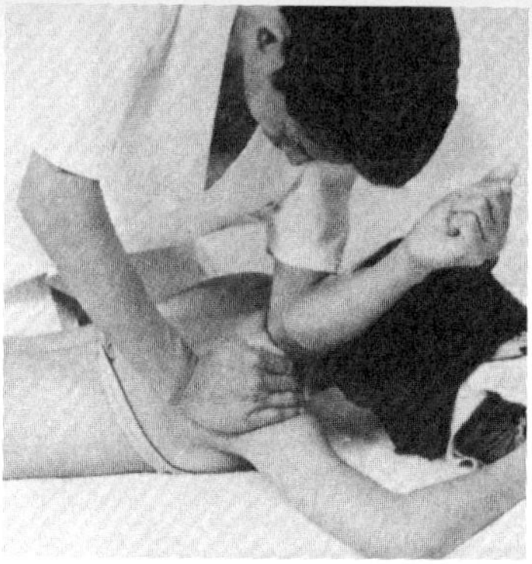

Abb. 213

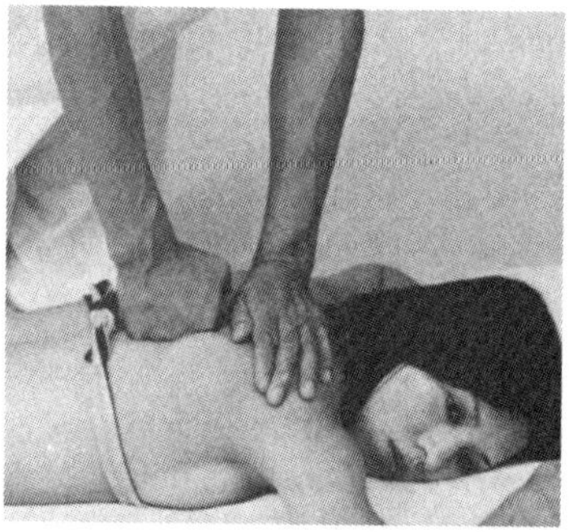

Abb. 214

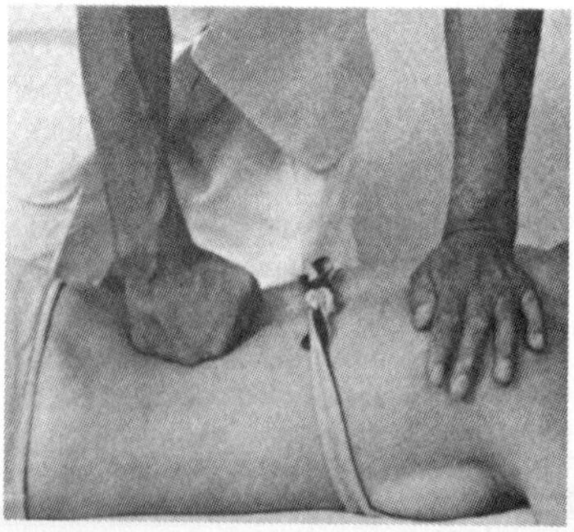

Abb. 215

(Abb. 216, 217). Bearbeiten Sie erst einmal eine Seite und verlagern Sie abwechselnd den Druck vom Ellbogen auf die Stützhand und umgekehrt. In diesem Gebiet gibt es an die zehn wichtige Punkte, und es ist äußerst empfindlich für starken und spitzen Druck. Hüten Sie sich davor, Ihren Ellbogen in den Patienten zu bohren, und vergessen Sie nicht, daß Ihr Körpergewicht und der Armwinkel ausschlaggebend für die Druckstärke Ihres Ellbogens sind.

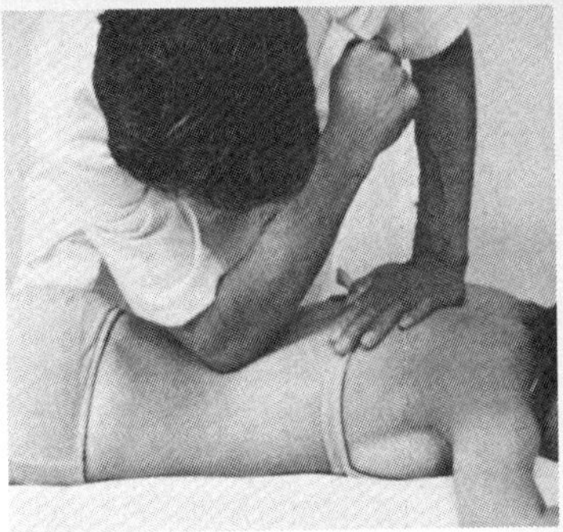
Abb. 216

Ein Gefühl für den richtigen Gebrauch der Ellbogen bekommen Sie, wenn Sie sich vorstellen, Sie lägen auf dem Boden und stützten den Kopf in Ihre Hände oder säßen mit aufgestützten Ellbogen an einem Tisch, den Kopf ebenfalls in die Hände gelegt. Vermeiden Sie beim Shiatsu-Geben, durch einen zu kleinen Armwinkel die Ellbogen zu spitz werden zu lassen. Wenn Sie zu sehr verkrampften Partien kommen, hilft kein noch so starker Druck, sondern es ist viel wirkungsvoller, die Hand flach auf den steifen (*Jitsu*-Punkt) Bereich zu legen und mit dem Ellbogen den dazugehörigen *Kyo*-Punkt zu behandeln (Abb. 218).

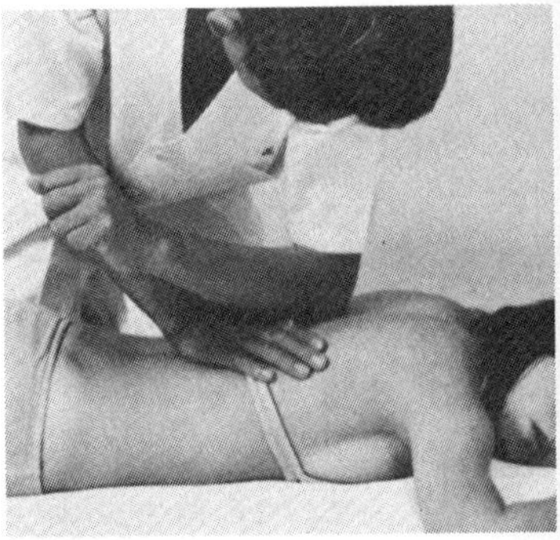
Abb. 217

Sie können mit dem Ellbogen, aber auch mit dem Unterarm, sowohl neben der Wirbelsäule wie auch auf dem Rückgrat selbst Shiatsu geben (Abb. 219), jedoch

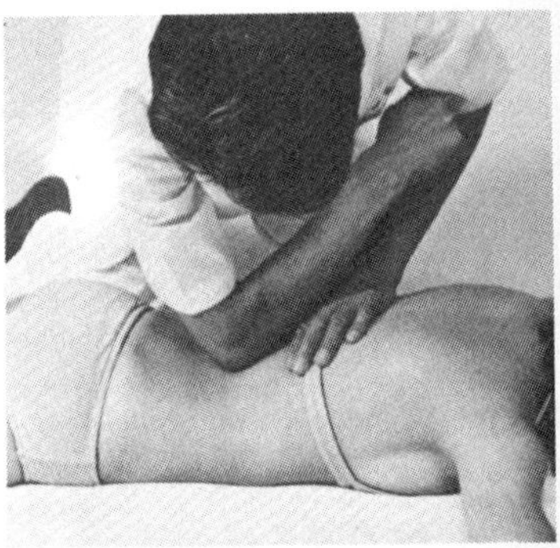
Abb. 218

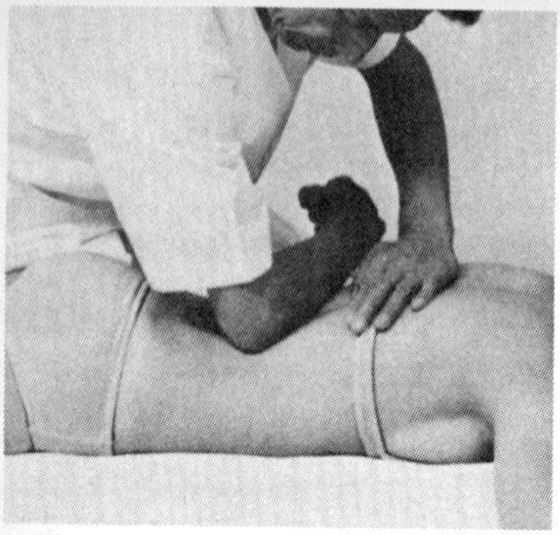

Abb. 219

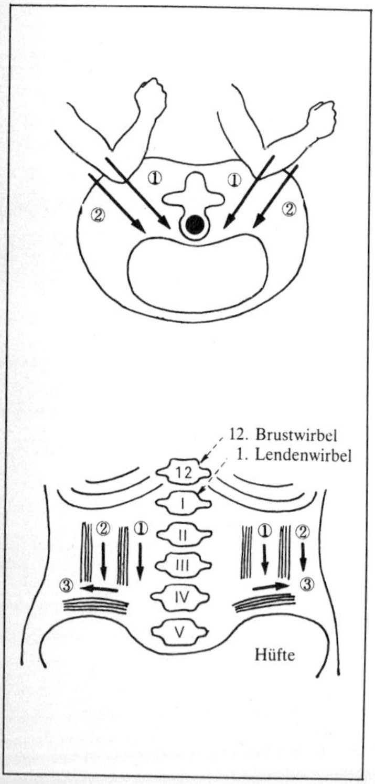

Abb. 220

nicht mehr auf der Lendenwirbelsäule. Die andere Hand liegt dabei jeweils flach und stützend so auf dem Körper des Patienten, daß sie möglichst dicht an den Bereich, der gerade vom Ellbogen behandelt wird, herankommt. Nach dem Ellbogen-Shiatsu ist es gut, wenn Sie den Rücken des Patienten noch mit der Hand reiben.

Ellbogen-Shiatsu auf den Hüften

Setzen Sie den Ellbogen seitlich so an der Taille des Patienten auf, daß er in Richtung Wirbelsäule zeigt. Achten Sie darauf, nicht auf die elfte und zwölfte Rippe zu drücken, da diese den Rippenbogen nicht mehr erreichen und frei enden. In manchen Fällen trifft das sogar schon für die zehnte Rippe zu. Drücken Sie mit dem Ellbogen auch nicht auf die Lendenwirbelsäule. Arbeiten Sie auf den in Abb. 220 angegebenen Linien ① und ②. Wiederholen Sie das Ganze ein- bis zweimal (Abb. 221).

Geben Sie dann seitlich vom 5. Lendenwirbel weg in Richtung Hüftknochen auf den in Abb. 220 eingezeichneten Linien ③ und um die äußere Begrenzung des Darmbeins herum mit dem Ellbogen Shiatsu. Drücken Sie dabei nicht das Kreuzbein. Wiederholen Sie auf jeder Seite ein- bis zweimal (Abb. 222).

Setzen Sie den Ellbogen auf den

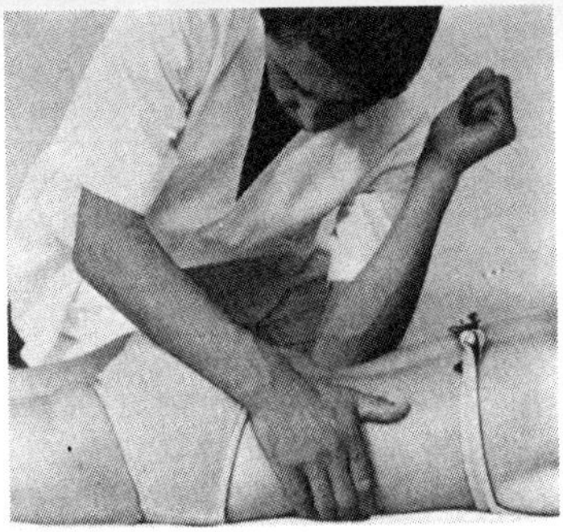

Abb. 221

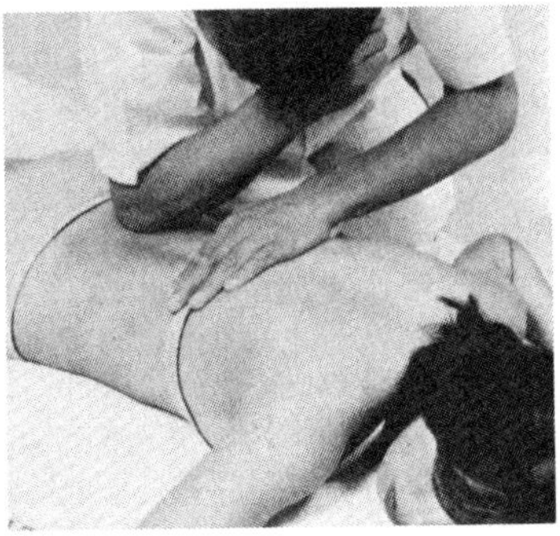

Abb. 222

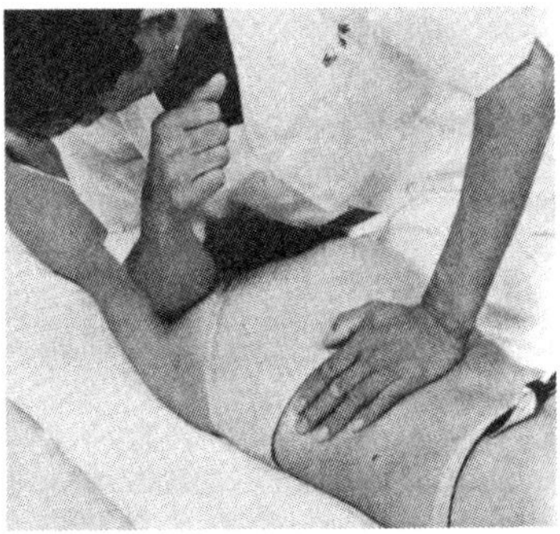

Abb. 223

einen Hüftknochen des Patienten und drücken Sie mit Ihrem ganzen Körpergewicht. Wechseln Sie die Seiten. Geben Sie zum Abschluß Handflächen-Shiatsu im Lendenwirbelbereich, indem Sie beide Hände flach seitlich auf die Taille des Patienten legen und drücken.

Ellbogen-Shiatsu auf den Hüften und der Rückseite der Oberschenkel

Stützen Sie sich mit der einen Hand ab und geben Sie mit dem Ellbogen im Hüft- und Oberschenkel-Bereich Shiatsu. Ellbogen-Shiatsu ist für diesen Bereich besonders angezeigt, weil Sie dabei in die Tiefe vordringen. Sie können hier ruhig mit spitzem Ellbogen arbeiten (Abb. 223).
Beim Shiatsu auf der Rückseite des Oberschenkels sollten Sie drei imaginäre Linien beachten, nämlich eine äußere Linie, die Mittellinie und eine innere Linie, die senkrecht über den Oberschenkel laufen. Geben Sie zuerst der äußeren und der inneren Linie vom unteren Gesäß an bis zur Kniekehle mit dem Ellbogen oder auch mit dem Unterarm Shiatsu (Abb. 224).

Anschließend drücken Sie die Mittellinie entlang, wobei Sie mehr Gewicht auf Ihren Ellbogen verlagern können, der jetzt auch spitzer sein darf.

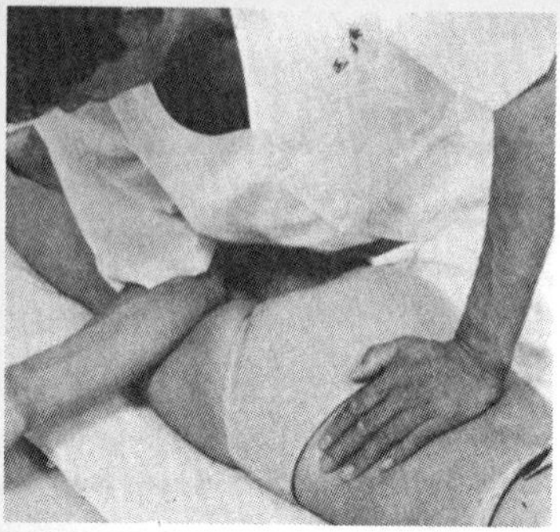

Abb. 224

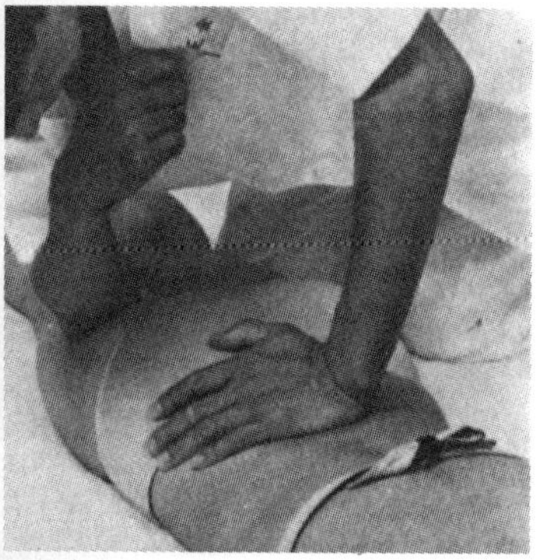

Abb. 225

Die andere Hand stützt den Patienten und stabilisiert Ihr Gleichgewicht (Abb. 225).

Knie-Shiatsu auf der Rückseite des Oberschenkels

Die eine Hand liegt dazu auf dem Gesäß des Patienten und die andere auf dessen Kniekehle. Mit Ihrem Knie geben Sie jetzt der Rückseite des Oberschenkels Shiatsu, wobei Sie darauf achten, Ihr Gewicht beim Drücken auf alle drei Punkte zu verteilen. Sie können abwechselnd mit dem einen oder dem anderen Knie arbeiten (Abb. 226, 227). Vergewissern Sie sich stets, daß Ihre Hände auf dem Gesäß und der Kniekehle liegen und Ihr Gewicht abstützen.

Handflächen-Shiatsu auf der Rückseite des Unterschenkels

Sie knien weiter im rechten Winkel zu den Beinen des Patienten. Legen Sie die stützende Hand unterhalb des Gesäßes auf den Oberschenkel und drücken Sie mit der Handfläche der anderen Hand von der Kniekehle ab das Bein bis zur Achillessehne hinunter (Abb. 228).

Shiatsu an den Füßen

Nach dem Shiatsu auf der Beinrückseite knien Sie sich mit beiden Knien auf die Fußsohlen des Patienten und drücken mit Ihrem Körpergewicht, wobei sie beide Hände stützend unterhalb der Waden auflegen (Abb. 229).
Lassen Sie den Patienten die Fersen etwas nach außen drehen und stellen Sie sich dann vorsichtig auf dessen Fußsohlen. Ihre Fersen liegen dabei auf dem mittleren Fußteil und Ihre Ballen und Zehen seitlich auf der Achillessehne (Abb. 230).

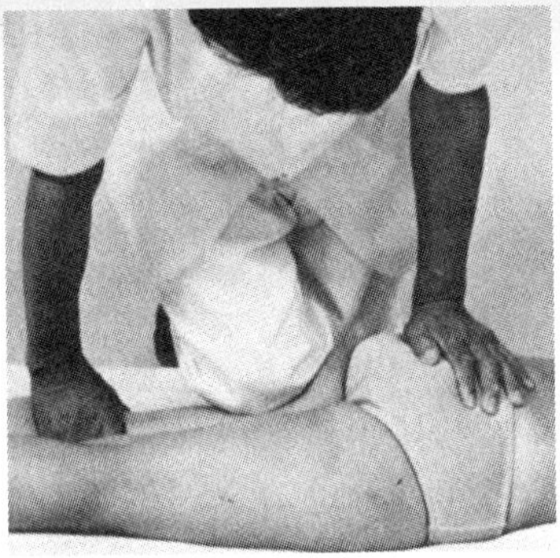

Abb. 226

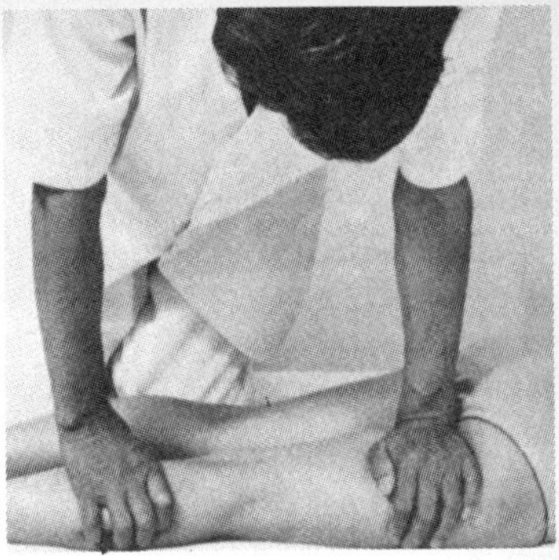

Abb. 228

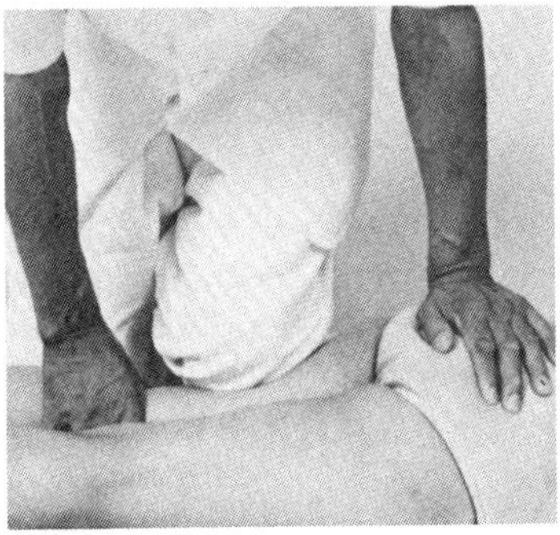

Abb. 227

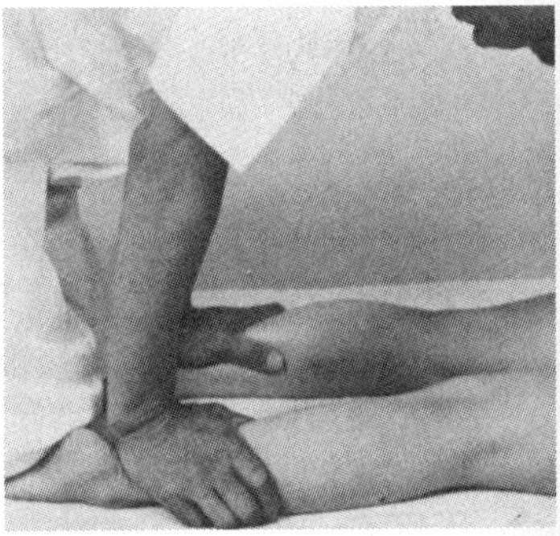

Abb. 229

Wirbelsäulenbehandlung

Nachdem Sie dem Rücken Ihres Patienten Shiatsu gegeben haben, drücken Sie nun dessen rechte Hüfte mit der linken Hand nach unten, heben dessen rechtes Bein am Knie an und biegen es zu sich herüber. Behandeln Sie dann mit der linken Hand sanft die Wirbelsäule (Abb. 231).

Wiederholen Sie das Ganze mit

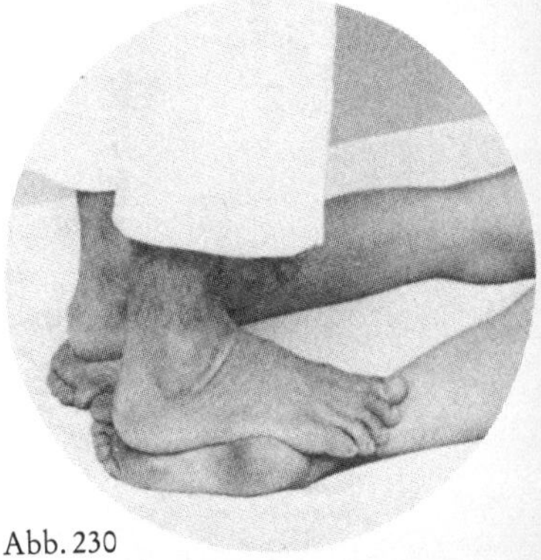

Abb. 230

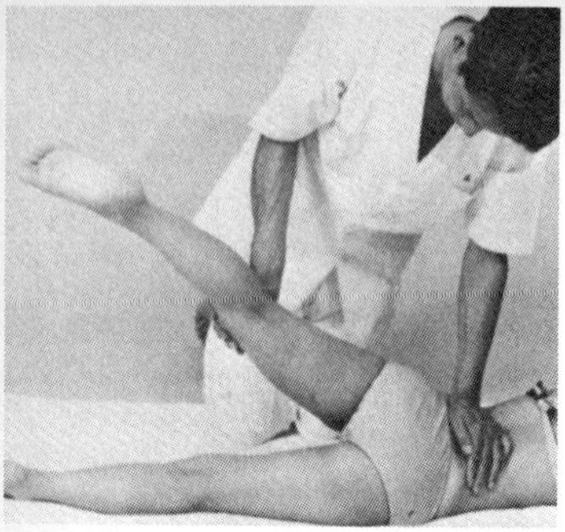

Abb. 231

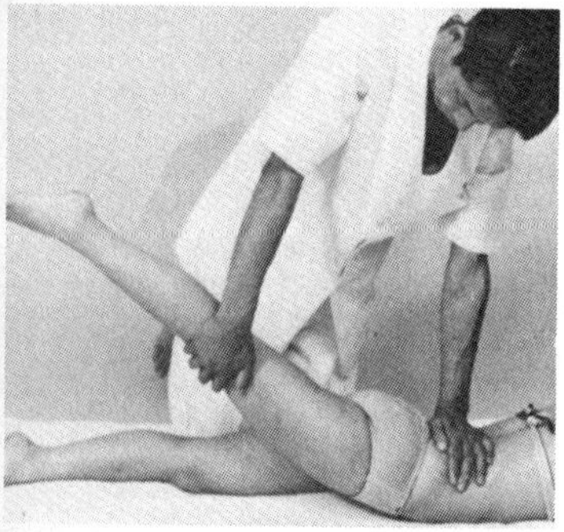

Abb. 232

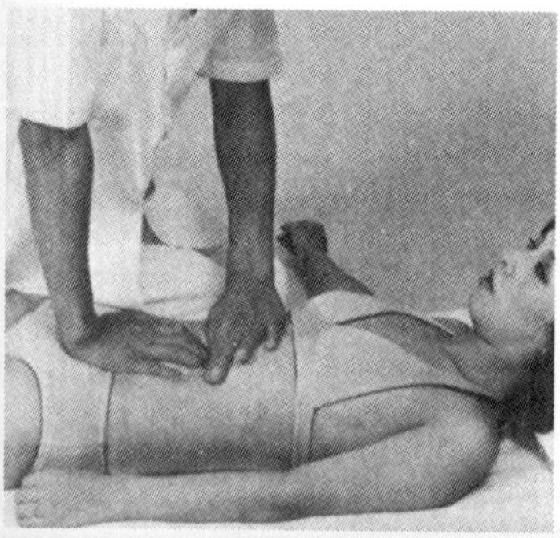

Abb. 233

der anderen Seite, heben Sie dazu das linke Bein am Knie an, aber strecken Sie es diesmal von sich weg (Abb. 232). Damit sich der Körper des Patienten nicht verdreht, können Sie den Hüftbereich mit Ihrem Knie halten.

Shiatsu in der Rückenlage

Handballen-Shiatsu im Hara-Bereich

Wenn das Hara-Gebiet des Patienten zu verspannt ist und es Mühe macht, mit den Fingern tiefer einzudringen, geben Sie am besten breitflächigeres Shiatsu mit dem Handballen, dem Daumen und dem kleinen Finger. Legen Sie Ihre andere Hand flach in die Nähe und stützen Sie damit das Hara-Gebiet mit gleichmäßigem Druck. Dadurch entspannt sich die Muskulatur dort, und Sie dringen mit dem Handballen und den Fingern tiefer in die Tsubos ein (Abb. 233). Diagnostizieren Sie alle Meridiane in diesem Bereich wie auf den Seiten 108–110 beschrieben. Es ist wichtig, daß Sie den Druck nur ganz allmählich verstärken, damit es dem Patienten nicht unangenehm wird und er mit Verspannungen reagiert. Verweilen Sie mindestens 3–5 Sekunden auf einem Punkt.

Ellbogen- und Knie-Shiatsu auf der Vorderseite der Oberschenkel

Mit der einen Hand geben Sie sedierendes Handflächen-Shiatsu auf dem Hara und mit dem Ellbogen oder Unterarm gleichzeitig Shiatsu auf dem Oberschenkel (Abb. 234, 235).

Sie können statt des Ellbogens auch das Knie auf dem Oberschenkel einsetzen. Da der Druck dabei ziemlich stark und wirkungsvoll ist, sollten Sie darauf achten, daß Sie Ihr Gewicht nicht zu sehr auf Ihr Knie verlagern, sondern es wie beim Shiatsu auf der Oberschenkelrückseite ausbalancieren. Legen Sie dazu Ihre eine Hand auf das Knie des Patienten und die andere auf sein Hara (Abb. 236).

Bei der Arbeit mit dem Ellbogen müssen Sie, wenn Sie von einem Tsubo zum anderen gleiten wollen, erst Ihr Gewicht vom Ellbogen auf die auf dem Hara liegende Hand verlagern. So können Sie dann ohne zu großen Druck mit dem Ellbogen von einem Punkt zum nächsten gleiten. Sind Sie dort angekommen, gleichen Sie das Gewicht wieder aus.

Das Sedieren der Beine

Die Hand, die stützend auf dem Hara des Patienten liegt, spielt eine wichtige Rolle, weil sie sediert und die Muskelspannungen reduziert, die von zuviel Streß,

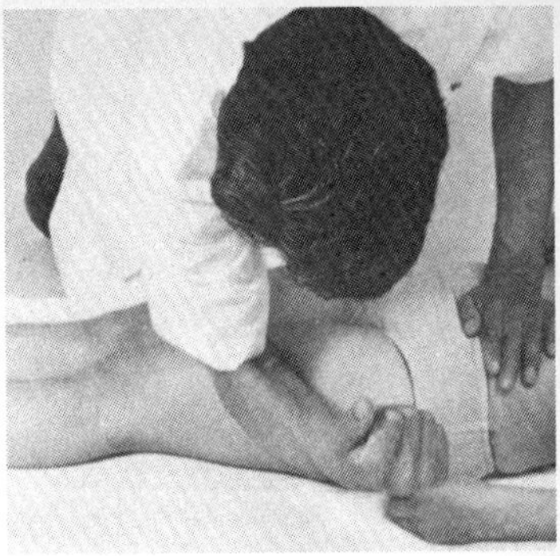

Abb. 234

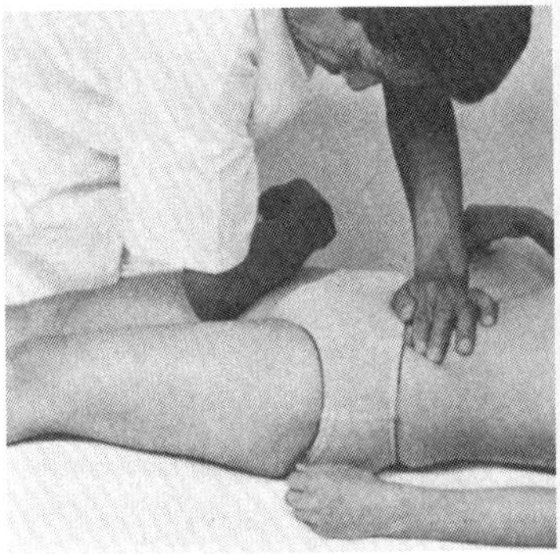

Abb. 235

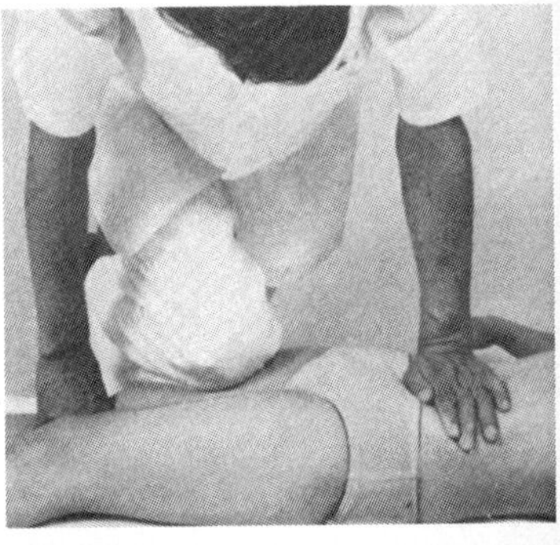

Abb. 236

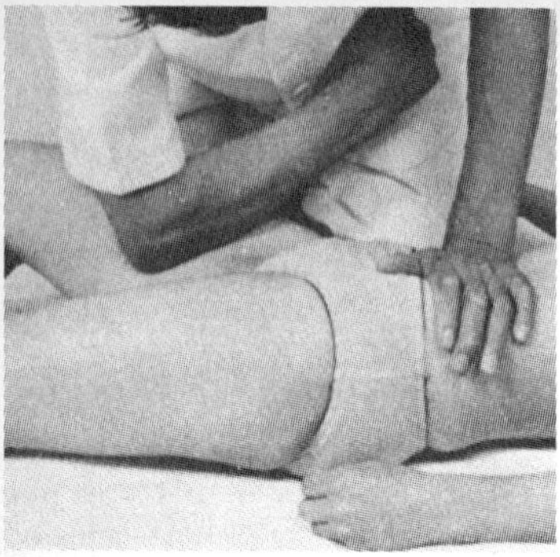

Abb. 237

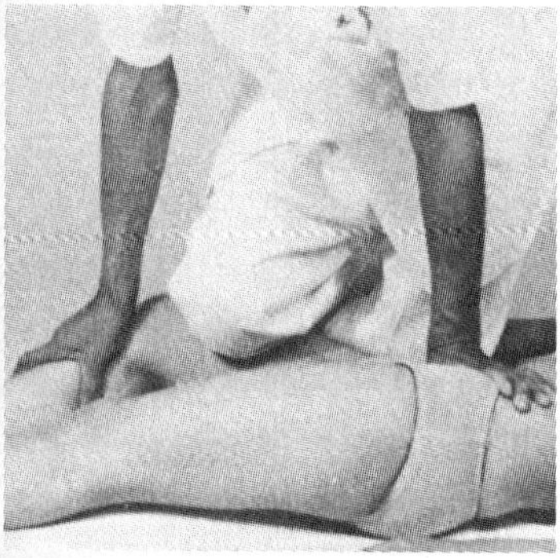

Abb. 238

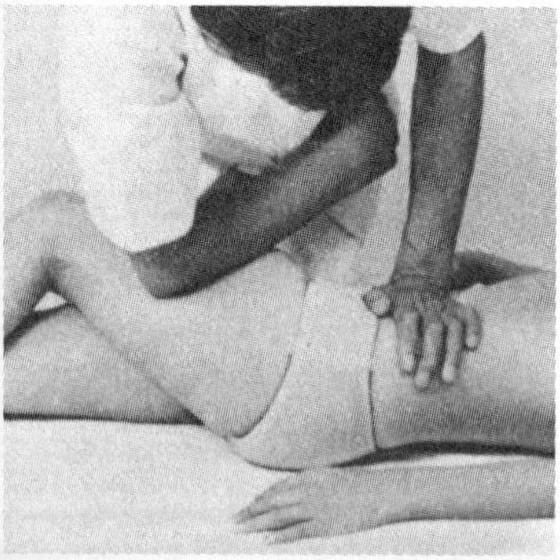

Abb. 239

aber auch von der Behandlung der Beine herrühren. Die Wirksamkeit der Beinbehandlung würde um die Hälfte verringert, läge die andere Hand nicht auf dem Hara. Denn durch diese Hand fühlt der Therapeut den *Kyo*- und *Jitsu*-Zustand der Meridianlinien.

Winkeln Sie nun das rechte Bein des Patienten so an, daß die Fußsohle gegen den Knöchel seines linken Beins zu liegen kommt. Stützen Sie mit der linken Hand das Hara und geben Sie auf den Milzmeridian mit dem Ellbogen oder dem Knie von der Leistengegend abwärts bis zum Knie Shiatsu (Abb. 237, 238). Halten Sie den Druck auf jedem Punkt für ein paar Sekunden, verlagern Sie dann Ihr Gewicht stärker auf die linke, auf dem Hara liegende Hand und gleiten Sie mit dem Ellbogen oder Knie zum nächsten Punkt. Wenn Sie mit dem Knie arbeiten, achten Sie darauf, daß Ihr Gewicht wieder zwischen Hara und Knie des Patienten und Ihrem Knie verteilt ist.

Winkeln Sie jetzt das linke Bein des Patienten leicht an; Ihre linke Hand liegt auf dem Hara. Geben Sie nun mit dem Ballen der rechten Hand auf dem Dünndarmmeridian Shiatsu. Drücken Sie jeden Punkt 3–5 Sekunden lang. Winkeln Sie das linke Bein des Patienten stärker an und geben Sie jetzt auf dem Lebermeridian Shiatsu, der etwas weiter innen am Schenkel verläuft. Wenn Sie damit fertig sind, ziehen Sie das Bein noch ein Stück höher hinauf und biegen es zu sich herüber. Mit dem Ellbogen, die Stützhand weiter auf dem Hara, geben Sie auf dem Dreifacher-Erwärmer-Meridian Shiatsu (Abb. 239).

Legen Sie das linke Knie des Patienten auf sein rechtes, wobei sein linker Unterschenkel nach außen gebogen ist. Geben Sie mit dem Ellbogen auf dem Dreifachen-Erwärmer-Meridian Shiatsu. Der Kniff dabei ist, mit dem Ellbogen in Richtung Knie zu drücken, als würden Sie das Bein zu sich herüberdehnen wollen.

Wenn Sie mit dem Knie arbeiten, müssen Sie immer auf der dem behandelten Bein entsprechenden Körperseite des Patienten sein.

Sind Sie mit dem Dreifachen-Erwärmer-Meridian fertig, geben Sie mit dem Ellbogen auf dem Gallenblasenmeridian in derselben Weise Shiatsu, wie Sie es auf dem Dünndarmmeridian getan haben (Abb. 240). Vom Knie abwärts bis zum Fußgelenk können Sie mit dem Handballen Shiatsu geben. Es ist aber auch möglich, hier mit dem Knie zu arbeiten (Abb. 241).

Geben Sie dann mit dem Ellbogen auf dem Dickdarmmeridian Shiatsu, der sehr weit außen auf dem Schenkel, und zwar schon fast auf der Rückseite, verläuft. Sie müssen dazu den Oberschen-

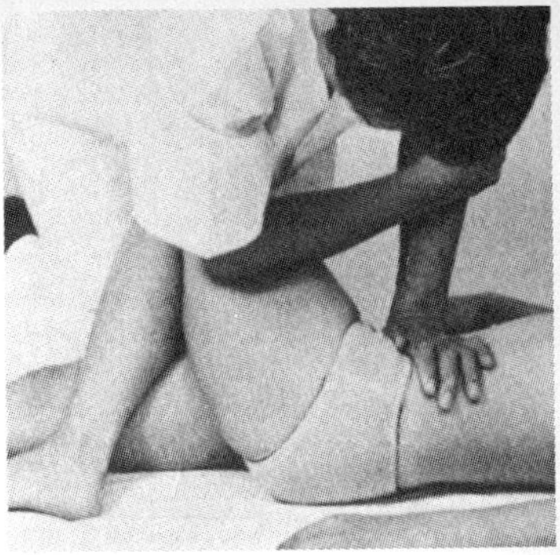

Abb. 240

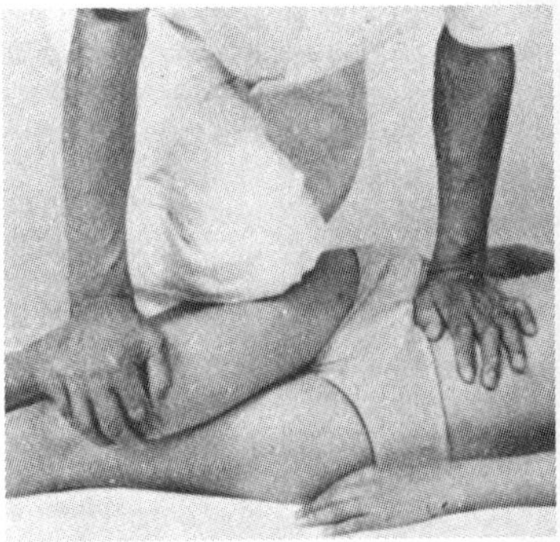

Abb. 241

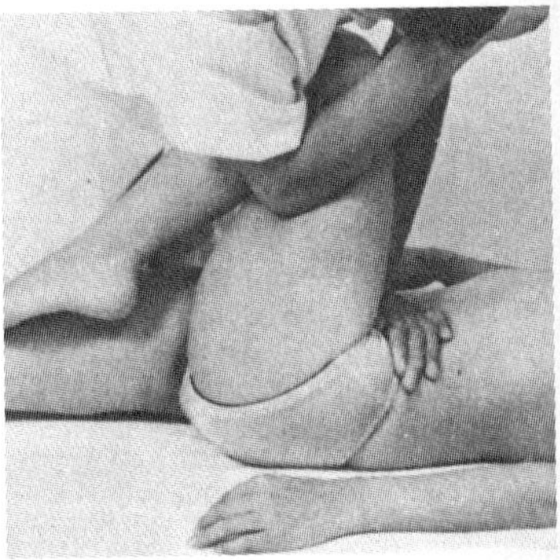

Abb. 242

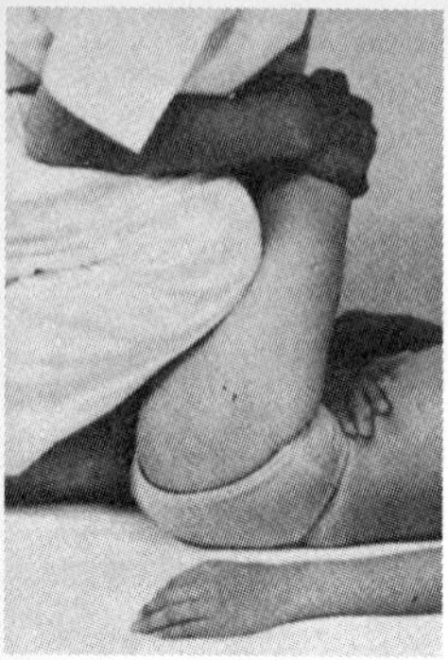

Abb. 243

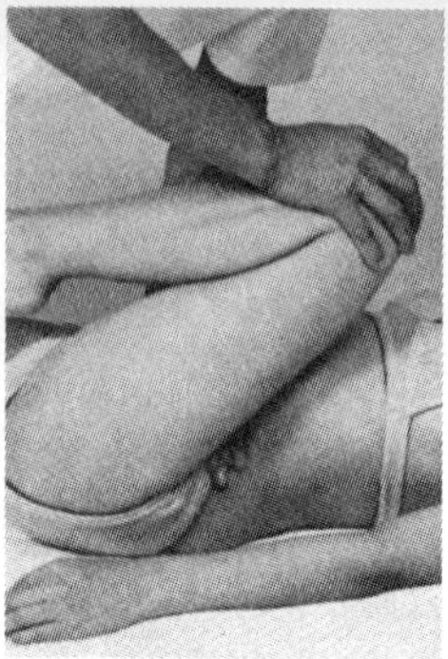

Abb. 244

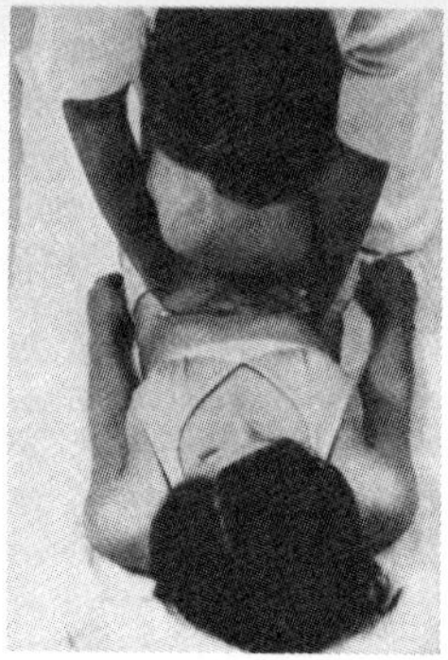

Abb. 245

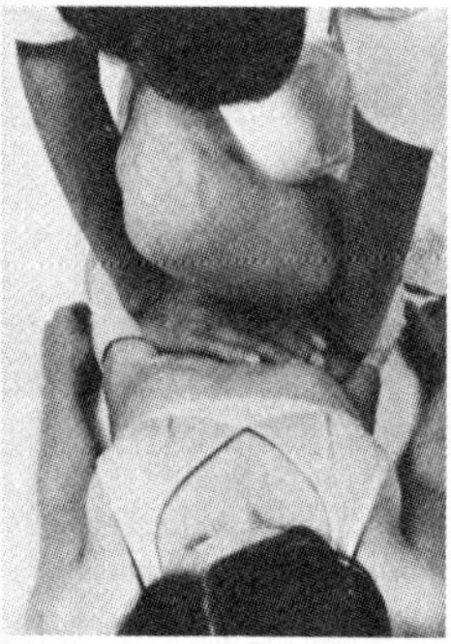

Abb. 246

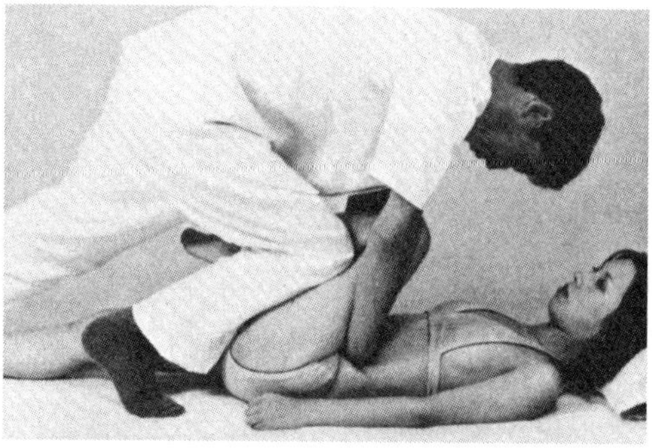

Abb. 247

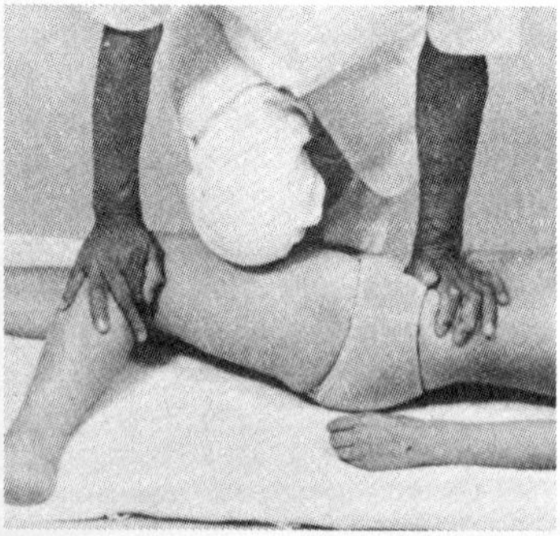

Abb. 248

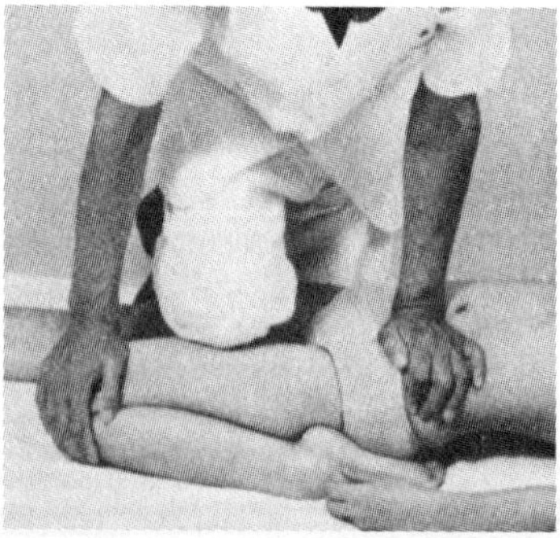

Abb. 249

kel des Patienten in einen rechten Winkel zu seinem Körper bringen, da Sie sonst nicht ungehindert arbeiten können. Sie stützen auch hier mit der flachen linken Hand das Hara (Abb. 242).

Sie können auch das Hara des Patienten mit der linken Hand abstützen und sein Knie mit der rechten Hand und Knie-Shiatsu auf dem Dickdarmmeridian geben (Abb. 243).

Ihre linke Hand stützt weiter das Hara. Mit der rechten Hand drücken Sie das Knie des Patienten an seine Brust heran (Abb. 244). Bringen Sie, wie beim Knie-Shiatsu des Dickdarmmeridians, Ihr Knie an die Rückseite des Oberschenkels Ihres Patienten und legen Sie beide Hände auf sein Hara (Abb. 245).

Beugen Sie sich nach vorn, so daß Sie mit dem Knie den Oberschenkel auf Ihre Hände auf dem Hara drücken (Abb. 246).

Geben Sie in dieser Position auf den Nieren- und auf den Blasenmeridian Shiatsu, indem Sie mit Ihrem Knie auf die Tsubos der Oberschenkelrückseite drücken (Abb. 247).

Ihre linke Hand stützt noch das Hara, während Sie mit der rechten das linke Bein des Patienten anwinkeln und zu sich heranziehen, bis es auf dem Knie des rechten Beins zu liegen kommt. Geben Sie mit Ihrem Knie auf dem Magenmeridian Shiatsu (Abb. 248).

Ist der Patient nicht zu steif, können Sie seinen Unterschenkel an den Oberschenkel heranführen, so daß die Füße halbwegs unter seinem Gesäß liegen. Der Magenmeridian ist so besser gestreckt und leichter zu fühlen (Abb. 249).

Verspürt der Patient in dieser Stellung Schmerzen, lassen Sie ihn den Unterschenkel zur Seite legen.

Biegen Sie das Knie des Patienten nach innen, wobei der Unterschenkel im rechten Winkel nach außen zeigt. Das Bein muß in dieser Stellung flach auf dem Boden zu liegen kommen. Geben Sie vom Lendenbereich bis zum Knie auf dem Blasenmeridian Daumen-Shiatsu. Während Sie mit dem Daumen drücken, können Sie mit den vier Fingern auf der anderen Seite des Beins massieren (Abb. 250).

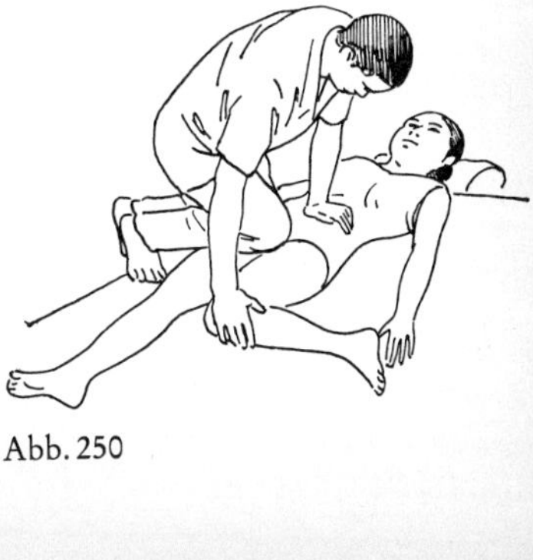

Abb. 250

3. Behandlung von Subluxationen des Rückgrats

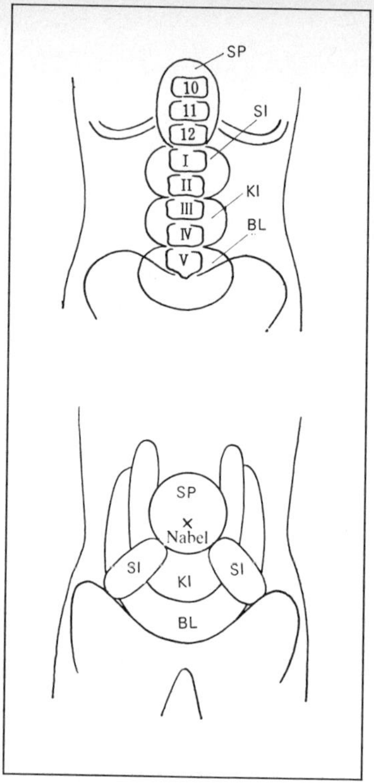

Abb. 251

Konventionelle Methoden zur Behandlung von Beschwerden, die auf Subluxationen (Wirbel-Verschiebungen) der Wirbelsäule zurückzuführen sind, wie zum Beispiel Hexenschuß, sehen so aus, daß entweder die nicht exakt sitzenden Wirbel eingerenkt werden (Chiropraktik), oder, was meist in den Krankenhäusern geschieht, der Patient auf ein Streckbett gespannt wird. Diese Methoden verschlimmern, da sie in den seltensten Fällen exakt angewandt werden, den Zustand jedoch oft und behindern die Selbstheilungskraft des Körpers.

Die Methode, die ich zur Behandlung von Subluxationen im Bereich zwischen dem zehnten Brustwirbel bis zum letzten Lendenwirbel einsetze, ist einfach, aber sehr effektiv.

Bevor Sie sich jedoch an die Behebung von Subluxationen machen, sollten Sie wissen, welche Meridiane mit welchen Wirbeln zusammenhängen. Abb. 251 zeigt Ihnen diese Verbindungen in einem vereinfachten Diagramm und auch, wo die entsprechenden Meridiane im Hara-Bereich zu behandeln sind.

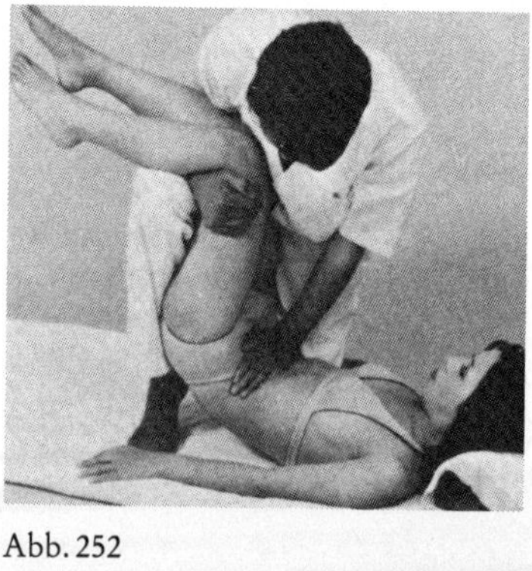

Abb. 252

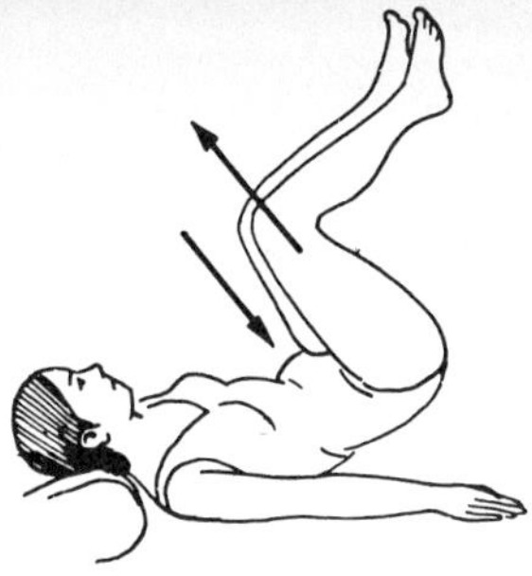

Nierenmeridian
(dritter und vierter Lendenwirbel)

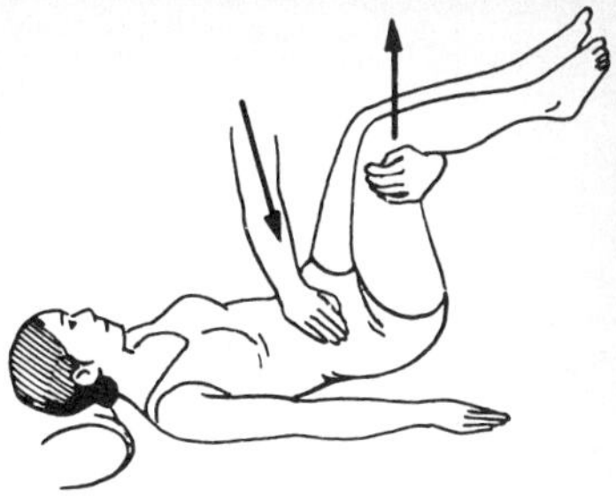

Dünndarmmeridian
(erster bis dritter Lendenwirbel)

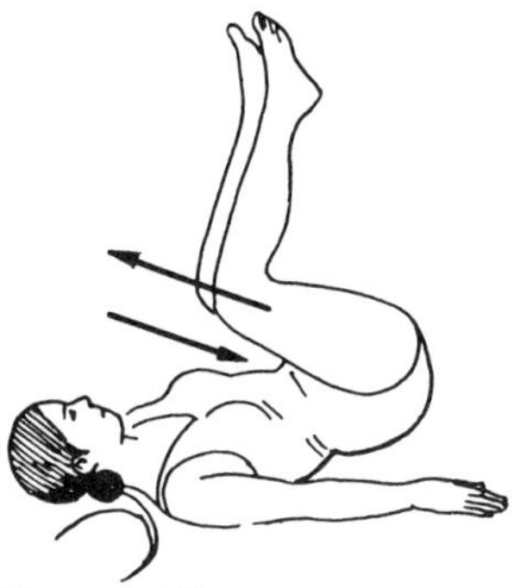

Blasenmeridian
(fünfter Lendenwirbel)

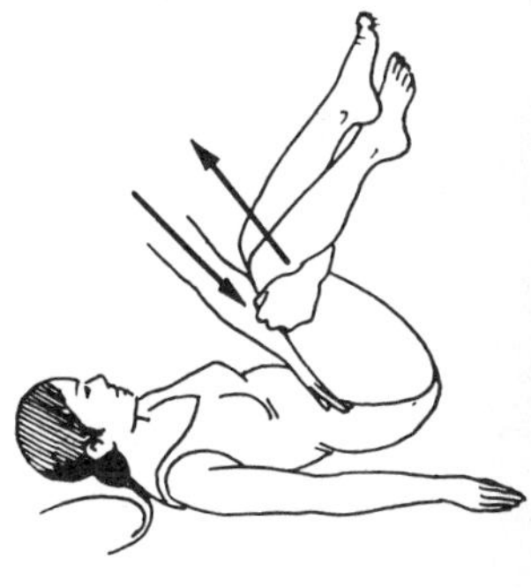

Milzmeridian
(zehnter bis zwölfer Brustwirbel)

Abb. 253 Wie man Subluxationen behebt

Lassen Sie den Patienten sich auf den Rücken legen und schieben Sie ihm ein kleines, festes Kissen in den Nacken. Ihre linke Hand ruht auf dem Hara, und zwar in dem Meridianbereich, der der Lage der Subluxation der Wirbelsäule entspricht. Schieben Sie Ihren rechten Arm unter die Knie des Patienten und heben Sie seine Beine angewinkelt in die Höhe (Abb. 252). Sollte es Ihnen nicht gelungen sein, die Subluxation zu lokalisieren, können Sie diese Methode trotzdem verwenden und dadurch die Wirbelsäule indirekt korrigieren. Wird diese Technik korrekt ausgeführt, lassen sich Schmerzen im unteren Rückenbereich in einer Sitzung beheben. Haben Sie es jedoch mit chronischen Rückenbeschwerden zu tun, dürfen Sie nicht vergessen, daß die Muskeln, Meridiane und die damit verbundenen inneren Organe in Mitleidenschaft gezogen sind. Hier hilft nur eine längere, intensive Behandlung des Rückens und des Hara.

Subluxationen im Bereich des zehnten bis zwölften Brustwirbels stehen mit dem Milzmeridian in Verbindung und haben ihre Entsprechung im Nabelbereich des Hara. Ihre linke Hand liegt deshalb auf dem Nabel, und mit dem rechten Arm heben Sie in den Kniekehlen die Beine des Patienten an, bis die Hüftknochen über dem Boden sind.

Drücken Sie den Nabelbereich quer mit der flachen Hand. Hüten Sie sich davor, ruckartig vorzugehen, weil der Patient dann mit Muskelkontraktion reagiert und die Behandlung erfolglos bleibt. Legen Sie, wenn die Hüften des Patienten hoch genug über dem Boden sind, seine angewinkelten Beine über Ihr rechtes Knie, wobei Sie Ihren Arm stützend darunter lassen. Sie können den Körper des Patienten noch weiter stabilisieren, indem Sie mit Ihrer rechten Wade gegen das Gesäß drücken (siehe Abb. 252). Mit der linken Hand werden Sie dann fühlen, wie sich die Muskeln des Patienten entspannen.

Die Behandlung wird intensiver,

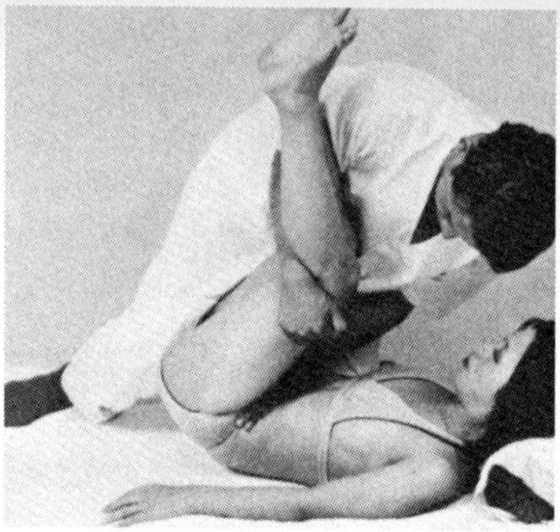

Abb. 254

wenn es Ihnen gelingt, Ihre linke Hand tiefer in das Hara in Richtung auf die Subluxation hin zu drücken, während Sie die Beine und das Gesäß des Patienten noch höher hinaufbringen. Seien Sie vorsichtig, daß Sie nicht zu heftig drücken, und setzen Sie diese Technik nur ein, wenn Sie sie sicher beherrschen. Sie ist jedoch in jedem Fall ungefährlicher als die herkömmlichen chiropraktischen Methoden oder das Streckbett.

Im Bereich des ersten bis dritten Lendenwirbels, der mit dem Dünndarmmeridian in Zusammenhang steht, können neben vertikalen Subluxationen auch laterale auftreten. Im Fall von seitlichen Subluxationen können Sie die das Hara stützende Hand auf jeder Seite auflegen und den Oberschenkel benutzen, um die Hand in das Hara zu drücken (Abb. 254). Vergewissern Sie sich, daß Sie vertikal in das Hara

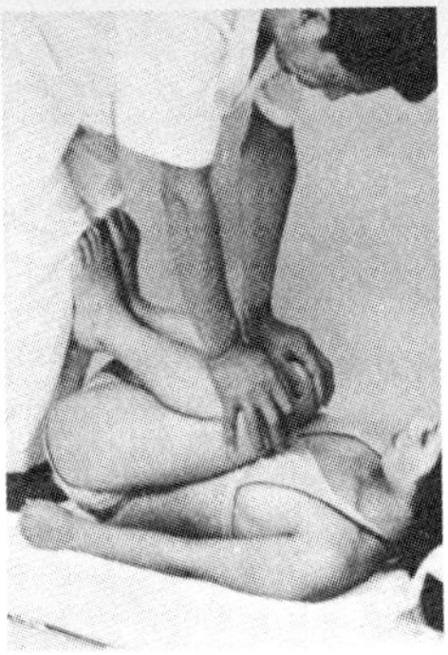

Abb. 255

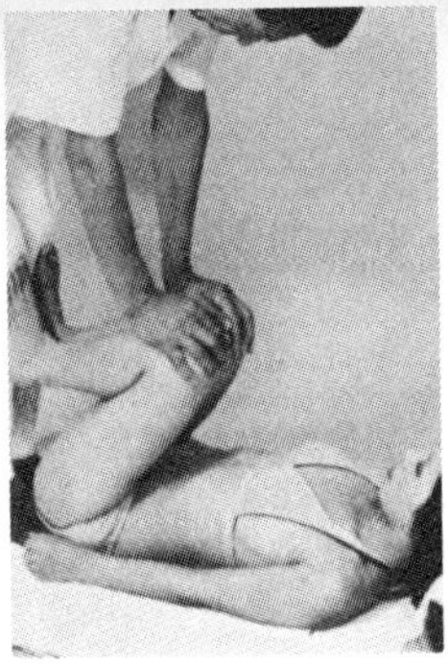

Abb. 256

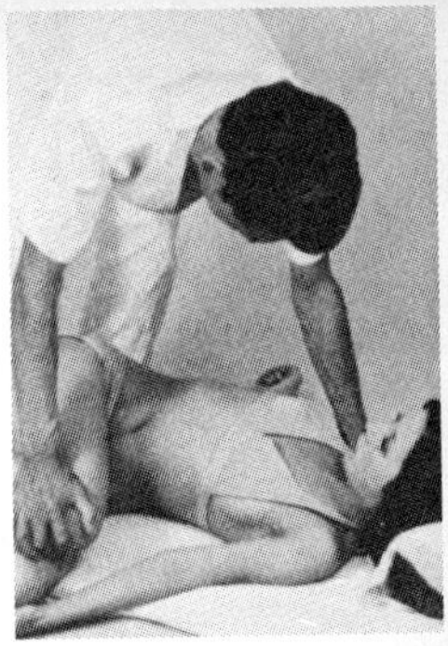

Abb. 257

drücken, und verdrehen Sie das Hara nicht, indem Sie die Beine des Patienten nach einer Seite abknicken lassen.

Der Bereich zwischen dem dritten und vierten Lendenwirbel steht in Verbindung mit dem Nierenmeridian. Personen mit einem schwachen Unterbauch neigen zur Subluxation in diesem Gebiet. Es ist bedauerlich, daß die moderne Erziehung den Schwerpunkt auf den Kopf legt und den Unterbauch vernachlässigt, obwohl hier die wahre Quelle unserer Kraft liegt. Ein schwacher Unterbauch kann auch zu verschobenen Gelenken und zu Eingeweidebrüchen führen. Wenn Sie meine Methode für dieses Gebiet anwenden, beheben Sie nicht nur die Subluxation, sondern helfen auch, den Unterbauch zu stärken. Behandeln Sie deshalb häufig. Der Vorgang ist der gleiche wie beim Dünndarmmeridian, und zwar sowohl für laterale wie auch vertikale Subluxationen.

Der fünfte Lendenwirbel steht mit dem Blasenmeridian in Verbindung. Der Druck für diese Behandlung dieses Bereichs sollte möglichst dicht an der Schamgegend ausgeführt werden. Ist der Patient ausreichend entspannt und zeigt er keinen Widerstand im Hara-Bereich, können Sie ruhig tiefer eindringen.

Das Strecken der Wirbelsäule

Nachdem Sie alle Subluxationen behandelt haben, bringen Sie die Knie des Patienten an seine Brust. Drücken Sie die Knie so weit wie möglich zur Brust herunter (Abb. 255, 256). Diese Methode sollte vor allem nach der Korrektur jeglicher Milzmeridian-Subluxationen (zehnter bis zwölfter Brustwirbel) eingesetzt werden. Haben Sie die Knie des Patienten in Richtung Brust herabgedrückt,

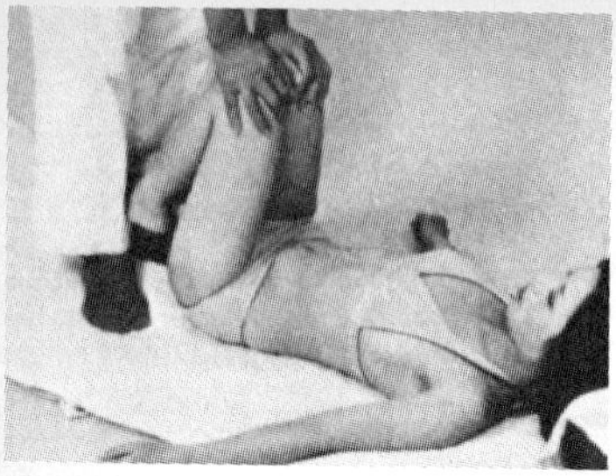

Abb. 258

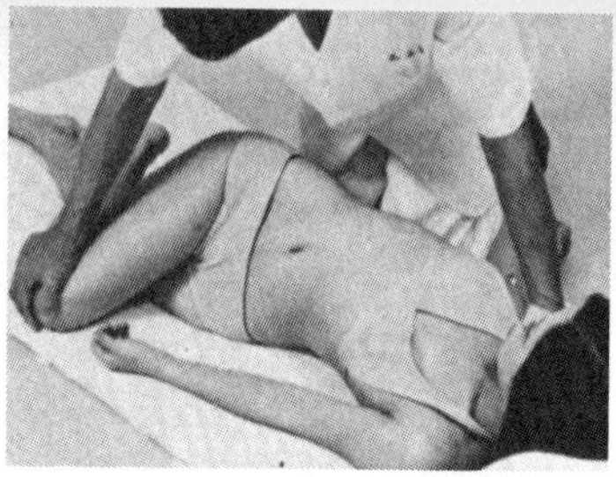

Abb. 259

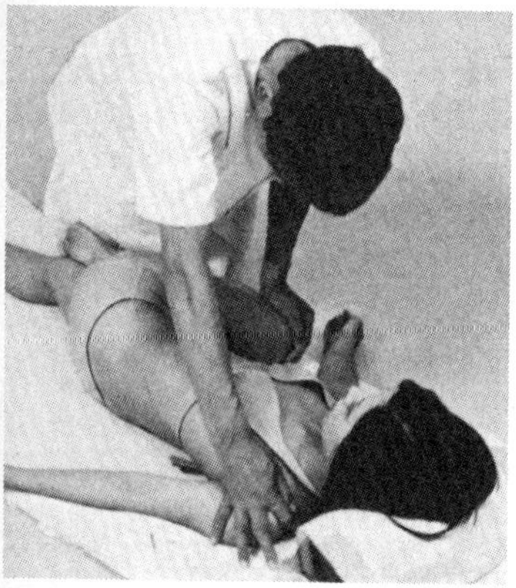

Abb. 260

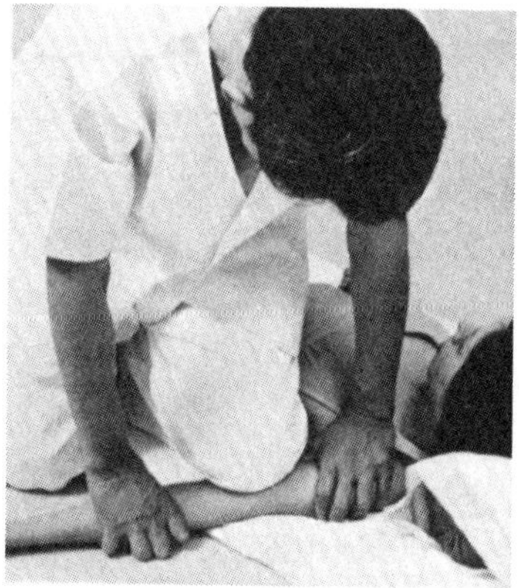

Abb. 261

legen Sie ihm die linke Hand auf die rechte Schulter und drücken Sie seine Knie seitlich nach rechts weg in Richtung Boden (Abb. 257). Zur anderen Seite wiederholen. Diese Methode ist gut, um zu überprüfen, ob auch alle Subluxationen behoben wurden.

Bringen Sie die Knie zurück, so daß die Oberschenkel einen Winkel von etwa 60° zum Körper bilden. Drücken Sie auf beide Knie nach unten in Richtung Steißbein (Abb. 258). Von dieser Position ausgehend, können Sie die Beine nach rechts oder nach links drükken und kontrollieren, ob die Wirbel richtig stehen.

Als nächstes knien Sie wieder seitlich neben dem mit gestreckten Beinen auf dem Rücken liegenden Patienten. Heben Sie das Bein des Patienten, das auf Ihrer Seite ist, an, bis es einen Winkel von 90°

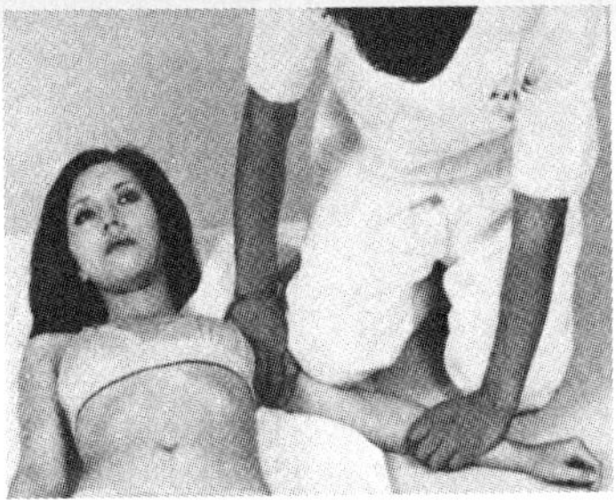

Abb. 262

zum Körper hat, und drücken Sie es zur anderen Seite hinunter. Ihre andere Hand liegt dabei stützend auf der Schulter. Wiederholen Sie das zur anderen Seite (Abb. 259, 260). Das ist eine sehr wirkungsvolle Streckübung, wenn der Gallenblasenmeridian *Jitsu* ist. Bringen Sie anschließend wieder wie in Abb. 258 die Knie des Patienten zu dessen Brust, und Sie werden feststellen, daß die Streckübung eine weitere Lockerung hervorgerufen hat.

Knie-Shiatsu auf den Armen

Spreizen Sie die Arme des Patienten von dessen Körper weg. Liegen die Arme nicht ganz auf dem Boden auf, schieben Sie ein Kissen darunter. Fassen Sie jetzt mit der einen Hand die Schulter und mit der anderen den Ellbogen des Patienten und geben Sie den gestörten Meridianen mit dem rechten oder linken Knie Shiatsu (Abb. 261, 262). Sie können auch den Unterarm mit dem Knie behandeln, indem Sie sich auf Ellbogen und Handgelenk stützen.

Die Streckübungen und das Knie-Shiatsu auf dem Arm steigern noch die Wirkung der allgemeinen Shiatsu-Behandlung. Wenden Sie jedoch keinen starken Druck an, bevor Sie die Techniken nicht exakt beherrschen. Es ist auch gut, sich dabei stets das Prinzip der größtmöglichen Streckung vor Augen zu halten.

Fünfter Teil

Selbsthilfe mit Shiatsu

1. Übungen zur Meridiandiagnose

Wenn Sie diese Übungen machen, dürfen Sie nichts erzwingen und nicht ruckartig vorgehen. Verharren Sie in der für Sie größtmöglichen Streckung, atmen Sie zweimal tief durch und spüren Sie nach, wie die Energie in den entsprechenden Meridianen fließt. Je mehr Sie sich dabei entspannen, desto besser werden Sie die Übungen ausführen können. Der Zweck davon ist nicht, Ihre Muskeln zu entwickeln. Es sind also keine Gymnastik- oder Fitneßübungen, sondern vielmehr eine Methode, den Zustand der Meridiane erfahren zu lernen. Nach einigem Training werden Sie ohne Schwierigkeiten jede Störung des Energieflusses in den Meridianen diagnostizieren und dann auch regulieren können. Dadurch kräftigen und beleben Sie Ihren Körper und halten ihn gesund. Gleichzeitig tragen Sie dazu bei, daß Ihre Muskeln und Gelenke geschmeidig werden.

Übung für den Lungen- und den Dickdarmmeridian

Stellen Sie sich, die Beine etwa in Schulterbreite gespreizt, hin und kreuzen Sie die Hände hinter dem Rücken (Abb. 263). Beugen Sie dann Ihren Oberkörper nach vorn und heben Sie die überkreuzten Hände so hoch wie möglich über den Rücken (Abb. 264). Mit dieser Übung strecken Sie den Lungen- und den Dickdarmmeridian und sorgen für einen ausgeglichenen Energiefluß darin.

Übung für den Magen- und den Milzmeridian

Setzen Sie sich im Fersensitz hin, verschränken Sie die Hände und heben Sie sie so hoch wie möglich über den Kopf (Abb. 265), wobei die Handrücken nach oben zeigen. Beugen Sie sich dann langsam nach hinten, bis Ihr Rücken flach auf dem Boden liegt

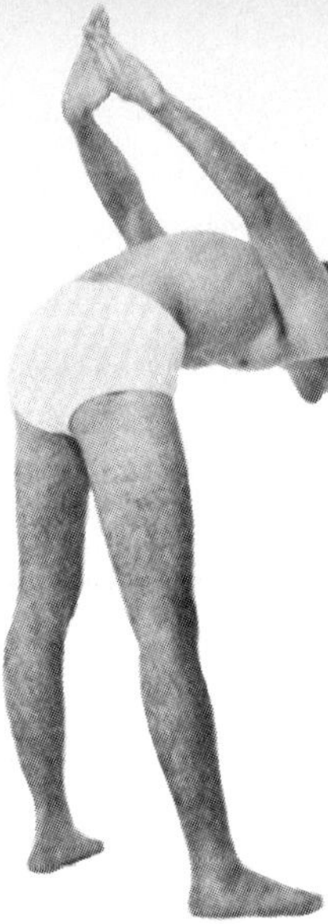

Abb. 264

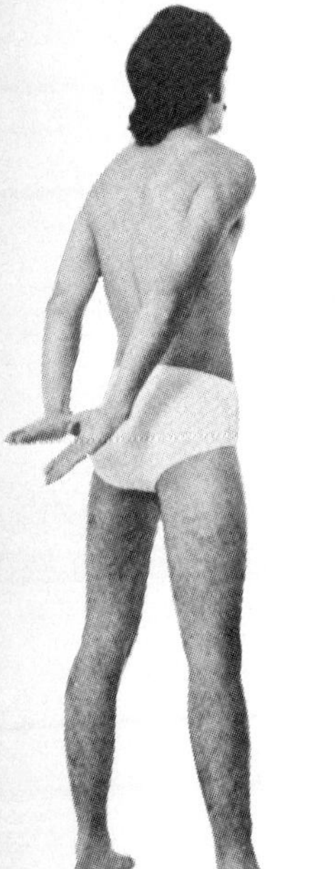

Abb. 263

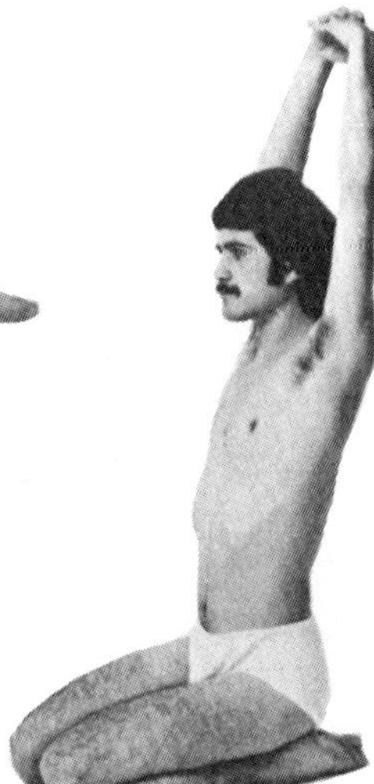

Abb. 265

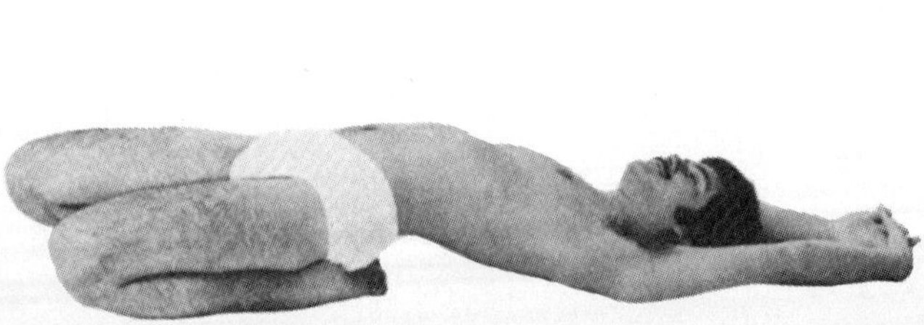

Abb. 266

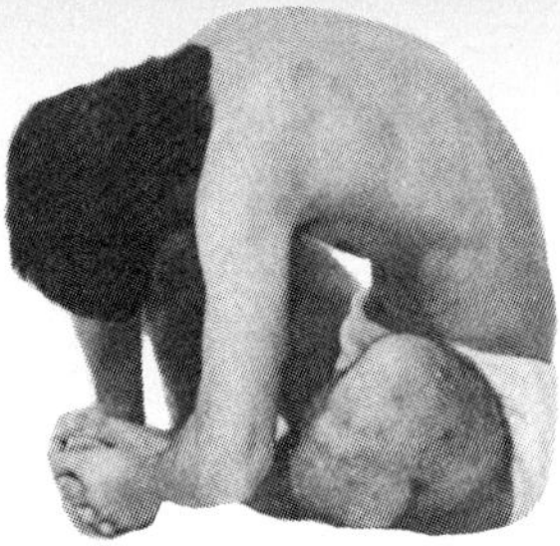

Abb. 268

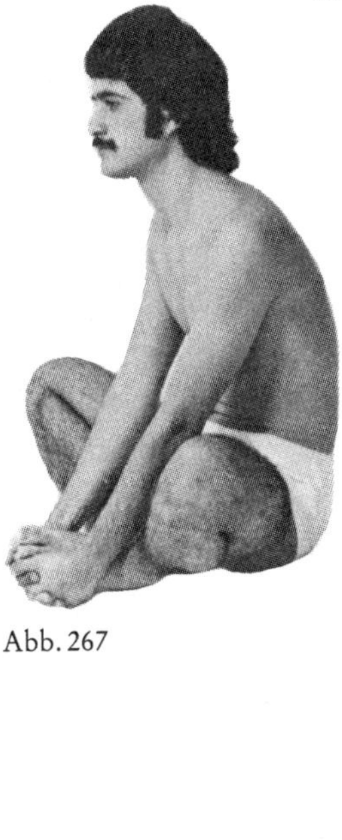

Abb. 267

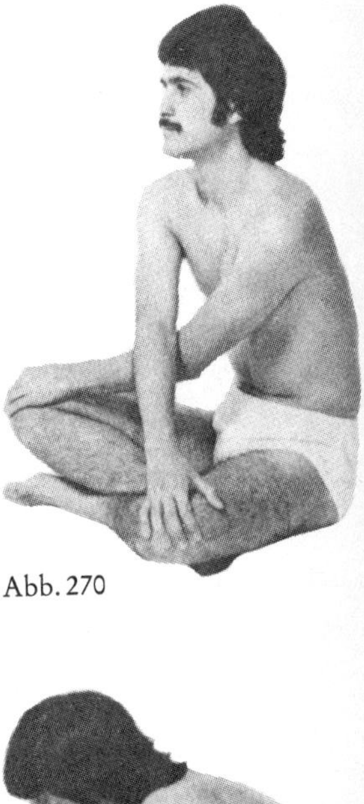

Abb. 270

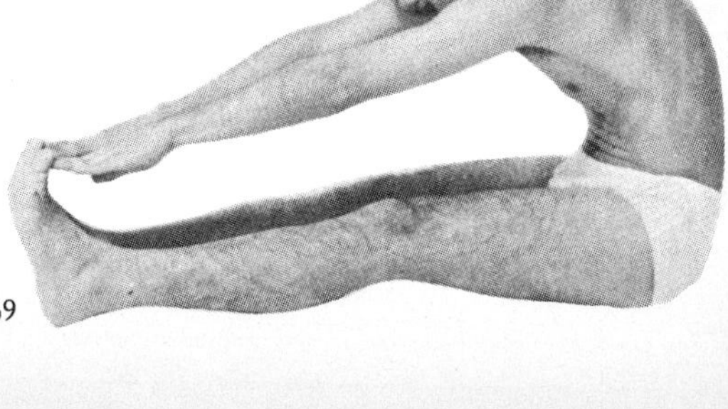

Abb. 269

(Abb. 266). Atmen Sie zweimal tief durch und richten Sie sich wieder auf. Wollen Sie eine stärkere Streckung, müssen Sie die Hände so halten, daß die Handflächen nach oben zeigen. Diese Übung streckt den Magen- und den Milzmeridian und sorgt für gesunden Energiefluß.

Übung für den Herz- und den Dünndarmmeridian

Setzen Sie sich hin, spreizen Sie die Oberschenkel und bringen Sie die Unterschenkel so dicht wie möglich an den Körper, wobei sich die Fußsohlen berühren müssen (Abb. 267). Halten Sie mit beiden Händen die Füße und versuchen Sie, sich möglichst so weit nach vorn zu beugen, daß die Unterarme und die Ellbogen auf dem Boden liegen und die Stirn die Füße berührt (Abb. 268). Gehen Sie nur so weit hinunter, wie Sie es ohne Beschwerden können. Atmen Sie zweimal tief durch und richten Sie sich wieder auf. Wenn Ihre Knie nicht flach auf dem Boden zu liegen kommen, weist das im allgemeinen auf Funktionsstörungen im Herzmeridian und im Dünndarmmeridian hin. Steht nur ein Knie hoch, ist das Problem sehr wahrscheinlich in den Meridianlinien auf jener Seite zu suchen. Mit dieser Übung strekken Sie Herz- und Dünndarmmeridian.

Übung für den Nieren- und den Blasenmeridian

Setzen Sie sich mit ausgestreckten Beinen hin und beugen Sie den Oberkörper so weit vor, daß Sie mit den Fingerspitzen der ausgestreckten Hände die Zehenspitzen berühren (Abb. 269). Nehmen Sie dann den Kopf noch weiter nach unten, bis Sie mit der Stirn die Knie berühren. Verharren Sie in der für Sie größtmöglichen Streckung, entspannen Sie sich und atmen Sie zweimal tief durch, bevor Sie sich wieder aufrichten. Schmerzen, die Sie bei dieser Übung in der einen oder anderen Körperseite spüren, weisen auf Fehlfunktionen in den beiden Meridianen hin.

Übung für den Herzkonstriktor- und den Dreifacher-Erwärmer-Meridian

Nehmen Sie dazu den Lotossitz oder den halben Lotossitz ein; wenn Ihnen das nicht möglich ist, genügt auch der Schneidersitz. Kreuzen Sie die Arme, so daß jede Hand auf dem jeweils gegenüberliegenden Knie ruht (Abb. 270). Beugen Sie sich nach vorn, bis Ihr Kopf den Boden berührt (Abb. 271). Verharren Sie in der für Sie größtmöglichen Streckung und entspannen Sie sich. Atmen Sie zweimal tief durch, bevor Sie sich aufrichten. Steifheit in den Armen bei dieser Übung weist auf

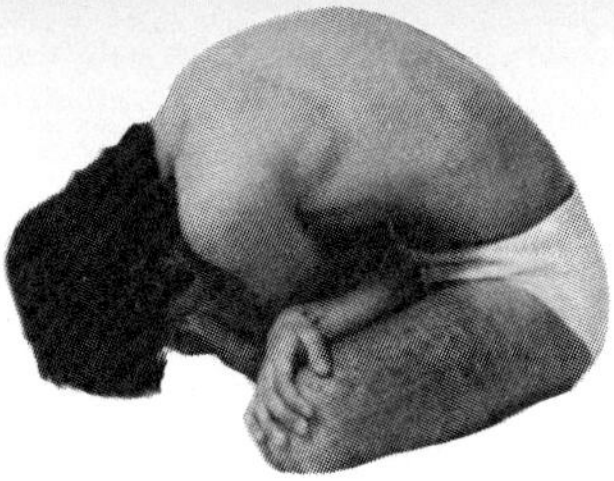

Abb. 271

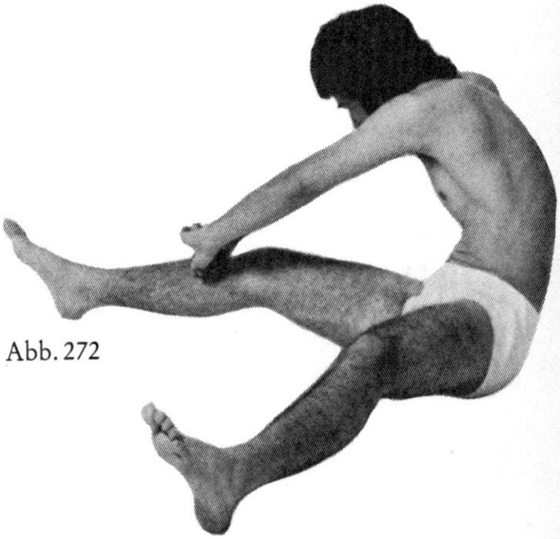

Abb. 272

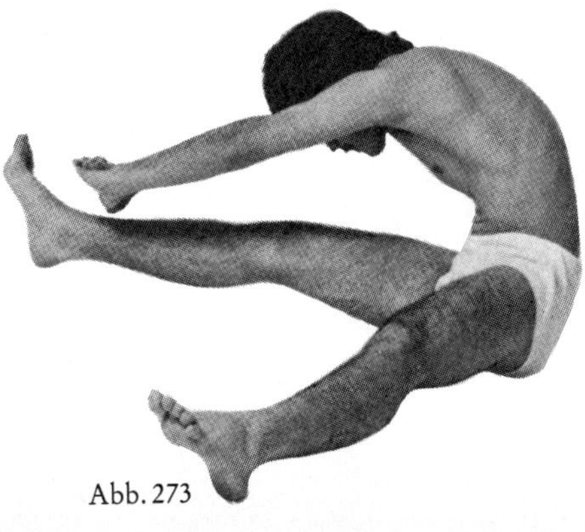

Abb. 273

Fehlfunktionen der beiden Meridiane hin. Gelingt es Ihnen, sich völlig zu entspannen, können Sie die Energieflußstörungen noch deutlicher spüren.

Übung für den Leber- und Gallenblasenmeridian
Setzen Sie sich mit gespreizten Beinen hin, die Knie sind dabei durchgedrückt. Verschränken Sie die Hände und beugen Sie nun den Oberkörper so weit vor, bis Sie mit den Handflächen den einen Fuß berühren. Die Knie müssen gestreckt bleiben. Atmen Sie zweimal tief durch, richten Sie sich auf und wiederholen Sie die Übung zur anderen Seite (Abb. 272, 273). Wenn während der Übung unangenehme Beschwerden auftreten, ist die Ursache in Störungen im Bereich des Leber- und Gallenblasenmeridians zu suchen. Die Übung trägt jedoch, wie die vorausgegangenen auch, dazu bei, die Blockierungen in den Meridianen zu beseitigen.
Mit diesen sechs einfachen Meridianübungen zur Selbstbehandlung können Sie wesentlich zur Gesunderhaltung Ihres Körpers beitragen oder bei Störungen zumindest seine Selbstheilungskräfte aktivieren. Wiederholen Sie jede der Übungen zwei- bis dreimal und machen Sie sie täglich einmal, am besten jedoch morgens und abends.

2. Shiatsu-Selbstmassage

Auch wenn das Grundkonzept von Shiatsu in dem Wechselspiel von Geben und Nehmen mit einer anderen Person liegt, so gibt es doch immer wieder Situationen, wo das nicht möglich ist. Wenn Sie also keinen Partner oder Therapeuten haben, praktizieren Sie wenigstens Selbst-Shiatsu. Der Zen-Mönch Hakuin wurde einmal wegen seiner besonders strengen Übung der Meditation krank. Er konnte sich jedoch mit Selbst-Diagnose und Selbst-Shiatsu kurieren.
Der Vorteil von Selbst-Shiatsu ist, daß man es jederzeit und an jedem Ort ohne Zuhilfenahme von irgendwelchen Geräten, Mitteln oder Menschen ausüben kann. Ja, Sie können es sogar während der Arbeit oder während Sie auf einen Bus oder Zug warten, ganz einfach für sich praktizieren.

Hinweise für die Shiatsu-Selbstbehandlung
Die größte Schwierigkeit bei der Selbstmassage liegt für die meisten am Anfang darin, daß sie die Finger beim Drücken zu sehr verkrampfen. Das ist kein gutes Shiatsu und führt auch nicht zum Erfolg. Üben Sie also erst, Ihre Finger zu entspannen und sanft zu drücken. Sie werden sehen,

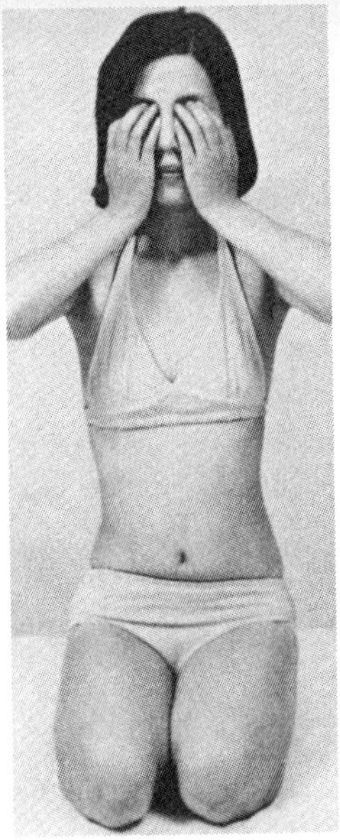

Abb. 274

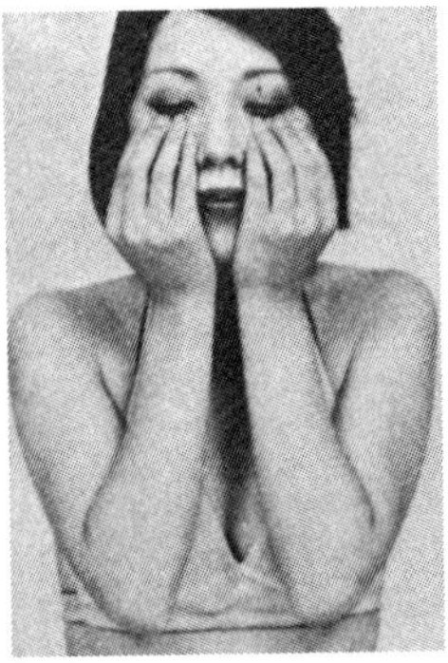

Abb. 275

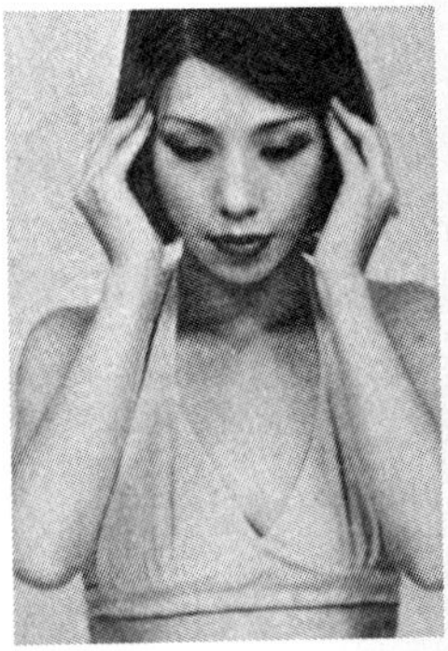

Abb. 276

daß Sie dann viel tiefer in den Körper eindringen können und die Meridianlinien fühlen. Bei der Selbstbehandlung ist natürlich die Diagnose der Meridianzustände genauso wichtig wie bei der Shiatsu-Massage einer anderen Person.

Shiatsu-Selbstbehandlung in sitzender Position

Als erstes reiben Sie sich über das Gesicht, den Kopf und den Hals, als würden Sie sich waschen. Das regt die Meridiane an.

Selbst-Shiatsu für den Augenbereich

Bedecken Sie Ihre Augen so, daß die Fingerspitzen am oberen Rand der Augenhöhlen liegen, und massieren Sie sanft die Augäpfel mit kleinen, kreisenden Bewegungen (Abb. 274). Dabei sollten Sie weniger mit den Fingern auf die Augen drücken, als Ihr Gesicht zu den Fingern bringen.
Drücken Sie anschließend entlang dem oberen Rand der Augenhöhle mit einer aufwärts gerichteten Bewegung. Wiederholen Sie diese Behandlungen je dreimal. Sie hel-

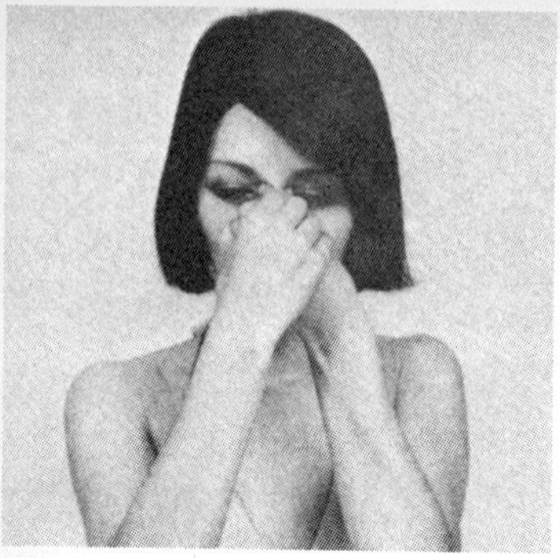

Abb. 277

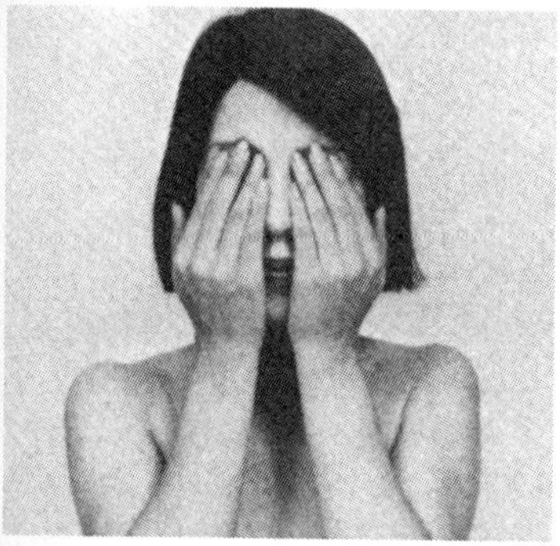

Abb. 278

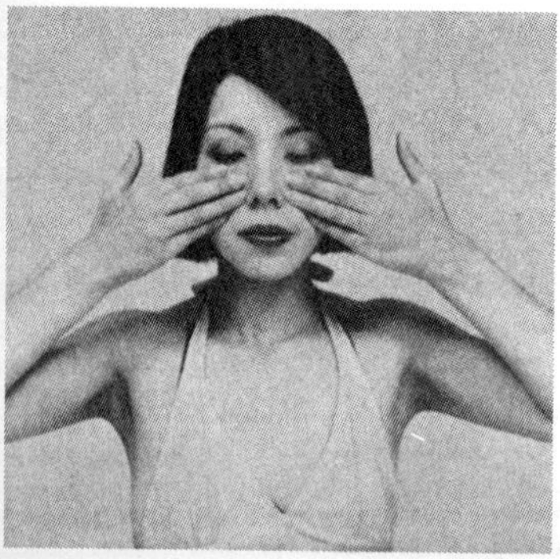

Abb. 279

fen gegen Augenschmerzen und Kopfschmerzen oder Druck im Kopf.
Legen Sie die Fingerspitzen unter die Augen und geben Sie so Shiatsu, als würden Ihre Hände an den Gelenken nach unten gezogen (Abb. 275).
Legen Sie die Fingerspitzen so auf die Schläfen, daß die Daumen seitlich auf den Backenknochen ruhen. Massieren Sie den Schläfenbereich (Abb. 276). Das hilft gegen Müdigkeit.

Fassen Sie mit Daumen und Zeigefinger Ihrer linken Hand das Nasenbein auf Augenhöhe, wo das Jochbein in die Nase übergeht. Legen Sie Zeigefinger und Daumen der rechten Hand auf die beiden Finger und drücken Sie (Abb. 277). Wiederholen Sie das insgesamt dreimal. Die Übung hilft gegen Müdigkeit und Augenschmerzen.
Legen Sie jetzt wieder die Finger auf die Augen und drücken sie sanft, wieder das Gesicht an die Fingerspitzen heranbringend. Halten Sie den Druck für etwa 3–5 Sekunden (Abb. 278). Sie können diese Techniken am Schreibtisch oder während einer kleinen Rast nach langer Autofahrt durchführen. Sie werden merken, wie frisch Sie anschließend wieder sind.

Selbst-Shiatsu für den Nasenbereich

Shiatsu in diesem Bereich ist sehr hilfreich bei verstopfter Nase, entzündeten Nebenhöhlen, Fieber und laufender Nase. Setzen Sie Ihre Finger dicht am Nasenbein auf und drücken Sie sie schräg zueinander, als wollten Sie auf beiden Seiten das Jochbein zur Nase bringen (Abb. 279). Halten Sie den Druck einige Sekunden. Diese Übung sorgt für eine gute Durchblutung der Schleimhäute. Sie können die Wirkung noch steigern, indem Sie zuvor ein heißes Frotteetuch über Nase und Wangen legen.

Drücken Sie von unten her mit den Fingerspitzen beider Hände gegen Ihre Backenknochen und halten Sie den Druck eine Weile. Führen Sie die Übung dreimal durch (Abb. 280).

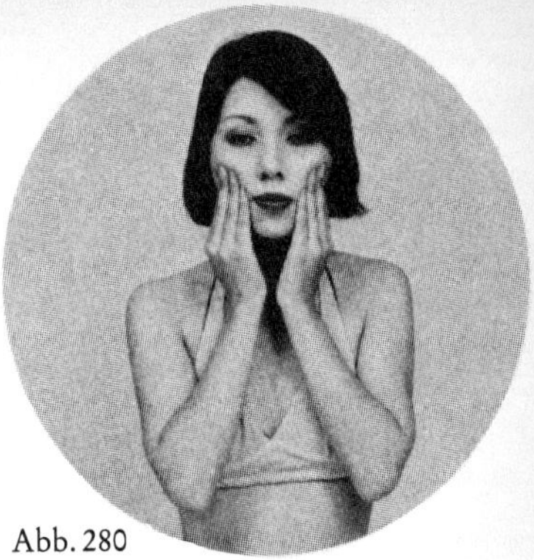

Abb. 280

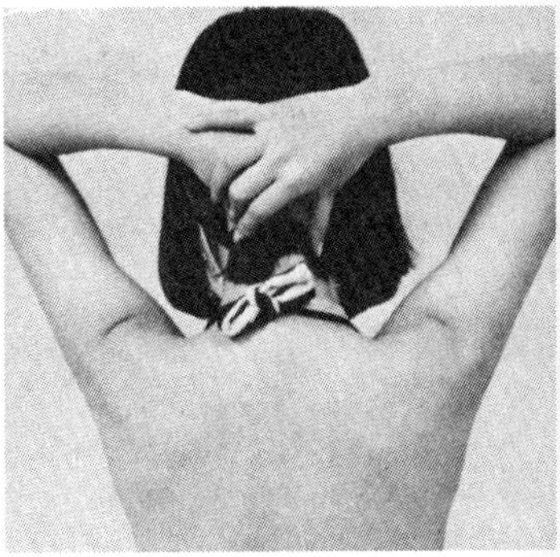

Abb. 281

Selbst-Shiatsu für Nacken und Kopf

Legen Sie sich ein nasses, heißes Frotteetuch in den Nacken, bis er gut durchblutet ist. Massieren Sie den Nacken mit Fingern und Daumen (Abb. 281, 282).

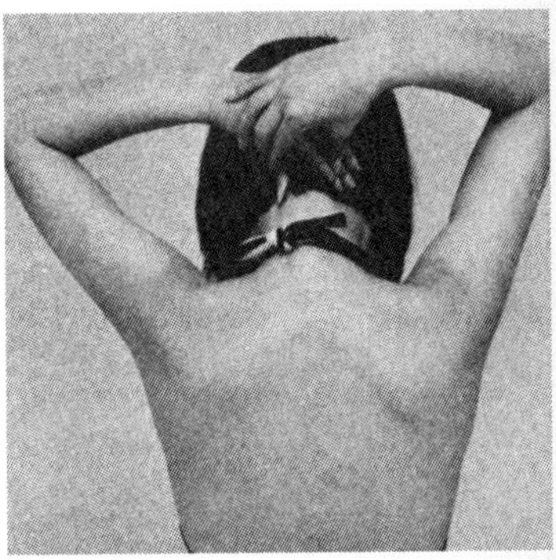

Abb. 282

Bringen Sie die Daumen zu den unteren Ecken des Hinterkopfes und drücken Sie, indem Sie den Kopf, praktisch in die Daumen hinein, zurücklegen (Abb. 283). Gehen Sie mit den Daumen etwas

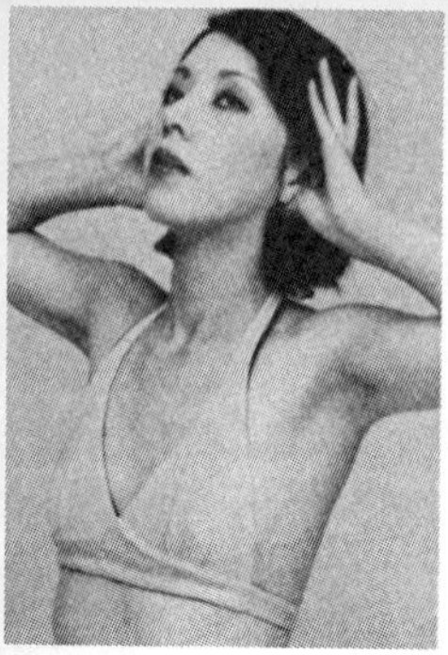

Abb. 283

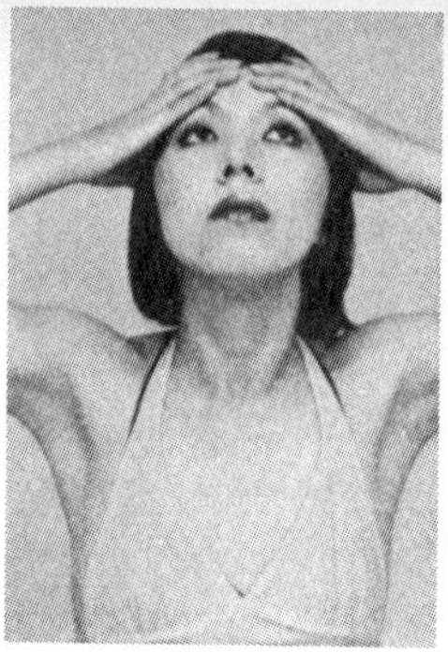

Abb. 284

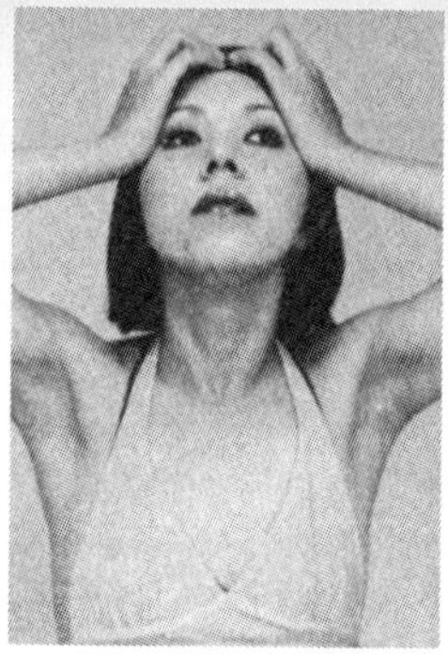

Abb. 285

weiter nach außen (GB-20-Bereich) und drücken Sie auf dieselbe Weise. Dieses Shiatsu ist gut für Augenprobleme.

Legen Sie die Fingerkuppen so auf die Stirn, daß sie sich in der Mitte treffen. Die Daumen ruhen stützend über den Ohren. Gleiten Sie mit den Fingern unter leichtem Druck nach außen (Abb. 284).

Legen Sie jetzt die Fingerkuppen beim Haaransatz etwas angewinkelt auf den Schädel. Die Handflächen ruhen dabei auf den Schläfen. Zur Massage führen Sie die Finger auf der Mittelscheitellinie schädelaufwärts, wobei die Handballen gleichzeitig die Schläfen pressen. Etwa auf der Schädelmitte angekommen, drehen Sie die Handballen massierend nach vorn und gleiten mit den Fingern auf beiden Seiten des Schädels in Richtung Ohren nach unten (Abb. 285).

Geben Sie auf den Blasenmeridianlinien von der Stirn bis zum Hinterkopf Shiatsu (Abb. 286). Diese Behandlung ist sehr gut gegen Kopfschmerzen und Müdigkeit.

Legen Sie Ihre Hände seitlich auf den Kopf, als wollten Sie sich die Ohren zuhalten. Die Fingerspitzen weisen nach hinten. Geben Sie Shiatsu auf dem Gallenblasenmeridian, dem Dreifacher-Erwärmer-Meridian und dem Lenkergefäßmeridian (Abb. 287).

Legen Sie die Daumen dicht an den äußeren Hinterhauptvorsprung (*Protuberantia occipitalis externa*). Die übrigen Finger ruhen schräg über den Ohren (Abb. 288). Während das Gesicht von den Handballen gestützt wird, drücken Sie mit den Dau-

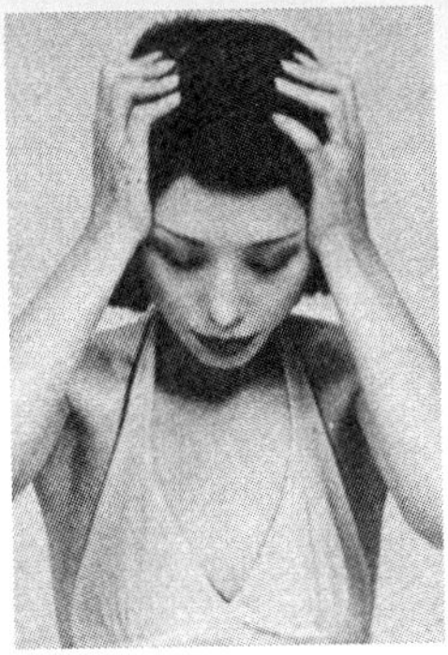

Abb. 286

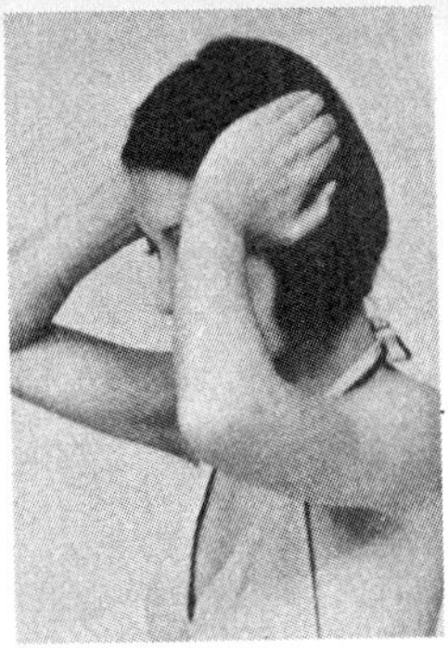

Abb. 287

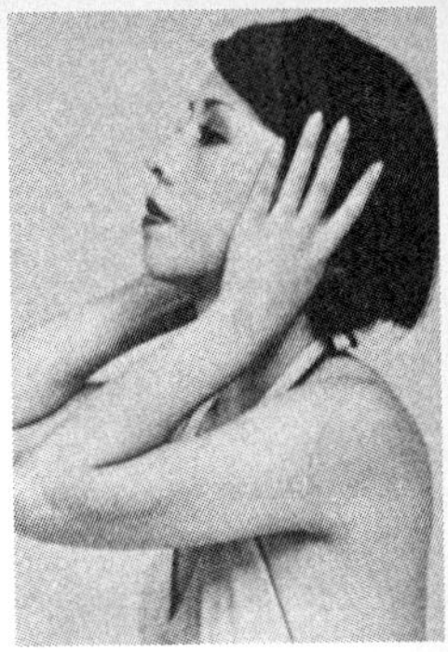

Abb. 288

men von der Mitte auf beiden Seiten in Richtung Ohr. Folgen Sie dabei der Schädellinie. Legen Sie die Fingerspitzen an die Schläfen und geben Sie mit den Handballen dem Unterkiefer Shiatsu. Fangen Sie dabei auf der Kinnspitze an und gleiten Sie zum Ohransatz (Abb. 289).

Legen Sie die Hände so an den Kopf, daß die Fingerspitzen nach hinten zeigen und die Handballen auf den Schläfen ruhen. Pressen Sie sanft den Schädel (Abb. 290). Gleiten Sie mit den Händen tiefer, und zwar etwas über die Ohren, und drücken Sie erneut. Diese Technik am Kopf hilft vor allem bei Konzentrationsschwäche, Schlafstörungen und Nervosität.

Anschließend sollten Sie zur Verstärkung der Wirkung mit dem Daumen und Zeigefinger der einen Hand das Dreieck zwischen dem abgespreizten Daumen und dem Zeigefinger der anderen Hand kräftig drücken. Sie können sich dort auch auf einen Punkt, den LI-4 (Dickdarm Nr. 4), konzentrieren (Abb. 291).

Selbst-Shiatsu für den Hals

Legen Sie die letzten drei Finger beider Hände auf den Bereich unmittelbar vor dem Ohr, den Zeigefinger jeweils direkt dahinter und den Daumen stützend an die Halsseite. Drücken Sie jetzt die Hände leicht zusammen und massieren Sie die Ohren zwischen Mittel- und Zeigefingern (Abb. 292).

Die Sekrete, die von der Ohrspeicheldrüse abgesondert werden, sind wichtig für das Jungbleiben. Deshalb kommt dem Drücken des Tsubos in diesem Bereich eine verjüngende Funktion zu

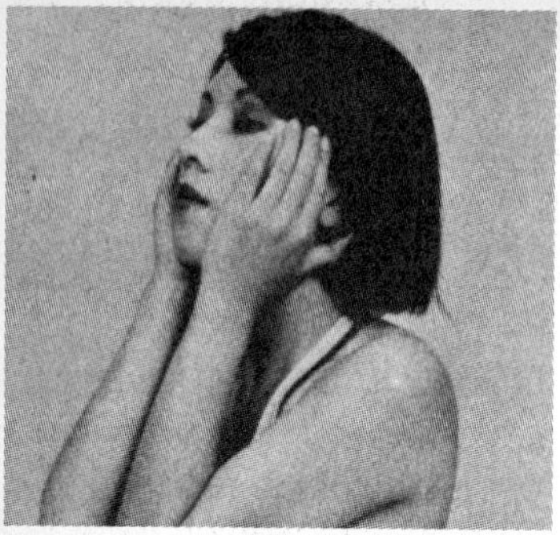

Abb. 289

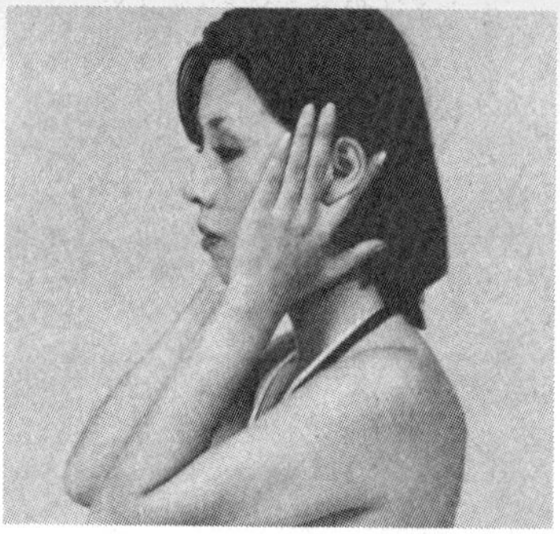

Abb. 292

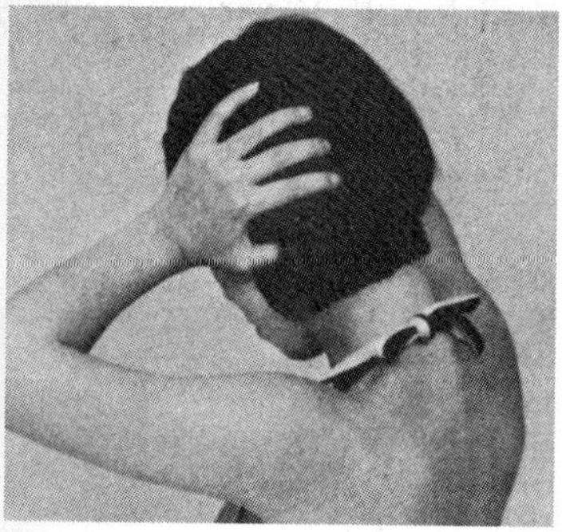

Abb. 290

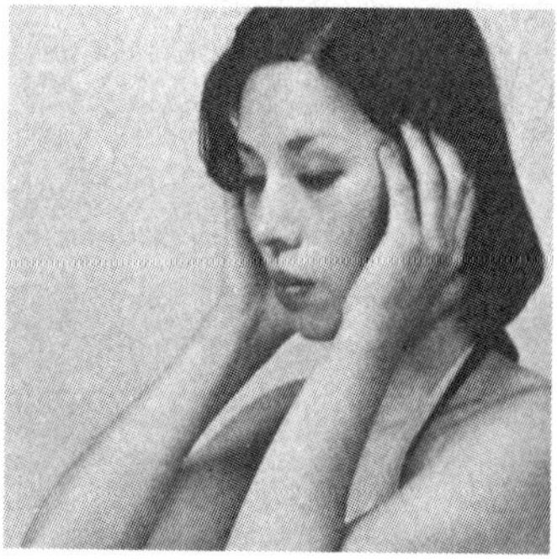

Abb. 293

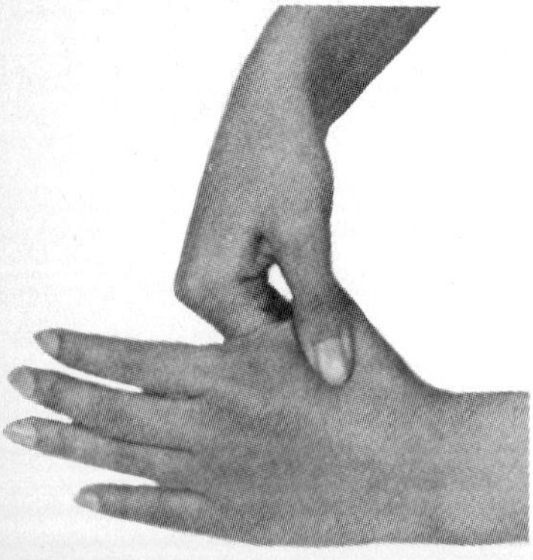

Abb. 291

(Abb. 293). Diese Punkte sind auch gut zur Anregung der Speichelproduktion.

Legen Sie nun die Fingerspitzen dicht am Hals unter das Kinn und drücken Sie nach oben. Wenn Ihnen dabei die Mandeln weh tun, verringern Sie den Druck, bis sich der Schmerz legt (Abb. 294).

Legen Sie die Daumen seitlich unter dem Kinn an den Hals und die Fingerspitzen so, daß sie zum

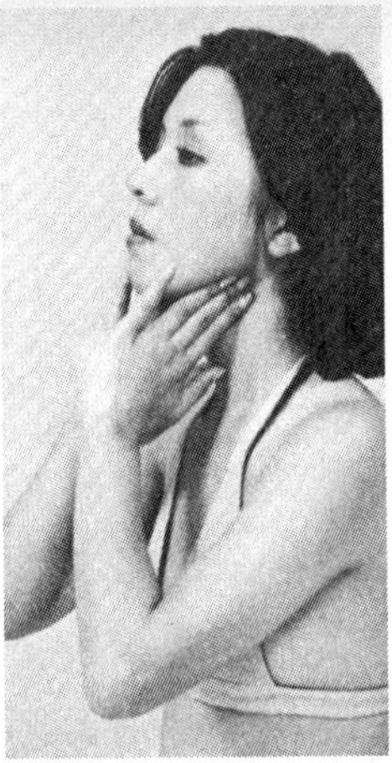
Abb. 294

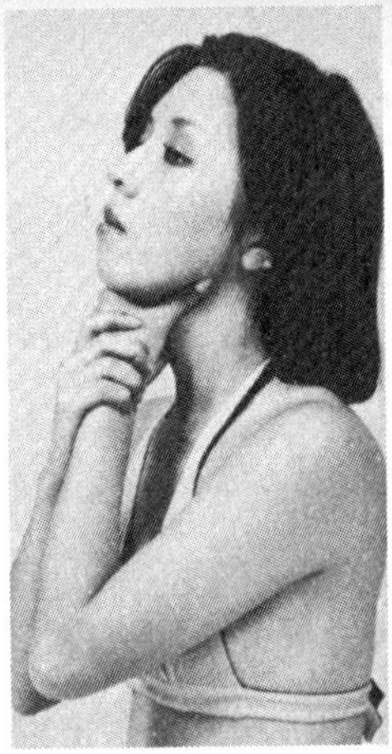
Abb. 295

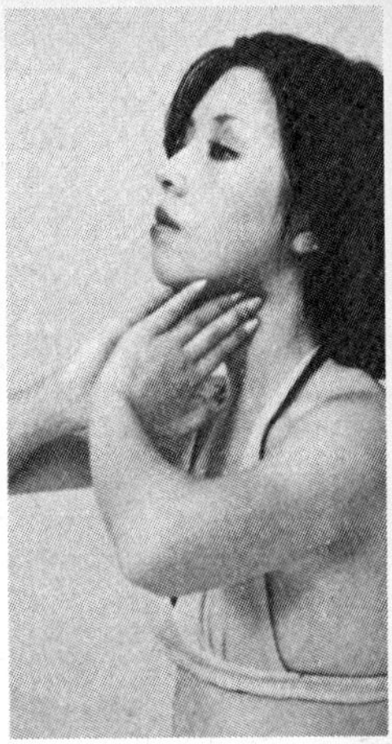
Abb. 296

Ohr weisen. Mit der anderen Hand umfassen Sie stützend Ihr Handgelenk. Geben Sie sanft den Hals hinunter und den Schilddrüsenpartien Shiatsu (Abb. 295). Wenn Sie Halsprobleme haben, wird sich dieser Bereich besonders verspannt anfühlen.

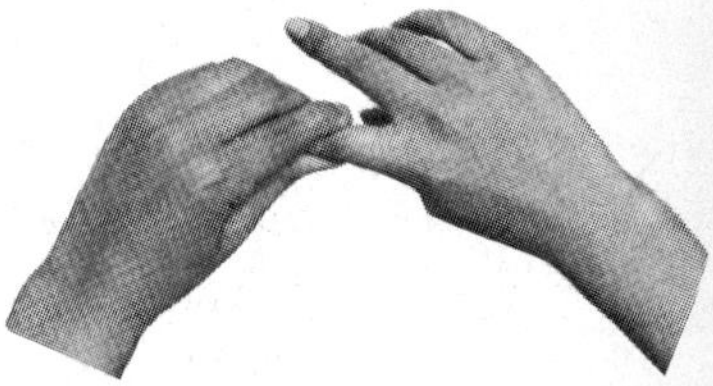
Abb. 297

Legen Sie die Fingerspitzen seitlich an die Luftröhre und drücken Sie sanft (Abb. 296). Fangen Sie direkt unter dem Kinn an und gleiten Sie bis zum Schlüsselbein hinunter.

Massieren Sie anschließend abwechselnd mit Daumen und Zeigefinger der einen Hand den Zeigefinger der anderen (Abb. 297). Sie können diese Techniken für Gesicht, Kopf und Hals auch mit einer Hand ausführen, wenn es Ihnen mit beiden zu schwer fällt oder Sie in der Zwischenzeit mit der anderen Hand etwas tun wollen. Arbeiten Sie dann mit dem Daumen, den vier Fingern und dem Handballen zugleich und achten Sie stets darauf, nicht zu stark, dafür aber gleichbleibend zu drücken.

Selbst-Shiatsu für die Schultern

Steife Schultern sind weit verbreitet und zudem ein Anzeichen für die verschiedensten Krankheiten, so daß es zuviel verlangt wäre, hier mit Selbst-Shiatsu alle Ursachen dafür beheben zu wollen. Doch Sie können sich auf diese Weise in jedem Fall Linderung verschaffen, besonders bei rheumatischen Beschwerden und Störungen, die auf mangelhafte Durchblutung zurückzuführen sind.

Eine Schwierigkeit bei Selbst-Shiatsu der Schultern ist, daß bei der Behandlung der einen Seite die andere Hand meist sehr rasch ermüdet. Deshalb sollten Sie zwischendurch Lockerungsübungen machen, die unnötigen Verspannungen vorbeugen.

Zunächst legen Sie eine Hand mit den Fingern nach hinten auf die entgegengesetzte Schulter. Die andere Hand stützt den Arm am Ellenbogen ab (Abb. 298). Dann wird der Schulter mit den Fingern und der Handfläche Shiatsu gegeben.

Anschließend heben Sie mit der stützenden Hand den Ellenbogen höher, so daß die massierende Hand gut das Schulterblatt erreicht. Drehen Sie, wenn es für Sie bequemer ist, den Kopf in Richtung Schulter, die gerade behandelt werden soll (Abb. 299). Versuchen Sie, den Ellenbogen so hoch zu bringen, daß Sie mit der Hand auch die Shiatsu-Punkte um das Schulterblatt herum drükken können (Abb. 300). Wiederholen Sie jede Übung zweimal. Wechseln Sie die Seiten.

Selbst-Shiatsu für die Arme

Wenn Sie an steifen Schultern leiden, brauchen Sie auch eine Behandlung der Oberarme, weil diese in Mitleidenschaft gezogen sind.

Legen Sie eine Hand mit den Fingerspitzen nach hinten in die Armhöhle auf der anderen Seite. Der Daumen liegt vorn auf dem Brustmuskel. Massieren Sie die Achselhöhle (Abb. 301).

Geben Sie anschließend um das Schultergelenk herum sanft Shiatsu (Abb. 302).

Die wichtigsten Teile für die Armbehandlung sind die Achselhöhle, der große Brustmuskel (*Musculus pectoralis major*) und der dreieckige Schultermuskel (*Musculus deltoideus*) auf der Armrückseite.

Shiatsu dieser Muskelpartien ist schmerzlindernd bei Zahnbeschwerden. Dabei ist der große Brustmuskel für die Zahnschmerzen im Unterkiefer und der dreieckige Schultermuskel für Schmerzen im Oberkiefer zuständig. Sie können auch auf dem Arm entlang des Dickdarm-, Herz-, Lungen-, Herzkonstrik-

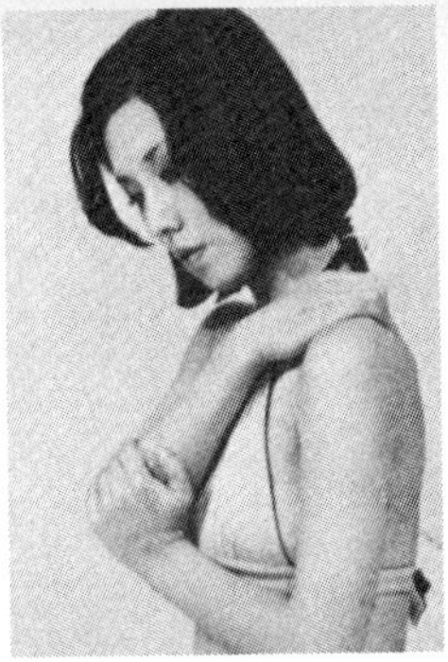

Abb. 298

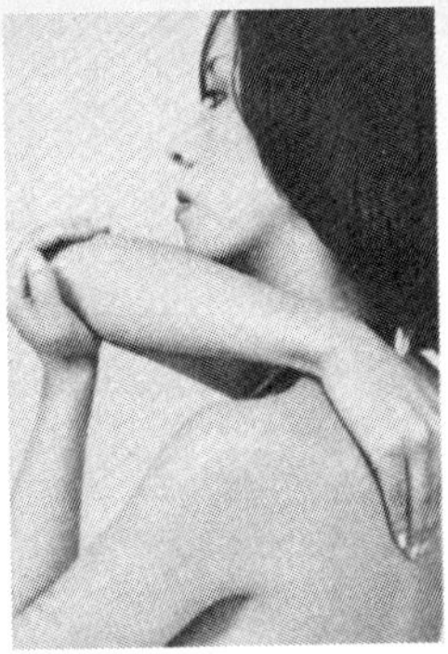

Abb. 299

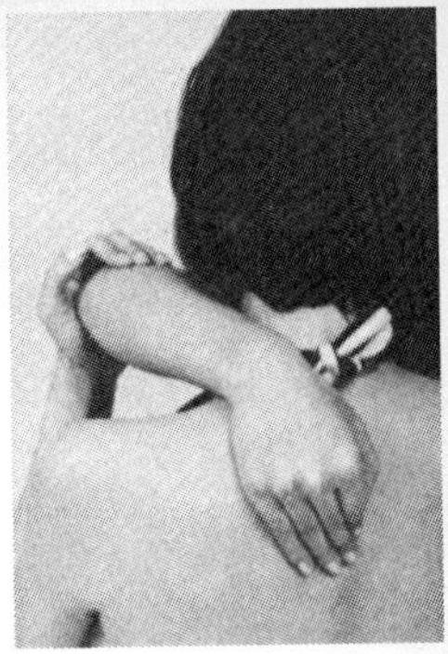

Abb. 300

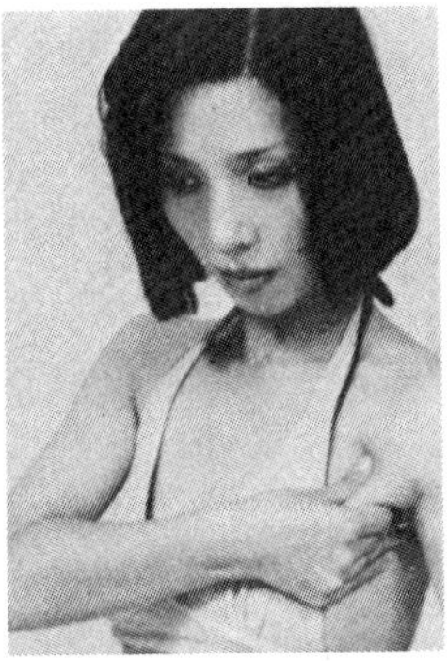

Abb. 301

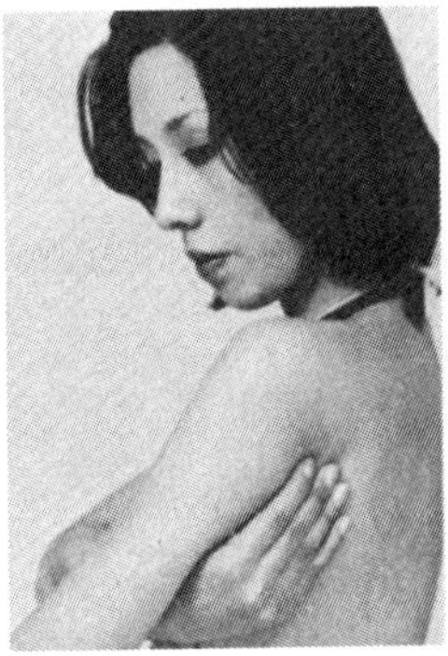

Abb. 302

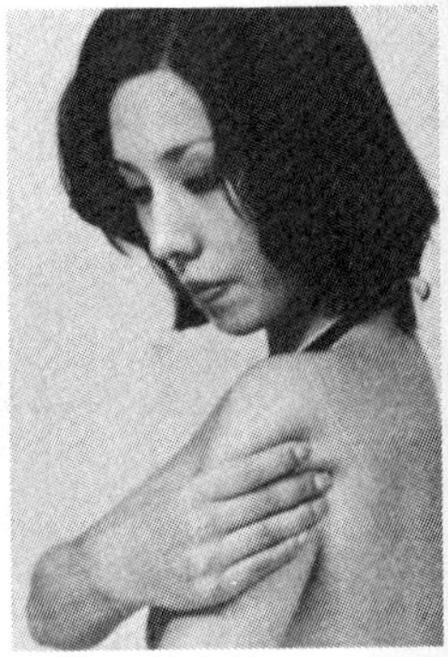

Abb. 303

tor- und Dünndarmmeridians Shiatsu geben.
Drücken Sie die Muskulatur in der Achselhöhle. Wenn Sie den entscheidenden Druckpunkt gefunden haben, werden Sie ein Ziehen vom Nacken bis zu dem schmerzenden Zahn spüren. Drücken Sie so stark Sie wollen. Übrigens ist das kein Heilmittel gegen Karies-Befall der Zähne, sondern als Linderung bei nervösen Zahnschmerzen gedacht, oder wenn Sie Nachschmerzen nach einer Zahnbehandlung haben.
Geben Sie in Greiftechnik von den Schultern abwärts dem Oberarm außen und innen sanft Shiatsu (Abb. 303 und 304).
Behandeln Sie den Oberarm vom Schultergelenk bis zum Ellenbo-

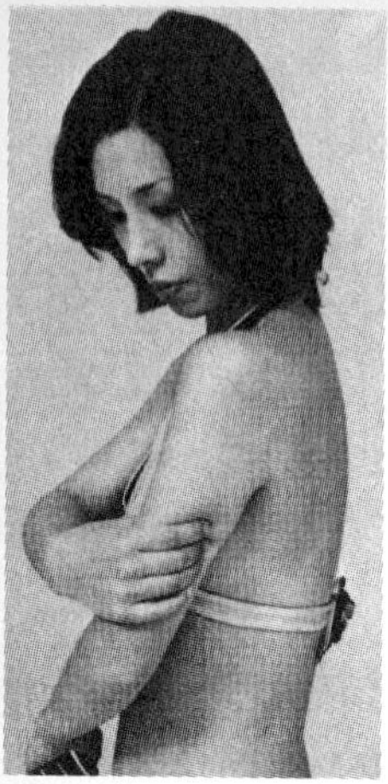

Abb. 304

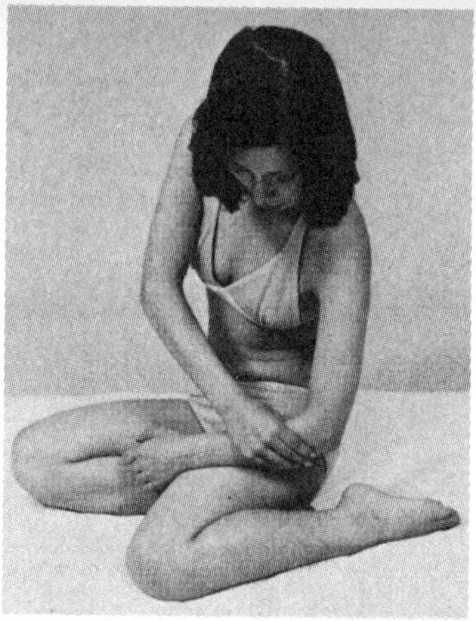

Abb. 305

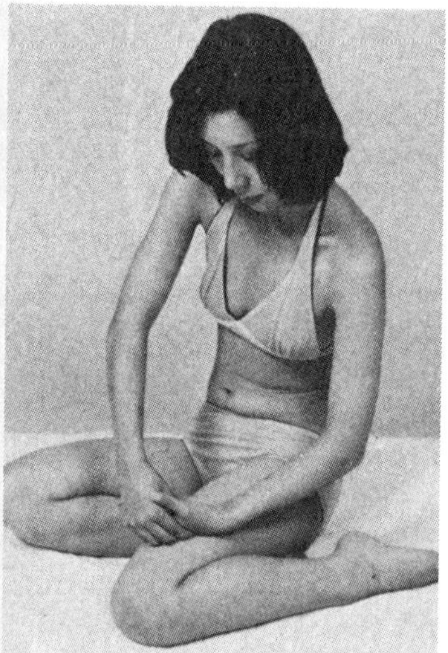

Abb. 306

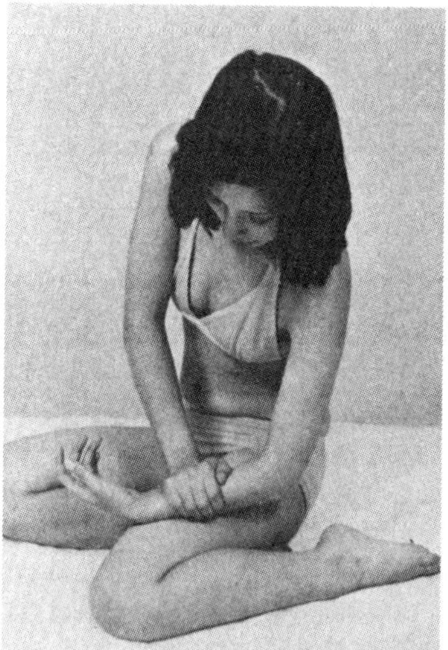

Abb. 307

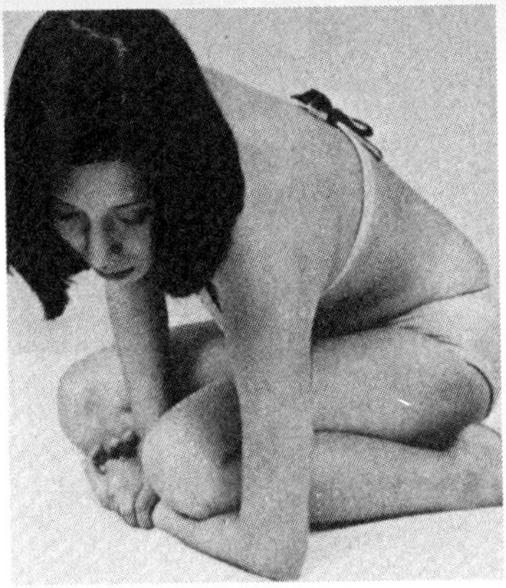

Abb. 308

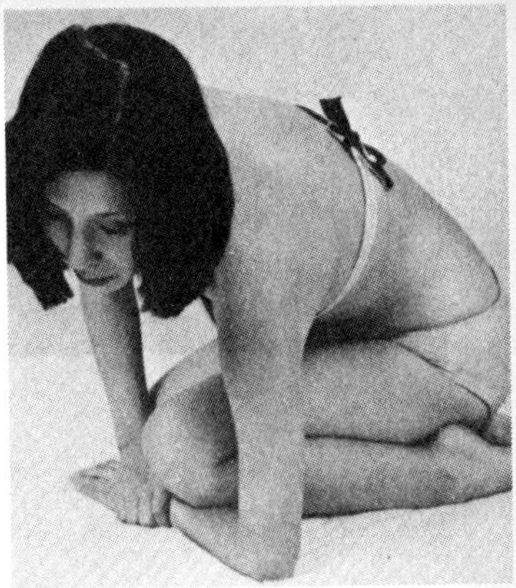

Abb. 309

gen. Gehen Sie dann weiter zum Unterarm. Der Daumen drückt dabei die Arminnenseite, und die vier Finger massieren die Außenseite (Abb. 305).

Bei Zahnschmerzen im Oberkiefer drücken Sie kräftig den Herz- und Dünndarmmeridian, die außen bzw. innen auf der Linie des kleinen Fingers verlaufen. Bei Zahnschmerzen im Unterkiefer drücken Sie den Daumenbereich (Lungenmeridian und Dickdarmmeridian).

Haben Sie Zahnfleischprobleme, dann drücken Sie entlang der Mittellinie des Außenarms (Dreifacher-Erwärmer-Meridian) und der des Innenarms (Herzkonstriktormeridian). Personen, die zur Verstopfung neigen, sollten sich zwischen dem Daumen und dem Zeigefinger Shiatsu geben (Dickdarmmeridian, Abb. 306).

In Fällen von nervöser Erschöpfung geben Sie sich auf der äußeren und inneren Mittellinie des Unterarms Shiatsu (Abb. 307). Das bringt Entspannung. Um Steifheit im Unterarm zu beheben, schieben Sie Ihren Unterarm mit der Innenseite nach oben unter das Knie. Mit der anderen Hand umfassen Sie das Handgelenk. Verlagern Sie nun Ihr Gewicht auf das Knie und pressen Sie vom Ellbogen den Arm herunter bis zum Handgelenk (Abb. 308). Legen Sie dann den Arm mit der Außenseite nach oben unter das Knie und wiederholen Sie nun die Prozedur (Abb. 309). Sie können die Stärke des Drucks durch Gewichtsverlagerung bestimmen. Behandeln Sie auch den anderen Arm mit dem anderen Knie.

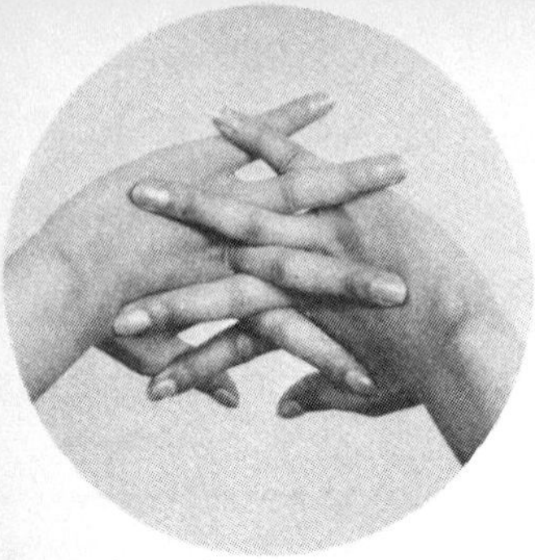

Abb. 310

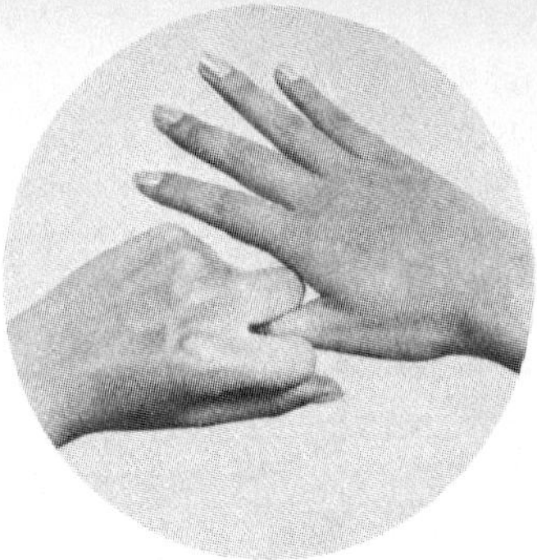

Abb. 311

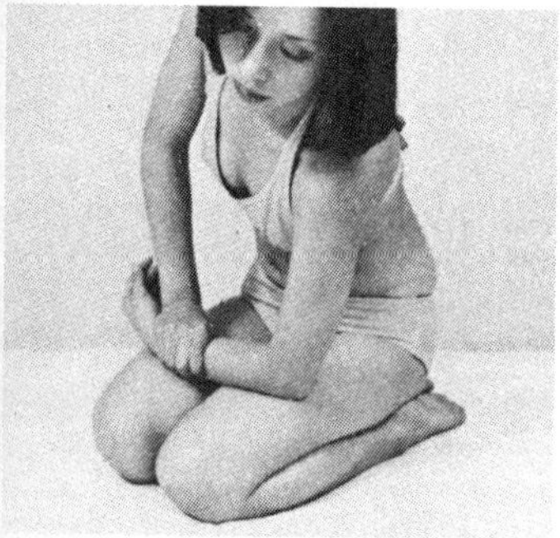

Abb. 312

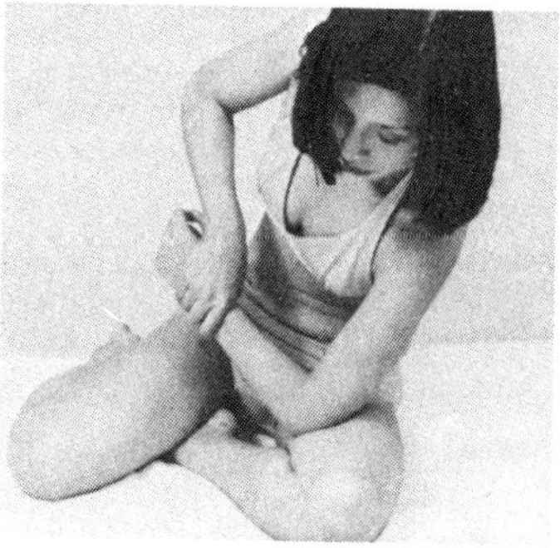

Abb. 313

Die Energie stagniert leicht in den Handgelenken, und Verschiebungen des Gelenks sind häufig. Deshalb drücken Sie auch das Handgelenk mit dem Knie, wobei Sie die Handfläche der anderen Hand stützend auf die behandelte Hand legen.
Spreizen Sie dann die Finger und verschränken Sie sie ineinander (Abb. 310).
Kneifen Sie und ziehen Sie Ihren Daumen zwischen Zeige- und Mittelfinger der anderen Hand (Abb. 311).

Selbst-Shiatsu für die Beine
Setzen Sie sich im Fersensitz hin und legen Sie Ihren Ellbogen auf die Mitte des Oberschenkels. Geben Sie Ellbogen-Shiatsu auf dem Bein (Abb. 312). Wechseln Sie dann in den Schneidersitz über oder setzen Sie sich, einen

Schenkel untergeschlagen, etwas schräg hin (Abb. 313). Geben Sie sich mit dem Ellbogen oder mit beiden Händen auf der Schenkelinnenseite Shiatsu.
Sie können auch wie auf Abb. 314 ein Bein nach außen biegen und sich auf dieselbe Weise Shiatsu geben. Strecken Sie dann Ihr Bein zur Seite und geben Sie sich Daumenshiatsu auf der Oberseite des Schenkels (Abb. 315).
Legen Sie den Daumen am Unterschenkel hinten auf den Wadenmuskel und die Fingerkuppen rechts und links vom Schienbein auf die Vorderseite. Üben Sie vorn und hinten ungefähr gleich starken Druck aus (Abb. 316). Leiden Sie an Wadenkrämpfen, muß der Druck hauptsächlich von den Daumen kommen.
Sind Ihre Beine nach langer Krankheit oder aus anderen Gründen steif oder taub, geben Sie sich entlang der Außenseite des Schienbeins bis zum Knöchel Shiatsu (Abb. 317).
Zum Abschluß der Beinmassage behandeln Sie die einzelnen Zehen. Stellen Sie dazu den Fuß aufrecht auf die Ferse und umfassen Sie stützend die Sohle mit den vier Fingern jeder Hand, während die Daumen auf der Fußoberseite drücken (Abb. 318). Nach den Zehen massieren Sie die Fußsohle und die Knöchel. Geben Sie dann dem Knöchelbereich Shiatsu. Lassen Sie Ihre Füße kreisen. In

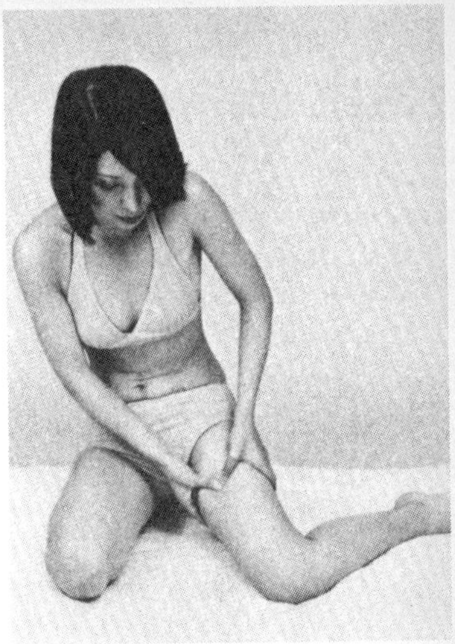

Abb. 314

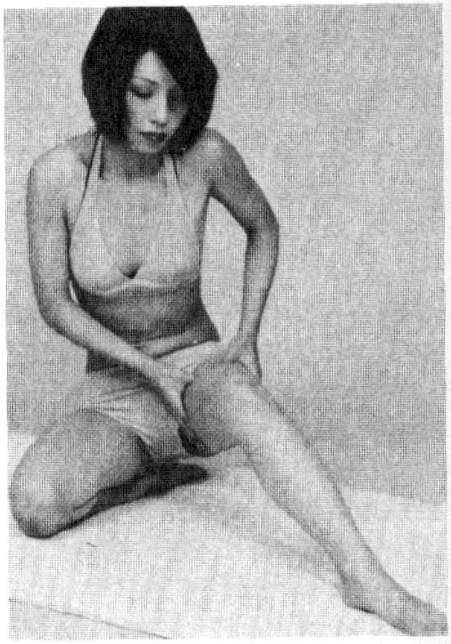

Abb. 315

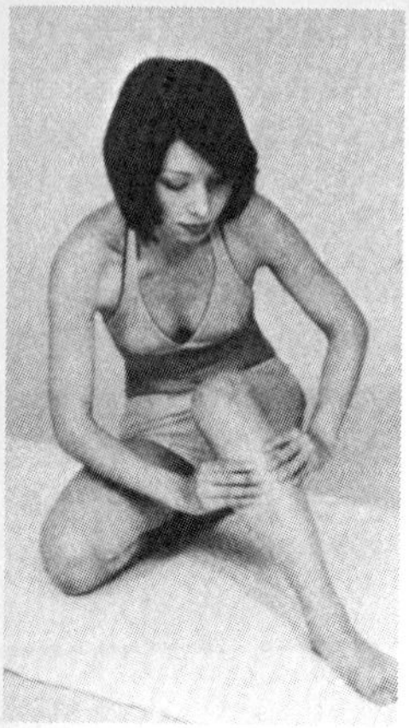

Abb. 316

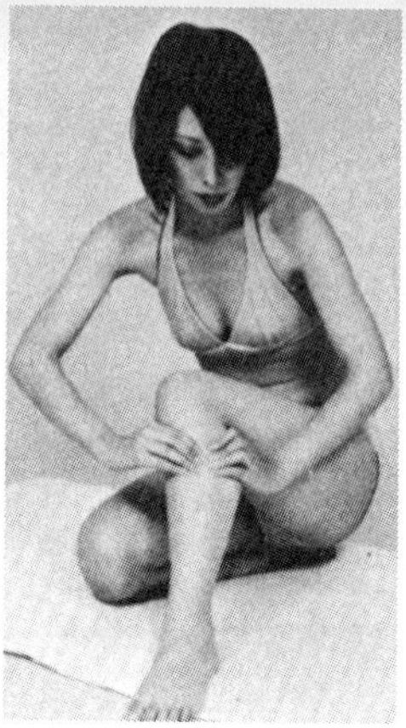

Abb. 317

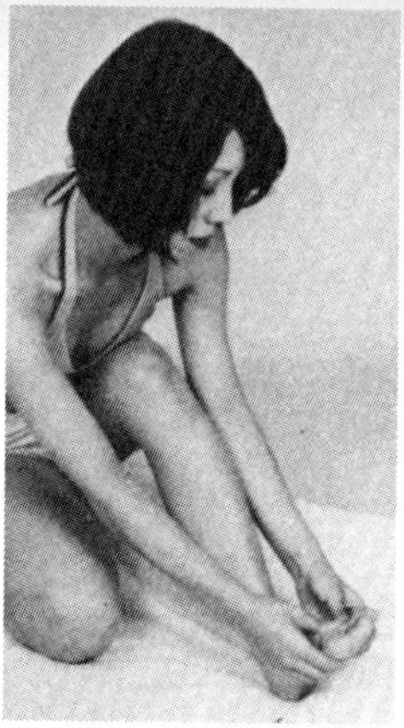

Abb. 318

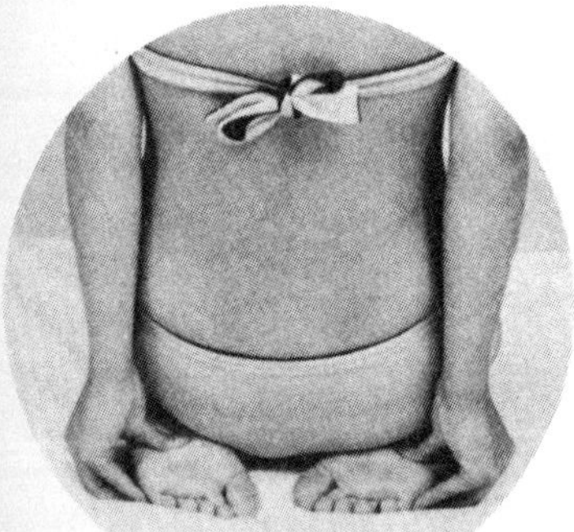

Abb. 319

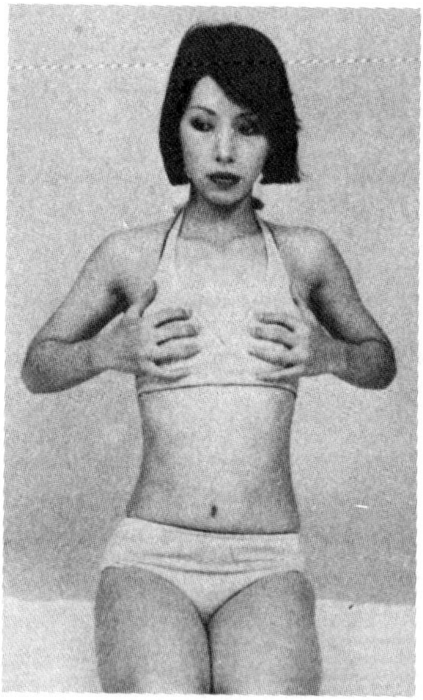

Abb. 320

Japan benutzt man diese Technik zur Verlängerung des Lebens und zur Verjüngung. Sie ist gut zur Vorbeugung von Gehirnblutungen und bei Steifheit in den Zehen und im Knöchelbereich sowie des Fußgelenks.
Schwindelgefühl und blaue Flekke sind Symptome für verkrampfte Fußsohlen. Setzen Sie sich auf Ihre Fußsohlen und geben Sie ihnen mit dem Daumen Shiatsu. Das ist auch eine gute Vorbeugung gegen eingeschlafene Beine (Abb. 319).

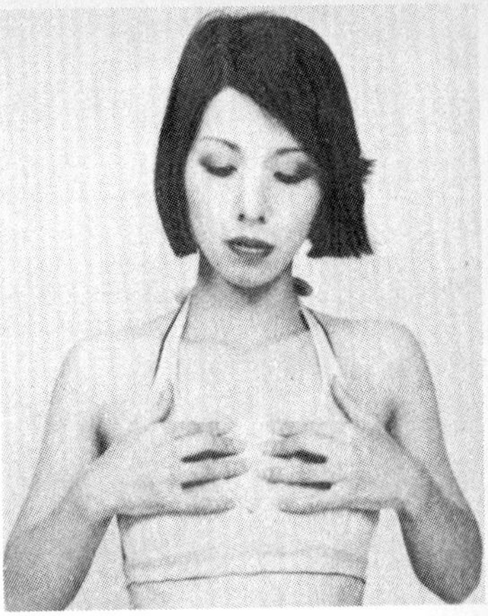

Abb. 321

Selbst-Shiatsu für die Brust
Haben Sie Husten oder Schwierigkeiten beim Atmen oder ein Schwere- bzw. Druckgefühl auf der Brust im Zusammenhang mit verschleimten Bronchien, geben Sie sich eine Brust-Selbstmassage. Die Behandlung erfolgt in aufrechter Sitzstellung. Legen Sie die Hände so auf die Brust, daß die Handflächen seitlich den Brustkasten umfassen und die Fingerspitzen in Richtung Brustbein zeigen (Abb. 320). Zunächst übt man in dieser Stellung Druck aus und gleitet dann von außen nach innen, bis sich die Fingerspitzen in der Mitte zum Brustbein fast berühren. Anschließend gleitet man massierend Stück für Stück nach unten bis zum unteren Rippenbogen.
Zum Abschluß legt man die Fingerkuppen dicht nebeneinander auf das Brustbein und behandelt es mit nicht zu starkem Druck von oben nach unten gleitend (Abb. 321).

Selbst-Shiatsu für den unteren Rücken
Sie bleiben dazu weiter im Fersensitz oder zumindest in aufrechter Sitzstellung. Legen Sie die eine zur Faust geballte Hand mit den Knöcheln in Höhe des Hara auf den Rücken und drücken Sie mit der flachen anderen Hand, so kräftig Sie können, auf die Faust (Abb. 322).
Legen Sie dann die eine Hand so mit der Handfläche ins Kreuz, daß Handballen und Daumen auf der einen Seite der Wirbelsäule und die Fingerkuppen auf der anderen zu liegen kommen. Ihre zweite Hand drückt jetzt mit

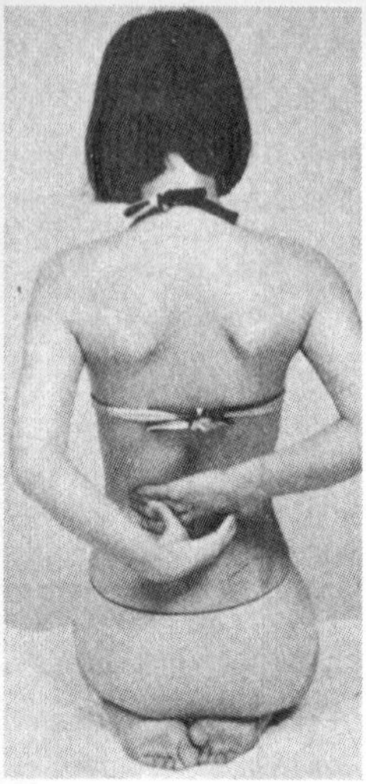
Abb. 322

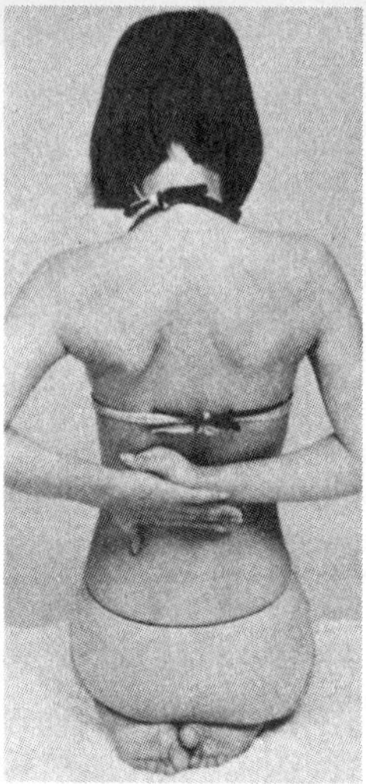
Abb. 323

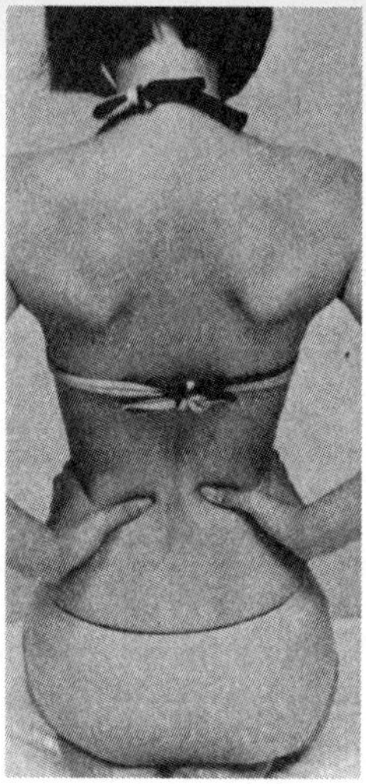
Abb. 324

Daumen und Fingerkuppen genau entgegengesetzt auf die erste Hand (Abb. 323).

Stützen Sie so die Hände in die Hüften, daß die Daumen nach hinten zeigen und die Fingerkuppen jeder Hand auf dem Dickdarmmeridian liegen (Abb. 324). Drücken Sie. Eine ausgezeichnete Technik zur Behandlung von Verstopfung ist es, die Dickdarmmeridianlinien zu drücken, während Sie ausatmen und den Bauch einziehen (Abb. 325).

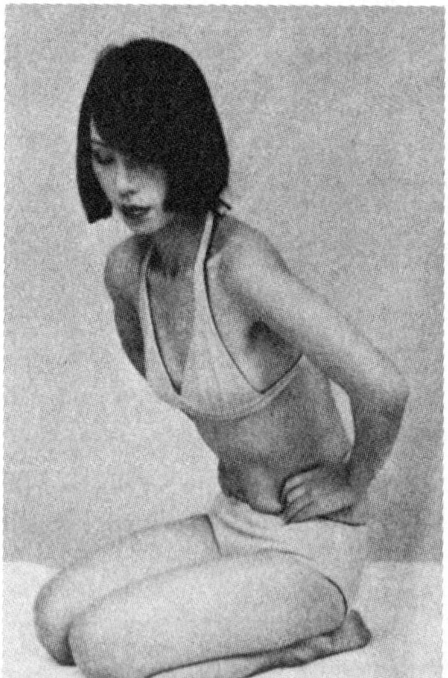
Abb. 325

Selbst-Shiatsu im Hara-Bereich

Legen Sie eine Hand auf den untersten Rippenbogen und stützen

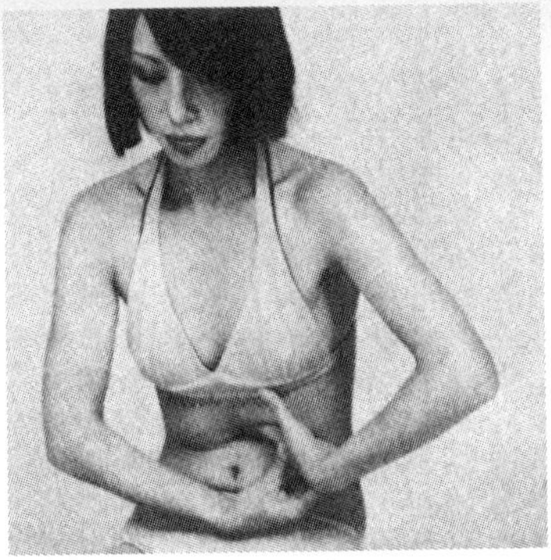

Abb. 326

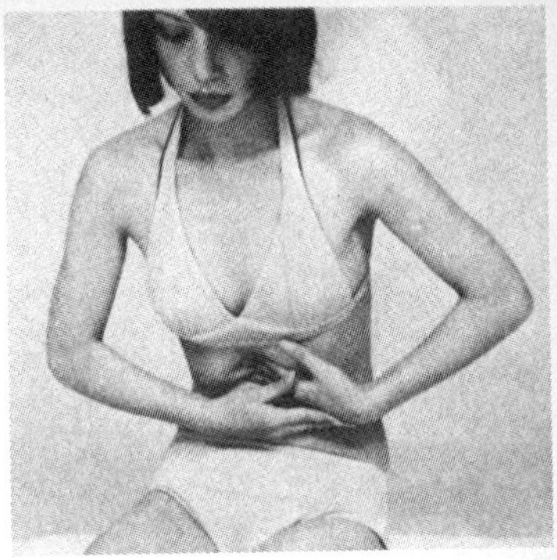

Abb. 327

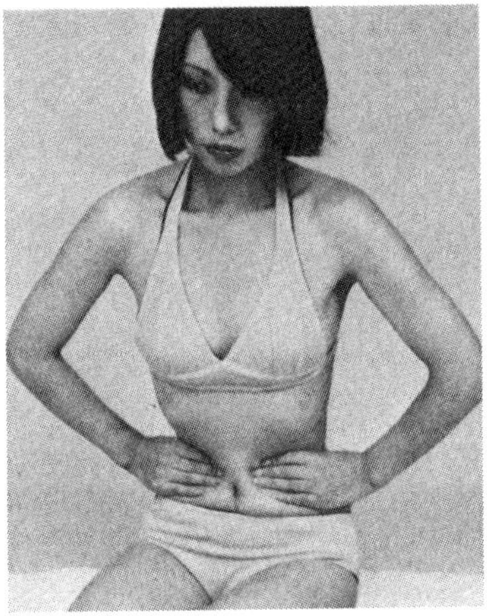

Abb. 328

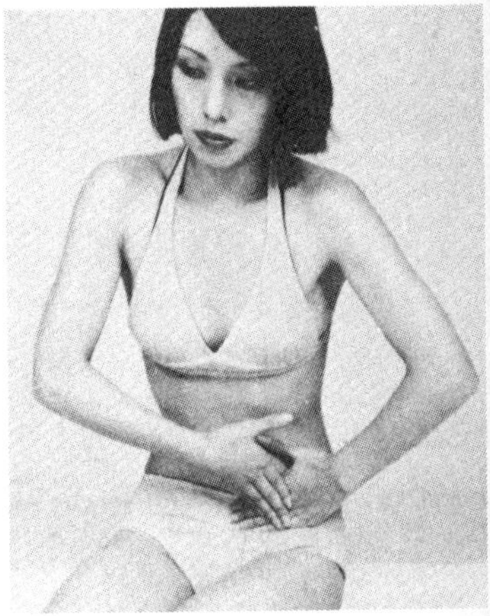

Abb. 329

Sie sie mit der anderen Hand ab. Schieben Sie Ihre Fingerspitzen langsam und mit nicht zu starkem Druck unter den Rippenbogen. Wechseln Sie zur anderen Seite des Brustkorbs (Abb. 326).
Legen Sie eine Hand quer so über den Solarplexus, daß die Fingerspitzen genau die Mitte berühren. Die andere Hand faßt stützend die untere. Drücken Sie sanft (Abb. 327).
Stemmen Sie die Hände in die Hüften, wobei die Finger nach vorn und die Daumen nach hinten zeigen. Drücken Sie (Abb. 328).

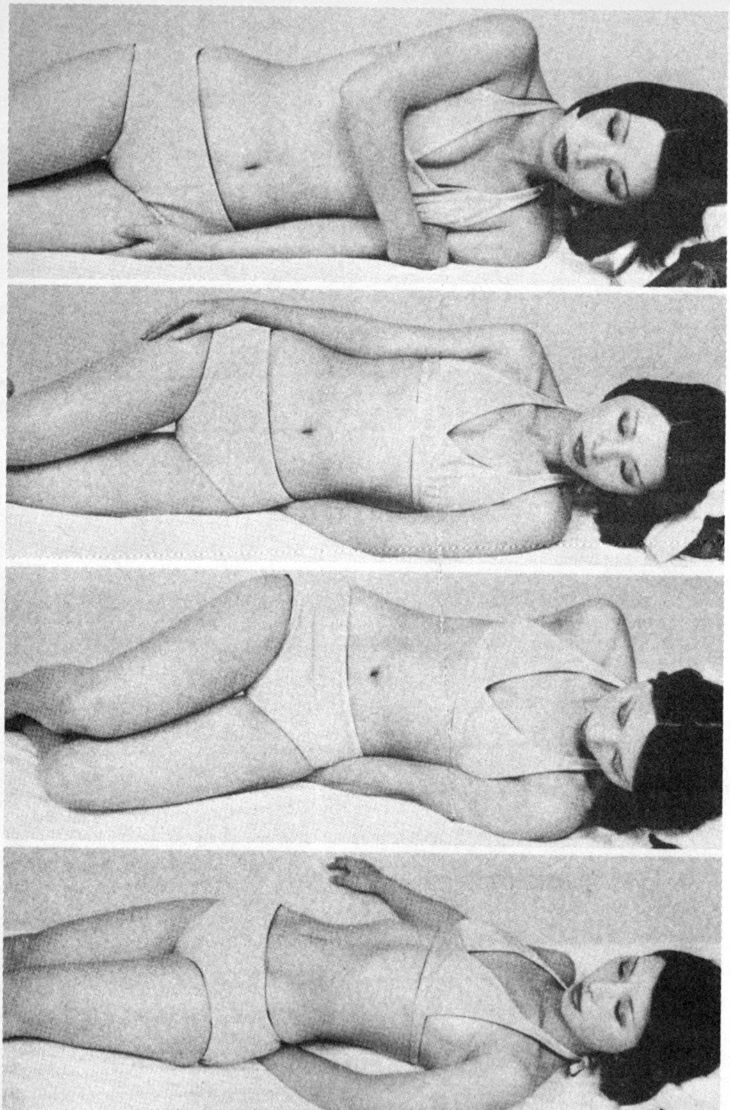

Abb. 330–333

Legen Sie die Hand schräg vor den Hüftknochen. Der Daumen ist zum Nabel hin abgespreizt. Die vier Finger der anderen Hand drücken dann kreuzweise die der unteren Hand in den Bauch. Wechseln Sie die Seite (Abb. 329). Anschließend können Sie dem gesamten Hara-Bereich Selbst-Shiatsu geben. Das stimuliert Ihre Verdauungsorgane und hilft bei Funktionsstörungen des Verdauungstrakts, vor allem bei Appetitlosigkeit und Verstopfung.

Shiatsu-Selbstbehandlung in Rückenlage

Ab einer gewissen Dauer kann die Shiatsu-Selbstbehandlung für manche etwas Anstrengendes sein. Dann ist es am besten, Sie gehen zu den Behandlungen über, die Sie ohne weiteres im Liegen durchführen können. Ich habe solche Techniken ausgewählt, bei denen nicht nur die Hände die Druckmassage ausführen, sondern auch durch das Gewicht des Körpers massiert wird, indem Sie auf der Seite, auf dem Rücken oder auf dem Bauch liegen. Diese Methoden sind sehr wirkungsvoll und helfen gegen Müdigkeit.

Selbst-Shiatsu im Liegen für die Arme

Legen Sie sich auf die Seite und schieben Sie den untenliegenden Arm etwas vor. Mit der Hand des obenliegenden Arms umfassen Sie ihn dann unterhalb der Schultergegend (Abb. 330). Der Daumen befindet sich auf dem Innenarm, und die Handfläche und Finger greifen um den Außenarm. Die Hand massiert nun langsam den Arm von oben bis zum Ellbogen. Hierbei geben Sie noch selber Shiatsu, und das Körpergewicht spielt für die Oberarmbehandlung kaum eine Rolle.

Anders ist dies bei der Behandlung des Unterarms. Hier massiert man mit Hilfe des Körpergewichts. Dazu schiebt man zuerst den Unterarm mit der Außenseite nach oben unter die Hüften und läßt das Körpergewicht darauf ruhen (Abb. 331). Anschließend dreht man den Unterarm so, daß die Innenseite nach oben weist, und verlagert wieder das Gewicht der Hüfte darauf (Abb. 332). Sie soll das Gebiet vom Handgelenk bis nahe zum Ellbogen für kurze Zeit belasten.

Wechseln Sie dann die Seitenlage, um den anderen Arm zu behandeln.

Sie können auch in der Rückenlage die Unterarme massieren. Dazu schieben Sie einen Unterarm zunächst mit der Außenseite nach oben und anschließend mit der Innenseite nach oben unter die Hüfte und das Kreuzbein. Der Druck wird durch das Körpergewicht ausgeübt (Abb. 333). Sie

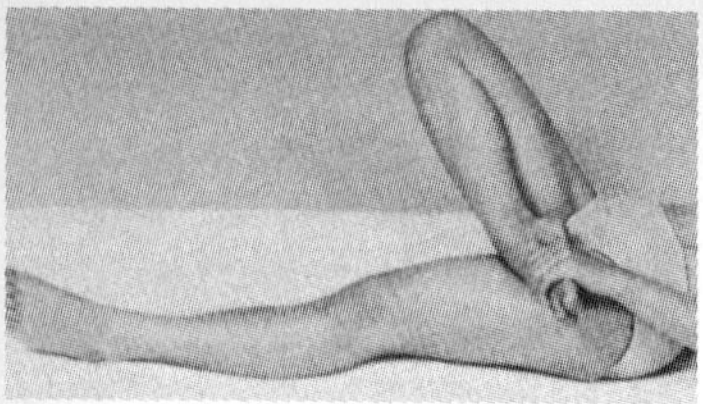

Abb. 334

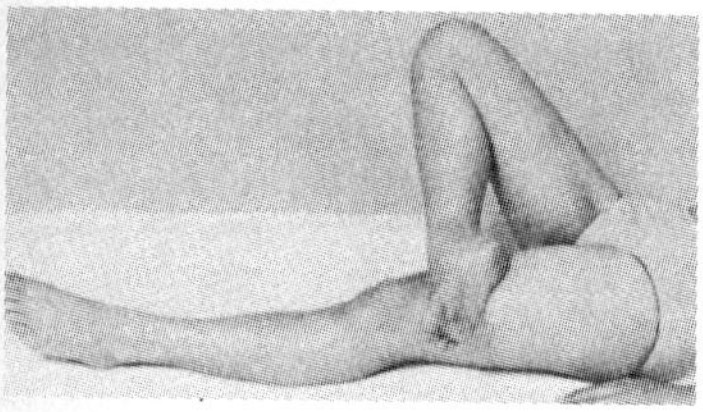

Abb. 335

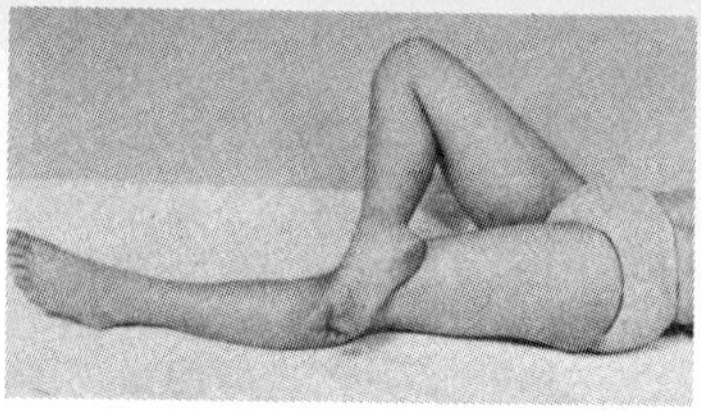

Abb. 336

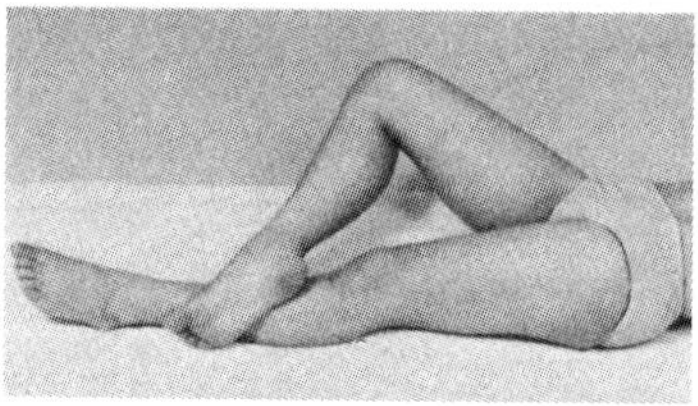

Abb. 337

sollten ihn etwa 10 Sekunden lang halten. Wiederholen Sie die Massage am anderen Arm.

Selbst-Shiatsu im Liegen für die Beine

Legen Sie sich flach auf den Rükken, ein Bein ausgestreckt, das andere über den Oberschenkel des ersten geschlagen. Fassen Sie den obenliegenden Fuß und bringen Sie ihn auf dem gestreckten Bein so weit nach oben wie möglich, wenn es geht bis zur Leistenbeuge (Abb. 334). Geben Sie Shiatsu, indem Sie mit mäßigem Druck mit der Außenkante des Fußes über das gestreckte Bein abwärts bis zum Knie streichen. Verweilen Sie einige Sekunden auf ST-34 (Magen Nr. 34), der in dem Grübchen etwa fünf Zentimeter über der Kniescheibe liegt. Massieren Sie dann weiter über die Außenkante des Schienbeins abwärts über den Magenmeridian. Halten Sie den Druck einige Sekunden auch bei ST-36 (Magen Nr. 36, Abb. 337) und streichen Sie bis zum Knöchel abwärts (Abb. 335–337).

Zur weiteren Selbstmassage ziehen Sie jetzt das gestreckte Bein etwas an und biegen es nach außen. Den Unterschenkel des anderen Beins bringen Sie wieder so weit hoch wie möglich an die Leistenbeuge heran (Abb. 338). Streichen Sie mit der Außenkante des Fußes wie in der vorigen Übung von oben nach unten über die Beininnenseite bis hinab zum Knöchel. Wechseln Sie die Seite. Drehen Sie dann das leicht angewinkelte Bein mit dem Knie nach innen, so daß jetzt in derselben Weise die Außenseite behandelt werden kann (Abb. 339). Sie massieren dabei den Gallenblasenmeridian. Verweilen Sie einige Sekunden auf GB-31 (Gallenblase Nr. 31, an der Seite des Oberschenkels, und zwar an der Spitze des Mittelfingers, wenn die Arme gerade herabhängen), GB-33 (Gallenblase Nr. 33, seitlich neben der Kniescheibe) und GB-34 (Gallenblase Nr. 34, etwas seitwärts unter der Kniescheibe). Wechseln Sie dann die Seite.

Die Unterseite des Unterschenkels behandelt man, indem man die Beine doppelt verkreuzt (Abb. 340). Dazu wird ein Bein leicht hochgestellt und das andere über den Oberschenkel des ersten geschlagen. Dann schiebt man den Unterschenkel des obenliegenden Beins unter der Kniekehle des hochgestellten Beins hindurch. Mit Schienbein und Spann massiert man jetzt von der Kniekehle die Beinrückseite abwärts über die Wade bis zur Ferse. Diese Behandlung betrifft den Blasenmeridian. Verweilen Sie bei BL-40 und BL-57 (Blase Nr. 40, in der Kniekehle, und Blase Nr. 57, in der Bucht am Ende des Wadenmuskels). Wechseln Sie die Seite.

Schlagen Sie jetzt einen Unterschenkel so ein, daß die Fußsohlen und Zehen unter Ihrem Gesäß

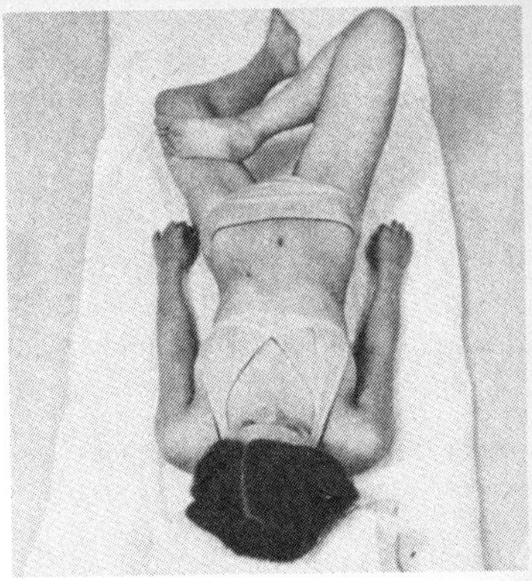

Abb. 338

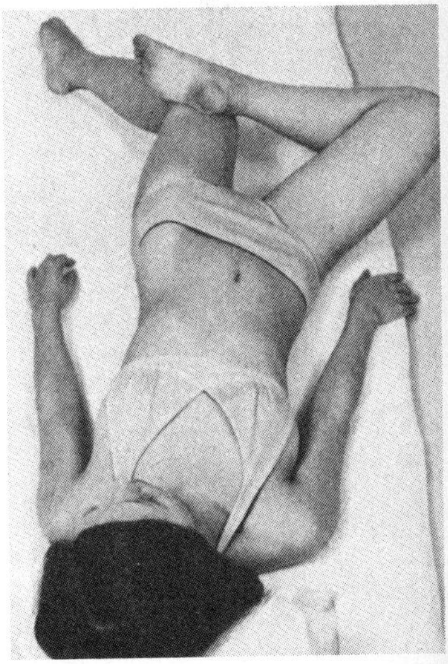

Abb. 339

liegen (Abb. 341). Tun Sie anschließend dasselbe mit dem anderen Bein (Abb. 342). Mit dieser Technik wird der Magenmeridian gestreckt.

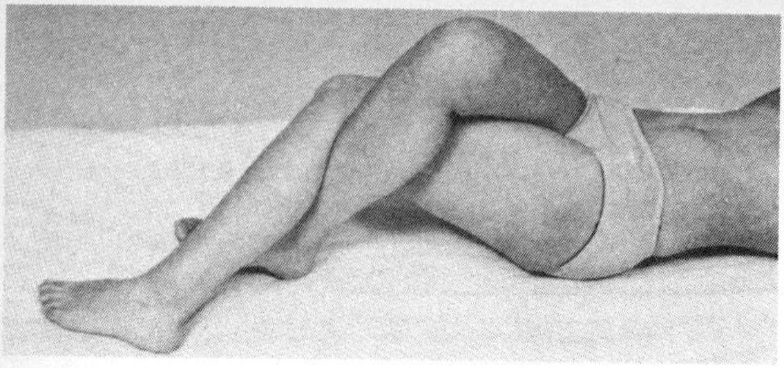

Abb. 340

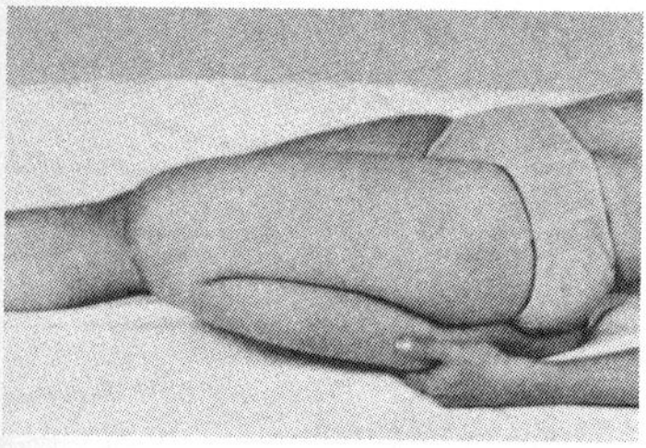

Abb. 341

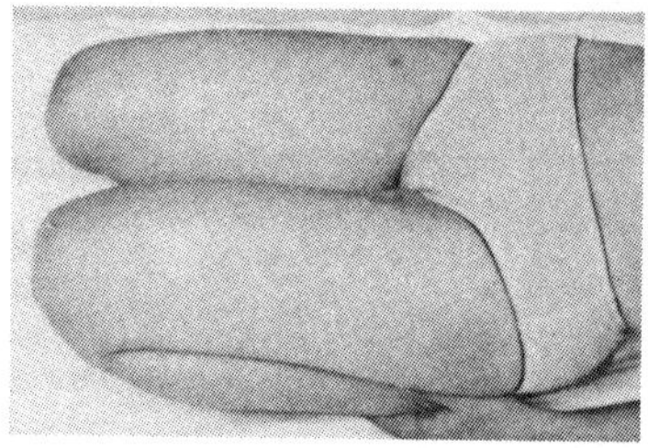

Abb. 342

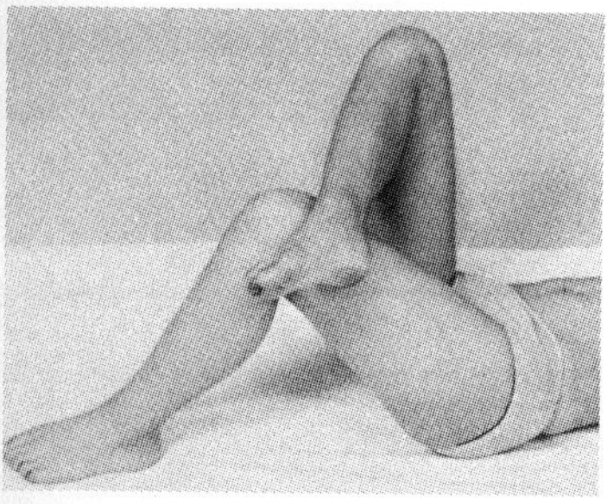

Abb. 343

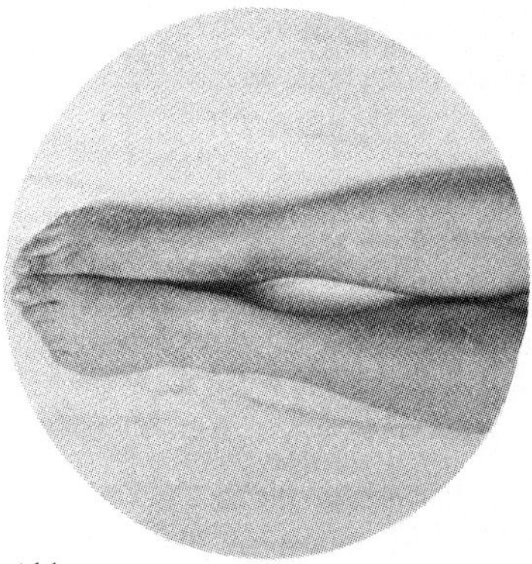

Abb. 344

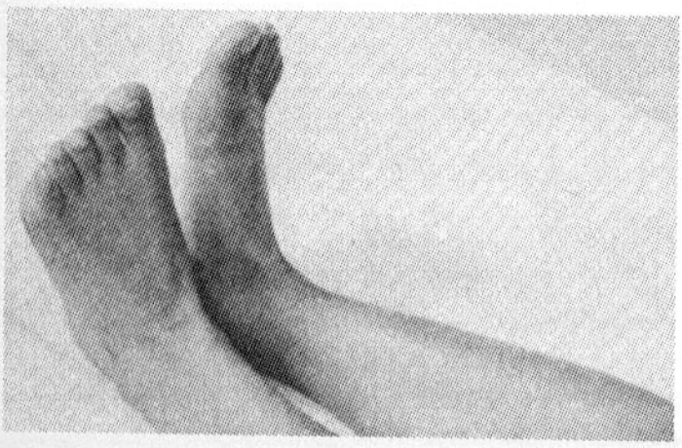

Abb. 345

Legen Sie nun den äußeren Fußknöchel des einen Beins auf den hochgestellten Oberschenkel des anderen (Abb. 343). Führen Sie ihn langsam mit gleichbleibendem Druck über das Knie und pressen Sie dabei das aufgestellte Bein fest auf den Boden. Die Massage mit dem Knöchel soll bis zum Fuß hinunter fortgesetzt werden.
Strecken Sie für die nächste Übung beide Beine aus, legen Sie die Füße dicht nebeneinander und biegen Sie die Zehen, so weit es geht, zum Boden herunter (Abb. 344).
Beugen Sie die Zehen jetzt zu sich heran (Abb. 345) und strecken Sie sie wieder. Tun Sie das mehrere Male hintereinander. Biegen und strecken Sie dann Ihre Zehen an jedem Fuß entgegengesetzt, als würden Sie paddeln. Ihr ganzer Körper soll dabei völlig entspannt sein. Das ist eine gute Übung bei müden Beinen, Schlaflosigkeit, Verdauungsstörungen, Appetitmangel und schlechter Blutzirkulation in den Beinen.

Selbst-Shiatsu im Liegen für den unteren Rücken

Sie liegen dazu auf dem Rücken und schieben Ihre zu Fäusten geballten Hände unter Ihren Rükken, und zwar so weit oben, wie es Ihnen möglich ist. Ihr Körpergewicht preßt dabei den Rücken gegen die Fäuste (Abb. 346). Gleiten Sie nun mit den Fäusten an der Wirbelsäule entlang bis nach unten in den Lendenwirbelbereich.
Legen Sie sich ein Kissen unter das Kreuz und schieben Sie beide Hände, die Handflächen nach oben, quer unter den letzen Rippenbogen. Die Daumen liegen abgespreizt in der Taille (Abb. 347). Entspannen Sie sich in Ihre Hände hinein. Durch Ihr Körpergewicht wird sanft Druck ausgeübt. Massieren Sie dann mit den Handflächen und Fingern den Rücken in Richtung Gesäß. Durch das Kissen haben Sie genügend Bewegungsfreiheit.

Selbst-Shiatsu im Liegen für das Hara

Sie liegen weiterhin auf dem Rükken. Legen Sie nun zur Massage des Hara eine Hand flach unter dem unteren Rippenbogen auf die Mitte des Oberbauchs. Die Finger der anderen Hand drücken nun nicht zu stark die untenliegende Hand massierend in das Hara (Abb. 348).

Shiatsu-Selbstbehandlung in Bauchlage

Drehen Sie sich auf den Bauch und legen Sie sich ein Kissen unter das Hara. Schieben Sie dann die eine Hand mit der Handfläche nach oben seitlich unter den

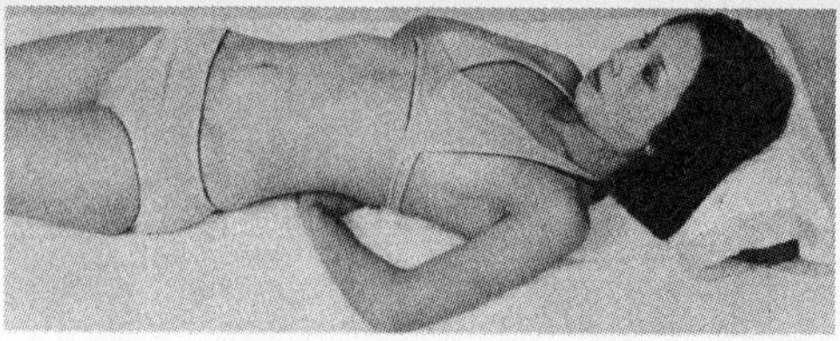
Abb. 346

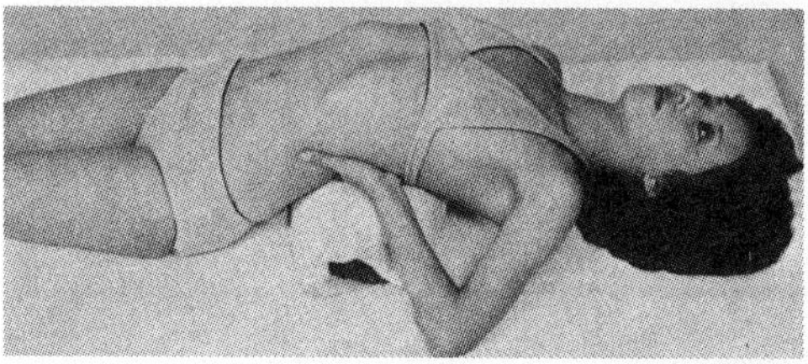
Abb. 347

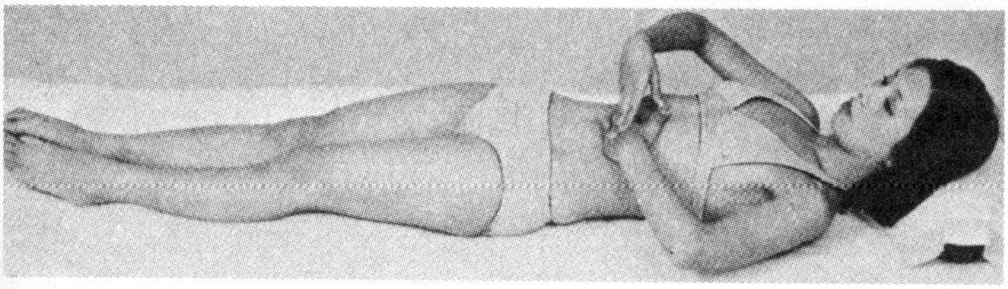
Abb. 348

Bauch, und stützen Sie sich mit dem anderen, im Ellbogen angewinkelten Arm ab (Abb. 349). Massagedruck wird zunächst durch das Körpergewicht ausgeübt, das den Bauch gegen die Handfläche drückt.

Schieben Sie Ihre Hand in den oberen Hara-Bereich und ballen Sie sie zu einer lockeren Faust, Daumen und Finger nach oben. Dadurch verstärkt sich der Druck. Lassen Sie Ihren Handballen massierend den Nabel drücken und nehmen Sie den stützenden Arm fort, so daß Ihre Brust flach auf dem Boden liegen kann (Abb. 350). Legen Sie den Kopf mal auf die eine, mal auf die andere Seite. Schieben Sie mit der einen Hand das Kissen immer in den Bereich, den Sie gerade behandeln wollen. Sie verbessern die Massagewirkung, wenn Sie erst eine Seite behandeln und dazu das Kissen nur bis zur Körpermitte auf der Seite unterlegen, die mit der Faust massiert werden soll. Behandeln Sie jetzt nabelwärts bis zum Schambein mit der rechten Hand die rechte und dann mit der linken Hand die linke Seite. Das Kissen dazu muß recht hart sein (Abb. 351 und 352).

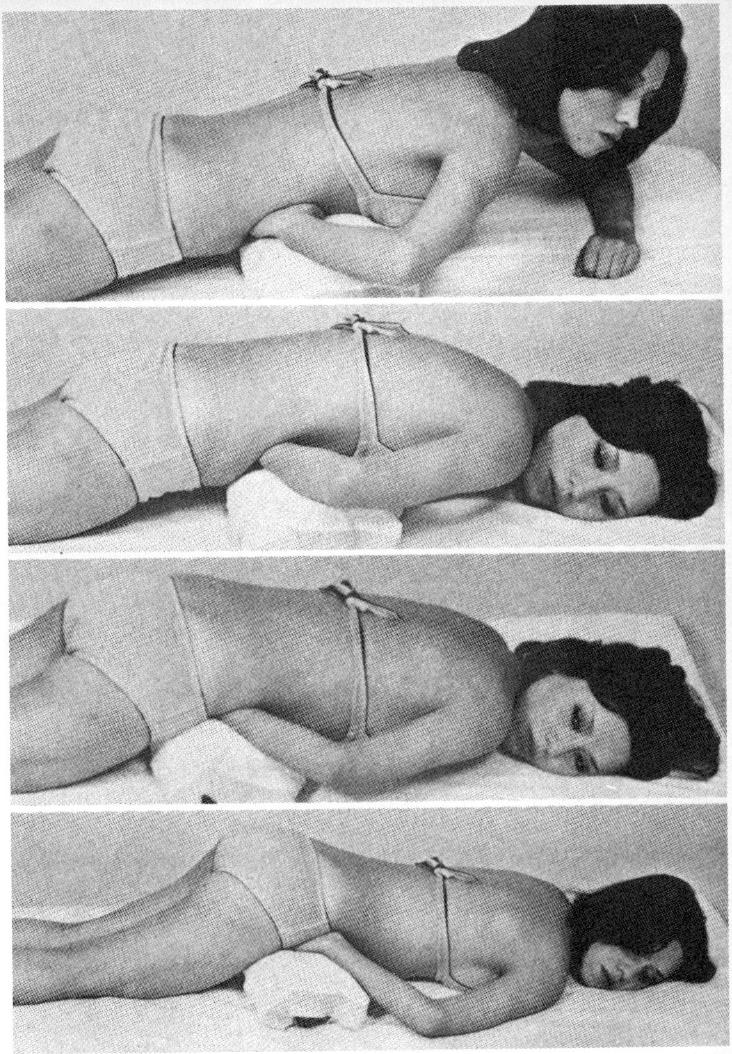

Abb. 349–352

Selbst-Shiatsu für Hals und Hinterkopf im Liegen

Schieben Sie sich ein Kissen unter den Kopf und stützen Sie ihn zusätzlich ziemlich weit oben mit der einen Hand ab (Abb. 353). Mit der anderen fassen Sie den Nacken und massieren ihn leicht in Greiftechnik.

Legen Sie jetzt beide Hände so in den Nacken, daß die Fingerspitzen auf der Halswirbelsäule liegen, und geben Sie vom siebenten Halswirbel aufwärts bis zum ersten Shiatsu (Abb. 354). Der Druck kommt dabei weniger von den Fingern als vom Gewicht des Kopfes, der die Wirbelsäule gegen die Finger drückt. Die Daumen sollten bei dieser Übung nach vorn weggespreizt werden.

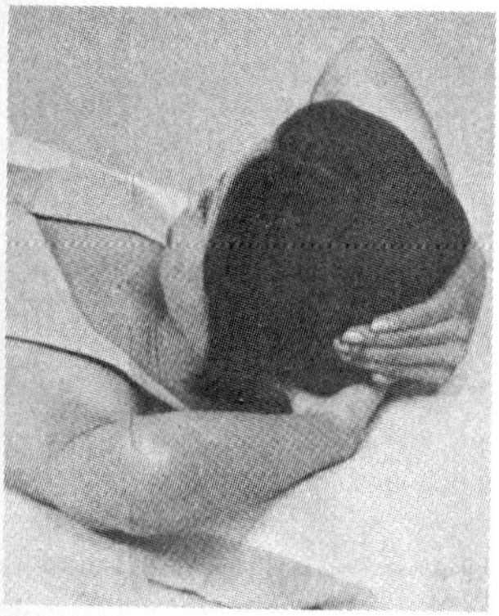

Abb. 353

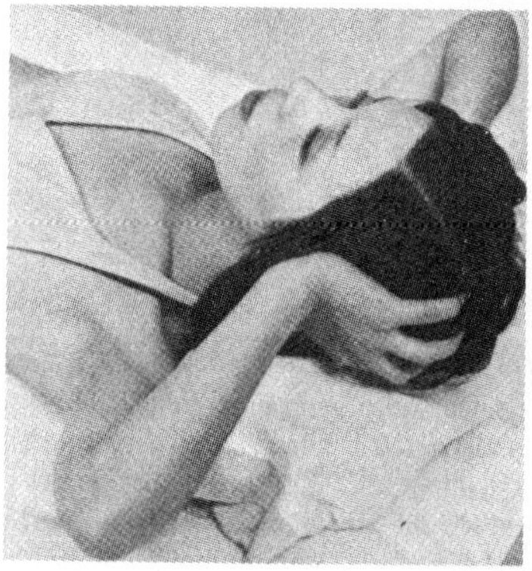

Abb. 355

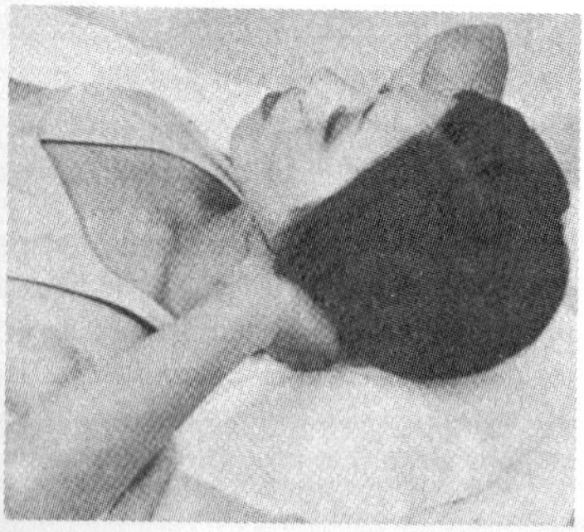

Abb. 354

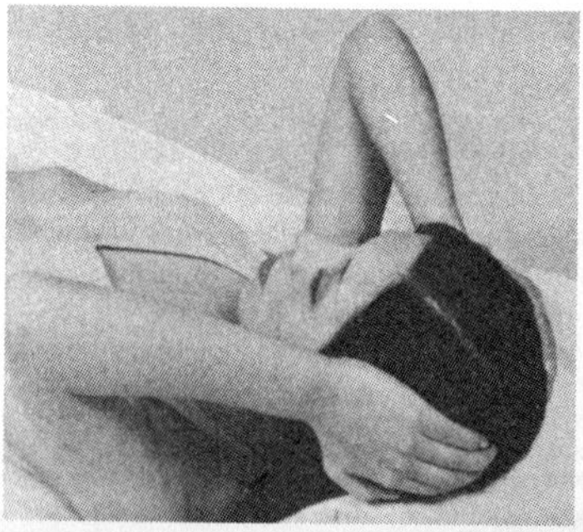

Abb. 356

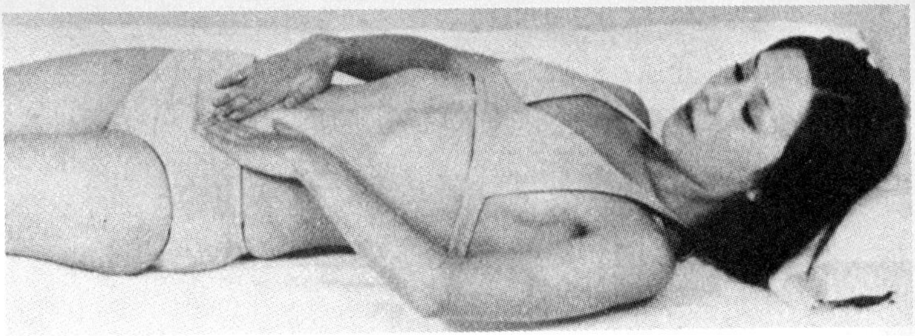

Abb. 357

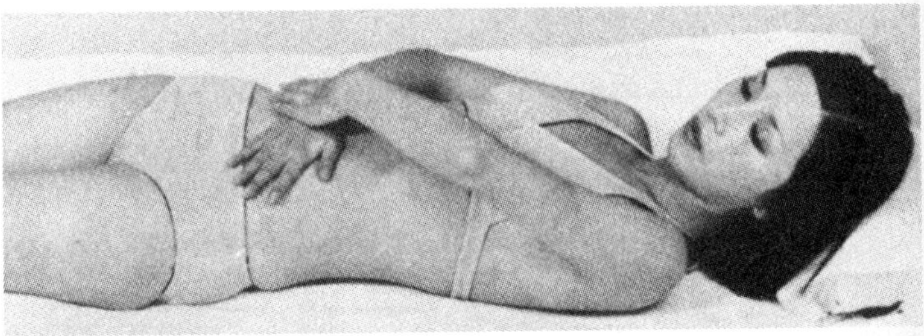

Abb. 358

Drücken Sie anschließend Ihren Schädel leicht mit beiden Händen (Abb. 356).

Abschließende Selbstbehandlung

Reiben Sie mit beiden Daumen über Ihr Gesicht. Reiben Sie sich dann mit beiden Händen die Brust und anschließend das Hara. Legen Sie danach die rechte Hand auf den Bauchnabel; die linke Hand kommt schräg darüber und drückt die untenliegende tiefer in das Nabelgebiet (Abb. 357).

Entspannen Sie darauf kurz die Hände, indem Sie sie flach nebeneinander auf das Nabelgebiet legen.

Gleiten Sie dann mit der einen Hand auf den Nabel, fassen Sie mit der anderen das Handgelenk der ersten und führen Sie sie im Uhrzeigersinn massierend um den Nabel herum.

Legen Sie beide Hände so auf das untere Hara, daß die Finger sich im spitzen Winkel in der Schamgegend treffen und die Daumen in Richtung Nabel zeigen. Gehen Sie in Ihren Atem hinein und beruhigen Sie ihn (Abb. 358).

Shiatsu-Selbstbehandlung sollte möglichst als Ganzkörpermassage abends vor dem Schlafengehen durchgeführt werden. Sie schlafen dann entspannter und wachen am nächsten Morgen frisch und erholt auf. Auch in Zeiten von leichter Krankheit ist die Selbstbehandlung angezeigt. Führen Sie sie konsequent durch, wird sich Ihr Allgemeinbefinden bald deutlich bessern.

«Das Gefühl für Gesundheit …

...erwirbt man sich nur durch Krankheit», hat schon der große deutsche Aphoristiker Lichtenberg erkannt. Das erinnert an Sentenzen wie «Durch Schaden wird man klug» oder «Einsicht ist der erste Weg zur Besserung».

Allen Aussprüchen gemeinsam ist die Erkenntnis, daß man in erster Linie durch persönliche Erfahrung motiviert wird, in den verschiedenen Bereichen des Lebens das Richtige zu tun. Das gilt für die Gesundheit genauso wie für das Sparen.

Sechster Teil

Spezielle Krankheiten

1. Reaktionen auf die Shiatsu-Behandlung

Die Grundphilosophie, die hinter Shiatsu steht, ist der Gedanke, daß das normale Funktionieren des Körpers wiederhergestellt und nicht nur Symptome behandelt werden sollen. Je länger der Körper vernachlässigt wurde und falsch reagierte, um so länger dauert es, bis er das innere Gleichgewicht wiedergewonnen hat. Im Laufe des Gesundungsprozesses reagiert der Körper auf jedes Eingreifen, das diese Entwicklung unterstützen soll, aber die Art der Reaktion hängt natürlich von der jeweiligen Behandlung ab.

Wenn jemand krank ist, dann ist es verständlich, daß er sich um möglichst rasche Hilfe bemüht. Und auch der Arzt hat den Wunsch, den Patienten bald zu heilen. Doch bei diesem Vorgehen behandeln wir immer nur die Symptome. Medikamente, die Schmerzen unterdrücken, welche mit den Symptomen zusammen auftreten, erzeugen beim Patienten nur den falschen Glauben, er sei geheilt.

Man kann vielen Patienten nur schwer erklären, daß der Heilungsprozeß nicht unbedingt ohne Schmerzen und unangenehme Symptome verläuft. Anfängliche starke Reaktionen oder länger anhaltende Symptome gehören oft zur vollständigen Gesundung. Wer Akupunktur, Moxibustion und chinesische Kräutermedizin studiert, der muß auch lernen, wie unerwartete Reaktionen auf eine Therapie zu interpretieren und behandeln sind. Dieses Wissen ist besonders bei falscher Diagnose und Behandlung hilfreich. Behandlungsformen – wie die medikamentösen –, die auf eine schnelle Erleichterung zielen, haben gewöhnlich starke Nebenwirkungen zur Folge. Bei den sanften manuellen Therapien sind solche Gefahren nicht gegeben.

Auf der anderen Seite ist die Einstellung des Patienten von äußerster Wichtigkeit. Ich habe Patienten gehabt, deren Zustand sich nach einer Shiatsu-Behandlung verschlimmert hat und die daraus geschlossen haben, daß diese Art von Therapie ihre chronischen Krankheiten nicht heilen kann. Wenn ein Patient fragt, ob Shiatsu sein Leiden heilen kann, antworte ich immer, daß die Verantwortung für seine Gesundheit bei ihm selber liegt und nicht beim Therapeuten. Shiatsu sollte dem Patienten ermöglichen, sich selber zu fühlen und seine eigenen Heilungskräfte zu erkennen. Es soll dem Patienten auch bewußt machen, daß er selber die Krankheit erzeugt hat und er deshalb Schritte zu einer seiner Gesundheit zuträglichen Lebensweise unternehmen muß. Die Macht, Krankheiten zu heilen, liegt nicht in einer übergroßen konstitutionellen Stärke, in Medikamenten oder Wundern. Ihre natürliche Lebenskraft oder natürliche Heilkraft ist der Schlüssel dazu, ob Sie gesund werden und es bleiben oder nicht. Um gesund zu werden, müssen Sie – einfach gesagt – das Gegenteil von dem tun, was Sie krank gemacht hat.

Entfremdung von echten Werten und die Vernachlässigung eines heilsamen Lebensstils haben unsere psychische Gesundheit derartig tiefgehend beeinträchtigt, daß Krankheit und Leiden tatsächlich zur bevorzugten Lebensweise geworden sind. Der unbewußte Wunsch, krank zu sein und zu bleiben, ist womöglich der Grund dafür, warum die gleiche Behandlung bei zwei Personen so unterschiedliche Ergebnisse bringen kann. Der Therapeut sollte sich vor jenen Patienten in acht nehmen, die nur um des Klagens willen klagen. Diese Patienten scheinen ohne ständiges Herumnörgeln nicht zufrieden zu sein. In der Regel wird der Therapeut von ihnen heftig kritisiert. Auf der anderen Seite gibt es jene, die die Verantwortung für ihre Gesundheit dem Therapeuten aufladen. Diese Haltung ist auch eine Art Krankheit.

Es ist kein Fehler zu glauben, daß Shiatsu alle Krankheiten heilen kann, aber Sie werden feststellen, daß der Widerstand des Patienten gebrochen werden muß, wenn Sie keinen Mißerfolg erleben wollen.

Im Japanischen nennt man Shiatsu auch «*te-ate*», das heißt «Handauflegen» auf die schmerzende Stelle des Körpers einer anderen Person. Es ist eine instinktive Reaktion beim Menschen, die Hand auf die schmerzende Stelle des eigenen Körpers zu legen. Wenn Sie also Ihre Hand auf einen *Kyo*-Punkt legen, spürt der Patient eine Zuversicht, daß er geheilt werden wird.

Wenn die Reaktion auf die Behandlung positiv ist und der Patient sich gleich anschließend besser fühlt, dann spürt er die Gesamtheit der aktivierten Energie, die abschwächend auf die Symptome wirkt. Die Symptome werden oft erst einmal stärker, wenn sie in einer Körperregion konzentriert und nicht über den ganzen Körper verteilt sind. Treten neue Reaktionen auf, ist das meist ein Zeichen, daß dann bereits chronisch gewordene Symptome wieder akut werden und endlich ausgeheilt werden können.

Es ist wichtig, daß Sie eine Sensibilität dafür entwickeln, wann Ihr Körper Ruhe braucht, wann er müde ist, welche Haltung für ihn bequem ist und so weiter. Zuerst stellen Sie vielleicht eine schnelle Besserung fest, doch im Laufe der Zeit scheinen sich keine Veränderungen mehr einzustellen. Sie scheinen sich zu erholen, doch die Symptome bleiben unverändert. Man muß begreifen, daß sich die Erholung in vielen Stadien vollzieht und daß die Gesundheit ein schrittweiser Prozeß ist. Der Vorgang ist mit dem Wachstum eines Kindes vergleichbar. Wenn Sie mit Ihrem Kind jeden Tag zusammen sind, dann werden Sie sein Wachstum kaum bemerken; haben Sie es aber eine Zeitlang nicht gesehen, dann fällt Ihnen auf, wie groß es geworden ist. Aber ob es zu merken ist oder nicht – die Veränderungen finden auf jeden Fall statt.

Da der professionelle Shiatsu-Therapeut das weiß, ist er geduldig und verständnisvoll. Er versichert dem Patienten, daß sich die Besserung nach einer bestimmten Zeit einstellen wird, und während des Gesundungsprozesses verhält er sich dem Patienten gegenüber aufgeschlossen.

2. Krankheiten des Bewegungsapparates

Verstauchung

Eine plötzliche oder ruckweise Bewegung kann bei Bändern oder Sehnen zur Verstauchung führen. Die Verdrehung des Knöchels oder des Handgelenks, Peitschenschlagsyndrom oder den chronischen Tennisarm kann man auch in gewisser Weise als Verstauchung betrachten. Einige Verstauchungen lassen sich leicht durch Massage, Auflegen eines Heizkissens, einen Gipsverband oder durch Salben heilen. In manchen Fällen ist jedoch eine teilweise Luxation eingetreten, und obwohl man das nicht auf einer Röntgenaufnahme erkennen kann, hat diese Art von Verstauchung den Muskel und den damit verbundenen Meridian so ver-

dreht, daß eine Heilung schwierig wird. Innere Zerrungen, die durch schockartige äußere Einwirkungen verursacht sind, beeinträchtigen erheblich das richtige Funktionieren des Körpers.
Um dieses Problem mit Shiatsu behandeln zu können, ist es wichtig, daß Sie die verzerrten Meridianlinien im Gelenkgebiet aufspüren. Plazieren Sie die tonisierende Hand auf die schmerzende Stelle und tasten Sie mit der anderen dann an der Sehne oder den Muskeln entlang, um die *Kyo*- und *Jitsu*-Stellen zu finden. Denken Sie daran, daß Sie die Meridianlinien kennen müssen, die davon betroffen sind. Wenn Sie den Meridian, der zuviel Energie hat (*Jitsu*), zu sedieren versuchen, empfindet der Patient Ihre Behandlung womöglich als zu schmerzhaft. Es ist besser, die *Kyo*-Meridiane durch Handauflegen zu behandeln, dann allmählich die Sedieren-Tonisieren-Technik anzuwenden und das Gelenk zu dehnen, um die Beweglichkeit wieder herzustellen.
In den meisten Fällen werden Sie Verdrehungen eher in den *Kyo*-Gebieten feststellen können, da die Muskeln in den *Jitsu*-Bereichen zu verspannt sind. Die Sedieren-Tonisieren-Technik ist bei der Behandlung von Verstauchungen grundlegend. Es ist wichtig, daß man eine Serie von Behandlungen gibt, um eine vollständige Heilung zu erreichen. Das ist bei chronischen Fällen natürlich noch wichtiger.

Das Peitschenschlagsyndrom

Verkehrsunfälle sind eine der Hauptursachen dieses Leidens, das die Halswirbel betrifft. Plötzliches Schleudern des Kopfes nach vorn oder nach hinten, das Fehlreaktionen der Nerven entlang des Kopfes, der Schultern und der Arme auslöst, heißt Peitschenschlagsyndrom oder auch Schleudertrauma. Schmerzen im Nacken und eingeschränkte Beweglichkeit in diesem Gebiet kann Kopfschmerzen, Schwindelgefühle, Klingeln in den Ohren, Erbrechen, Augen- und Halsschmerzen, Taubheit in den Armen und Schwierigkeiten beim Zupacken und Gehen verursachen. Die Behandlung durch Strecken, konventionelle Massage oder Medikamente bringt meist keine vollständige Heilung.
Wenn Sie solche Fälle behandeln, dann berühren Sie die Spitze und die Seiten der Halswirbel nacheinander ganz sanft. Der Patient wird in den betroffenen Stellen starke Schmerzen spüren. Halten Sie seinen Kopf mit der Hand fest, damit er ihn nicht als Reaktion auf einen Schmerz ruckartig

bewegen kann. Dreifacher-Erwärmer- und Gallenblasenmeridian sind beim Peitschenschlagsyndrom und allen anderen Problemen mit den Halswirbeln betroffen.

Beim Peitschenschlagsyndrom ist der Dreifache-Erwärmer-Meridian *Kyo* und der Dünndarmmeridian *Jitsu*. Der plötzliche Zug dehnt ihn dermaßen, daß der Dünndarmmeridian sich zusammenzieht, um den Nacken zu stützen. Verletzungen an den Halswirbeln beeinflussen auch die Brustwirbel. Wenn der Dreifache-Erwärmer-Meridian in Mitleidenschaft gezogen ist, sind der siebte bis neunte Brustwirbel (der Bereich des Herzmeridians) beeinträchtigt und oft auch verrenkt. Manchmal finde ich, daß der Dünndarmmeridian *Kyo* und der Dreifache-Erwärmer-Meridian *Jitsu* ist. Wenn ich dann den Patienten nach den Einzelheiten des Unfalls frage, erfahre ich, daß der unerwartete Stoß nicht von hinten oder vorn kam, sondern von der Seite. Sie finden vielleicht auch eine Zerrung im Gebiet des ersten und zweiten Lendenwirbels, das mit dem Dünndarmmeridian in Verbindung steht. *Kyo*- und *Jitsu*-Verdrehungen können sich auch im Hara und an den Beinen finden. Man muß sich um alle gezerrten Körperpartien kümmern, um gute Ergebnisse zu erzielen.

In akuten Fällen und am Anfang der Behandlung sollte an den Halswirbeln kein starkes Shiatsu angewandt werden. Halten Sie den Nacken fest, aber sanft, so daß der Patient sich in Ihren Händen entspannt und sicher fühlt. Sorgen Sie dafür, daß die Meridiane wieder in ihren Normalzustand gebracht werden. Chronische Fälle reagieren gut auf die Tonisierung des *Kyo*-Gebietes durch Shiatsu am Kopf. Eine Serie von Ganzkörper-Behandlungen ist notwendig, um zu verhindern, daß die Schmerzen zurückkehren.

Nackenverrenkung

Dieses Leiden wird gewöhnlich durch eine Überdehnung des Muskels hervorgerufen. Wenn der Hals immer nur in einer Position gehalten wird, dann verschlechtert sich der Muskeltonus, und eine Verkrampfung stellt sich ein. Gallenblasen-, Dreifacher-Erwärmer-, Dünndarm- und Milzmeridian sind dann beeinträchtigt. Normale Massage erweist sich hier als nicht sehr wirkungsvoll, weil sie nur die Oberfläche beeinflußt. Die Behandlung der schmerzenden Stelle allein reicht nicht aus, weil das Problem bei der Verzerrung der Meridiane der inneren Organe liegt. Da der Muskeltonus schwach ist, sollte man auf die *Kyo*-Gebiete anhaltenden Druck ausüben. Ganzkörper-Shiatsu, bei dem man bei den *Kyo* und *Jitsu*-Gebieten die Sedieren-Tonisieren-Technik anwendet, ist bei diesem Leiden besonders wichtig. Für weitere Einzelheiten sehen Sie noch einmal in dem Abschnitt «Verstauchungen» nach.

Der Tennisarm, chronische Bewegungsschwierigkeiten oder Schulterschmerzen, die durch zeitweilige Überbeanspruchung entstanden sind, erfordern eine ähnliche Behandlung. Das Problem liegt gewöhnlich nicht an der schmerzenden Stelle; zur Linderung des Leidens muß deshalb der ganze Körper einbezogen werden.

Probleme mit dem Knochenbau

Bei Problemen mit der Wirbelsäule kann falsch angewandtes Shiatsu die Situation verschlimmern; deswegen ist es wichtig, besonders sorgfältig vorzugehen. Viele Shiatsu-Therapeuten glauben, daß einfacher Druck auf die schmerzende Stelle alles heilt. Der natürliche Instinkt sagt uns jedoch, daß man die betreffenden Stellen nicht direkt drücken soll. Trotzdem bestehen einige Shiatsu-Therapeuten darauf, daß der Patient noch mehr Schmerzen erduldet, weil sie meinen, daß Schmerzen heilen. Wenn sich der Zustand dann noch verschlimmert, dann halten diese Therapeuten das für eine normale Reaktion auf die Behandlung. In solchen Fällen sollte man berücksichtigen, daß bei einem solchen Leiden der ganze Körper in Mitleidenschaft gezogen ist.

Legen Sie zuerst die Handflächen auf das schmerzende Gebiet, und machen Sie dann die Diagnose. Nach beendeter Diagnose tonisieren Sie die Gebiete, wo Sie Fehlfunktionen festgestellt haben, ohne Druck anzuwenden. Wenn Sie durch Handauflegen auf die Wirbelsäule Schmerz hervorrufen, dann weist das auf Knochenprobleme oder Verrenkungen der Wirbelsäule hin.

Geben Sie dem Hara Shiatsu und prüfen Sie dann, ob sich in der Intensität der Schmerzen Veränderungen ergeben haben. Dann sollten Sie Ganzkörper-Shiatsu durchführen.

In Japan sagen wir, daß die Knochen der Spiegel der Nieren sind und die Wirbelsäule der Spiegel der Blase. Aus diesem Grund kann bei Knochen- oder Wirbelsäulenproblemen eine schlecht funktionierende Niere oder Blase die Heilung verzögern. Auch kann eine mangelnde Ernährung und ein schwacher Kreislauf Störungen beim Dünndarm- und Dreifacher-Erwärmer-Meridian auslösen.

Hexenschuß – Kreuzschmerzen

Die Japaner haben lange geglaubt, daß man mit Kreuzschmerzen rechnen muß, wenn man einmal die Vierzig erreicht hat. Doch in jüngster Zeit leiden schon Zwanzig- und Dreißigjährige daran. Kreuzschmerzen können verschiedene Ursachen haben: Bandscheibenvorfall, Verrenkungen des Rückgrats, Ischias. Die meisten Kreuzschmerzen stammen von schlechter Haltung und falschen Bewegungsabläufen her; andere Ursachen sind Probleme mit dem Knochenbau oder schlecht arbeitende innere Organe. Um dieses Leiden zu behandeln, ist eine genaue Diagnose erforderlich. Bei Bandscheibenvorfall reicht es nicht aus, nur auf die schmerzende Stelle zu drükken.
Der Chiropraktiker bringt die Verrenkung mit einer abrupten Bewegung wieder in Ordnung. Beim Shiatsu drücken wir nie auf die betroffene Stelle, sondern versuchen, in der Kreuzwirbelgegend völlige Flexibilität zu erreichen, so daß die Wirbel von alleine in ihre richtige Position zurückkehren.
Shiatsu im Harabereich verbessert die Flexibilität und Elastizität der Brustmuskulatur und korrigiert auch Verdrehungen im Kreuzwirbelbereich. Finden Sie heraus, welche Meridiane *Kyo* sind und arbeiten Sie an denen, geben Sie außerdem Hara-Shiatsu und behandeln Sie die Beine, indem Sie sie beugen und kreisen lassen. Diese Techniken entspannen die Muskeln, die die Subluxationen verursacht haben, und ermöglichen, daß die Wirbel wieder in ihre ursprüngliche Position zurückkehren. Die spezielle Technik für lumbale Subluxationen kann auch angewandt werden. Gewöhnlich sind Milz-, Dünndarm-, Nieren-, Blasen- und Dickdarmmeridian in Mitleidenschaft gezogen.

Steife Schultern

In Japan nennt man dieses Leiden «gefrorene Schultern» und sieht es als einen Zustand an, der sich oft mit etwa fünfzig Jahren einstellt. Für diese Probleme gibt es keine genau umrissene Ursache. Alterserschöpfung, Zahn- und Kieferprobleme und nachlassende Funktion der inneren Organe sind einige der auslösenden Faktoren. Man kann leicht Druck auf die steifen Muskeln ausüben, aber wenn dann Schmerzen auftreten, kann sich dieser Bereich, besonders entlang dem Schultergelenk, entzünden. In einem solchen akuten Stadium ist Ruhe besser als eine Behandlung. Wenn Sie Ihre Meridian-Diagnose durchführen, werden Sie wahrscheinlich den Dickdarm-, Dünndarm- und Gallenblasen-Meridian im *Jitsu*-Zustand finden. Es ist jedoch wichtiger, daß Sie an den *Kyo*-Meridianen arbeiten. In der Regel werden Sie die *Kyo*-Meridiane, die tief und schwach sind, auf der gegenüberliegenden Seite des Schmerz- oder *Jitsu*-Bereiches finden. Die *Kyo*-Meridiane sind gewöhnlich der Magen-, Milz-, Herzkonstriktor-, Herz- und Nierenmeridian.

Üben Sie längeren Druck auf die *Kyo*-Bereiche aus. Stimulieren Sie nicht die *Jitsu*-Bereiche. Nachdem Sie Ihre Diagnose im Hara und am Rücken durch die Anwendung der Sedieren-Tonisieren-Technik überprüft haben, manipulieren Sie sanft die Arme. Seien Sie darauf bedacht, daß Sie die Arme nicht überdehnen. Die Arme in eine bestimmte Position zu zwingen bringt vielleicht eine vorübergehende Beweglichkeit, aber später werden die Schmerzen zunehmen. Durch Ganzkörper-Shiatsu, bei dem Sie die Sedieren-Tonisieren-Technik anwenden, können Sie Erleichterung erzielen.

Arthritis

Akute Arthritis und Rheumatismus werden oft durch Unfälle verursacht. Chronische Arthritis und Gicht gehen einher mit Schwellungen, Bewegungsschwierigkeiten sowie Fieber und Schmerzen, die von Gelenksteife und Verkrampfungen im Gelenk verursacht werden. Entwässerung des Gelenks bringt nur vorübergehende Besserung, weil es nicht zum natürlichen Heilungsprozeß gehört. Manipulieren und stimulieren Sie nie den direkten Gelenkbereich. Halten Sie das Gelenk mit der Handfläche, um es zu schützen, und geben Sie den Meridianen und Muskeln, die um das Gelenk herum liegen, Shiatsu. So entspannen Sie die steifen Muskeln und Bänder und intensivieren die Blutzirkulation in diesem Bereich. Bewegungsschwierigkeiten können auch auf einen angeborenen Energiemangel hinweisen sowie auf die Ansammlung von Giftstoffen, die aus dem Körper entfernt werden müssen.

Rheumatische Arthritis und Knochenarthritis sind durch allgemeine Steifheit des Körpers charakterisiert; dabei ist der Dünndarmmeridian *Kyo* und der Gallenblasenmeridian *Jitsu*. Hinzu kommen häufig Schwierigkeiten bei der Nahrungsverwertung im Dünndarm, schlechter Kreislauf, Einschränkungen der Bewegungsfähigkeit und mangelnde Funktion der Entgiftungsorgane. Arthritis im Knie und Knöchel sind ein Zeichen, daß der Milzmeridian *Kyo* ist. Manchmal sind auch der Dickdarm-, Blasen- und Nierenmeridian in Mitleidenschaft gezogen. Schwellungen und Aufgedunsenheit beeinflussen gewöhnlich auch den Dreifacher-Erwärmer-Meridian.

Rehabilitation

Einschränkungen der Beweglichkeit, das häufige Ergebnis eines Schlaganfalls oder jeder Art von Arthritis, beeinträchtigen den Patienten weiterhin, auch wenn die medizinische Behandlung abgeschlossen ist. Unglücklicherweise beschäftigt sich die normale Rehabilitationstherapie nicht mit dem falschen Funktionieren der inneren Organe. Statt dessen wird der Patient nur darauf trainiert, wieder arbeitsfähig zu werden und seinen normalen Platz in der Gesellschaft wieder einzunehmen. Es wird meist nicht darauf geachtet, daß der Patient sich wieder völlig frei und ungehindert bewegen kann und daß alle inneren Organe wieder richtig funktionieren, was für die physische und psychische Gesundheit unerläßlich ist. Eine physikalische Therapie bewirkt oft eine Erneuerung der Energie, aber richtiges Funktionieren der inneren Organe ist für eine vollständige Gesundheit unbedingt erforderlich.
In diesem Bereich kann Shiatsu von großer Hilfe für die Rehabilitation des Patienten sein. Durch die Behandlung der Meridiane und der mit ihnen verbundenen Organe kann eine äußere und innere Balance erreicht werden, die dem Patienten ermöglicht, ein völlig normales und gesundes Leben zu führen.

3. Erkrankungen des Verdauungssystems

Magen- und Darmprobleme

Wenn jemand Probleme mit seinem Magen oder Darm hat, dann massieren wir ihm instinktiv zur Erleichterung den Rücken, und wir bitten ihn, sich auf den Rükken zu legen, und streichen ihm dann sanft über den Bauch. Das gleiche tun wir beim Shiatsu. Indem wir erst dem Rücken ein sanftes Shiatsu verabreichen, können wir zu einer allgemeinen Diagnose über den Zustand des Patienten gelangen. Wenn er dann entspannter geworden ist, überprüfen Sie Ihre Diagnose, indem Sie dem Hara ein sanftes Shiatsu geben.
Da viele Probleme in diesem Bereich nicht als spezifische Krank-

heiten bezeichnet werden können, habe ich mir die Freiheit genommen, allgemeine Beschreibungen jedes Zustandes zu geben und dann Vorschläge, wie man diese Probleme mit der Meridian-Therapie angehen kann, um schnelle Besserung zu erreichen. Bevor Sie den nächsten Abschnitt lesen, vergewissern Sie sich noch einmal, ob Sie den Verlauf der zwölf Meridiane genau kennen und die Methode der *Kyo*- und *Jitsu*-Anwendung beherrschen.

Nervöse Magenentzündung – Magenmeridian: *Jitsu*, Blasenmeridian: *Kyo*.

Übermäßiges Essen, erhöhter Blutdruck, zuviel Magensäure, bitterer Geschmack im Mund und ständige Müdigkeit – Magenmeridian: *Kyo*, Nierenmeridian: *Jitsu*.

Aufgeblähter Magen oder Völlegefühl – Magenmeridian: *Jitsu*, Nierenmeridian: *Kyo*.

Mangelhafte Darmfunktion, geringer Appetit wegen Bewegungsmangel – Magenmeridian: *Kyo*, Dünndarmmeridian: *Jitsu*.

Übermäßiger Verzehr von Süßigkeiten und Essen zwischen den Mahlzeiten – Magenmeridian: *Jitsu*, Dünndarmmeridian: *Kyo*.

Übermäßiger Appetit – Milzmeridian: *Kyo*, Dünndarmmeridian: *Jitsu*.

Schlechte Verdauung aufgrund von geistiger Überbeanspruchung – Milzmeridian: *Jitsu*, Dünndarmmeridian: *Kyo*.

Zwölffingerdarmgeschwüre – Herzkonstriktor-Meridian: *Kyo*, Blasenmeridian: *Jitsu*; oder Gallenblasenmeridian: *Kyo*, Blasenmeridian: *Jitsu*.

Durchfall aufgrund von zuviel Essen – Magenmeridian: *Jitsu*, Dickdarmmeridian: *Kyo*.

Durchfall wegen zu schnellen Essens – Milzmeridian: *Jitsu*, Dickdarmmeridian: *Kyo*.

Durchfall aufgrund von Erkältung oder Schock, der Verdauungsschwierigkeiten auslöst – Dünndarmmeridian: *Jitsu*, Dickdarmmeridian: *Kyo*.

Durchfall aus Nervosität – Blasenmeridian: *Jitsu*, Dickdarmmeridian: *Kyo*.

Frühes Stadium von Blinddarmentzündung – Magenmeridian: *Jitsu*, Dünndarmmeridian: *Kyo*.

Eiterbildung – Dreifacher-Erwärmer-Meridian: *Jitsu*, Dünndarmmeridian: *Kyo*.

Bewegungsmangel – Dreifacher-Erwärmer-Meridian: *Jitsu*, Dünndarmmeridian: *Kyo*.

Schlechte Verdauung aufgrund von Bewegungsmangel – Dünndarmmeridian: *Jitsu*, Dickdarmmeridian: *Kyo*.

Müdigkeit und mangelndes Durchhaltevermögen aufgrund von schlechter Ernährung – Gallenblasenmeridian: *Jitsu*, Dünndarmmeridian: *Kyo*.

Magenkrämpfe aufgrund von Angst – Magenmeridian: *Kyo*, Herzmeridian: *Jitsu*.

Schlechte Verdauung – Magenmeridian: *Kyo*, Dünndarmmeridian: *Jitsu*.

Als Beispiel, wie Sie eines dieser Leiden behandeln können, nehmen wir Magenkrämpfe. Sie können auf HT-5 (Herz 5) auf dem Vorderarm Shiatsu anwenden, während Sie längere Zeit auf den Magen drücken, um den Krampf zu lösen.

Bruchleiden

Es gibt zwei Arten von Bruchleiden: den Leistenbruch, bei dem Teile des Darms durch den Leistenkanal heraustreten, und den Nabelbruch, der eine Vorwölbung der Bauchwand im Bereich des Nabels ist. Die Meridiane, die mit den inneren Organen im Bereich der Hernie in Verbindung stehen, sind gewöhnlich *Kyo*. Der Dünndarmmeridian, der Dickdarmmeridian und manchmal der Milzmeridian sind in der Regel *Kyo*.
Um den Bruch zu behandeln, stützen Sie zuerst den Bruchbereich mit der Handfläche, was bereits tonisiert. Shiatsu sollte gegeben werden, um die Flexibilität des Magens und der Eingeweide zu stärken und zu verbessern und um die Beinmuskeln und die damit in Verbindung stehenden Meridiane zu entspannen.

Hämorrhoiden

Es gibt mehrere Arten von Hämorrhoiden, aber die bekannteste ist die in der Analregion auftretende. Die Japaner geben dieses Leiden nur ungern zu und verschlimmern so den Zustand nur noch.
Shiatsu kann die Blutzirkulation im Analbereich verbessern und jede Energiestagnation auflösen, indem es die Muskeln des Dickdarms entspannt. Shiatsu auf GV-20 (Lenkergefäß 20), der sich oben auf dem Kopf befindet, hilft bei Hämorrhoidenbeschwerden sehr. Behandlung des Blasenmeridians ist bei Analproblemen und

schlechtem Blutkreislauf sehr wirksam. Da Verstopfung oft mit diesem Leiden gemeinsam auftritt, sollte man den Dickdarmmeridian, besonders im Beinbereich, behandeln. Man sollte nicht zuviel trinken und wenig säurehaltige Nahrungsmittel essen, weil das den Leber- und Nierenmeridian ungünstig beeinflußt. Hin und wieder habe ich Fälle gehabt, wo Hämorrhoiden mit geistigen Störungen zusammenhingen. Dabei waren dann der Herz- und Milzmeridian beeinträchtigt und mußten behandelt werden.

Leberprobleme

In der östlichen Medizin herrscht die Annahme, daß alle Krankheiten von der Leber und der Niere herrühren. Erst vor kurzem hat die westliche Medizin die Bedeutung dieser beiden sogenannten stummen Organe erkannt, weil leichte Fehlfunktionen dieser beiden in der Regel nicht bemerkt werden. Haben die Funktionsstörungen aber erst einmal pathologische Formen angenommen, dann sind sie häufig nur noch schwer zu heilen.

Die östliche Medizin erreicht mit ihren Methoden, die sich auf diese beiden Organe konzentrieren, gute Resultate. Leber- und Gallenblasenmeridian beherrschen und kontrollieren die gesamte Lebensenergie und damit auch die Widerstandskraft gegen Krankheit. Die Behandlung des Leber- und Gallenblasenmeridians kann ein wirkungsvoller Weg sein, um die gesamte Energie im Körper ins Gleichgewicht zu bringen. Die chinesische Kräutermedizin, Akupunktur und Shiatsu haben die Heilung von vielen Leberleiden bewirkt, wenn der Zustand noch nicht hoffnungslos war. Wenn man diese beiden Meridiane behandelt, tritt eine Normalisierung bei Verstopfung, Verdauungsstörungen, Muskelkrämpfen, steifen Gelenken, Erschöpfung, Schlaflosigkeit und müden Augen ein. Leberfunktionsstörungen weisen nach der chinesischen Meridian-Theorie darauf hin, daß der Nieren- und der Dünndarmmeridian entweder tonisiert oder sediert werden müssen, um die Leber zu revitalisieren. Sie zeigen auch Vergiftung im Blut an sowie schlechte Zirkulation im Herzkonstriktor- und im Dreifacher-Erwärmer-Meridian.

Indem Sie die Gelenke behandeln, können Sie den Blutkreislauf verbessern, die Steifheit in diesen Partien auflösen und damit das Funktionieren der Leber normalisieren. Die Kalorieneinnahme zu drosseln und zu ruhen, wie es Ärzte oft anordnen, ist nicht so wirksam wie Ganzkörper-Shiatsu und Gelenkmanipulation.

Gallensteine

Die Galle, die die Leber produziert, wird in der Gallenblase gespeichert, bis sie in den Zwölffingerdarm abgegeben wird. Wenn die Gallenflüssigkeit durch eine abnorme chemische Reaktion zu kleinen Partikeln verhärtet, bilden sich Gallensteine. Wenn sich die Gallensteine in der Gallenblase befinden, dann verursachen sie noch keine Schmerzen. Doch wenn die Steine durch die Gallengänge in den Zwölffingerdarm wandern, dann reizen sie die Wände der Gallenwege und verursachen Schmerzen unter dem rechten Rippenbogen und im Bereich des Solar plexus. Manchmal wandert der Schmerz bis zum rechten Arm und in die Schulter, und die Behinderung des Gallenflusses bewirkt eine allgemeine Magenverstimmung und Verstopfung. Schmerzen oder Krämpfe in der Gallenblase müssen nicht unbedingt ein Zeichen von Gallensteinen sein, deswegen ist es wichtig, daß Sie die richtige Diagnose stellen, um die wirkliche Ursache herauszufinden. Wenn die Gallensteine klein sind, spürt man in der Regel kaum Schmerzen, aber sie können Gelbsucht, Gallenblasen- und Leberentzündungen auslösen.

Die Diagnosepunkte für Gallensteine liegen auf der Oberseite des achten bis elften Brustwirbels, neben dem achten bis zehnten Brustwirbel, auf der rechten Seite des zehnten bis zwölften Brustwirbels und auch auf der rechten Seite des Lendenmuskels. Die Diagnosepunkte für die Leber und die Gallenblase müssen zur Diagnose und Behandlung benutzt werden. Wenn die Gallensteine durch die Gallenblase wandern und die Wände reizen, dann krampft sich die Gallenblase zusammen und verursacht starke Schmerzen. Wenn Sie Shiatsu geben, legen Sie die Hand auf den Gallenblasenbereich, um die Muskeln des Organs zu entspannen, damit die Steine die Gallenwege passieren können. Aus Erfahrung weiß ich, daß sogar große Steine ohne allzu große Schmerzen hindurchwandern können. Gallenkoliken, die durch nervöse Spannung oder seelischen Kummer ausgelöst sind, können auch durch Handauflegen auf die Gallenblasenregion behandelt werden. Auch der Magen- und der Milzmeridian können bei Gallensteinen in Mitleidenschaft gezogen sein aufgrund der verdickten Galle und der nicht ausgewogenen Verdauungssäfte. In Fällen von nervöser Spannung überprüfen Sie den Gallenblasen- und auch den Nierenmeridian; bevor man Shiatsu gibt, ist es wichtig zu wissen, welche Meridiane *Kyo* sind.

4. Krankheiten des Kreislaufs und der Atmungsorgane

Verspannungen im Herzbereich

Übersteigerte Angst aufgrund mangelnden Wissens darüber, wie das Herz funktioniert, und der Glaube, daß das Herz selbst das «Leben» ist, hat zu diesem Problem geführt, das ich als Krankheit unserer Zivilisation bezeichne. Das Herz wird als zentrales Organ unseres Körpers betrachtet und das nicht nur in physischer, sondern auch psychologischer Hinsicht, deswegen reagiert es auch auf Steifheit der Wirbelsäule und auf jede Nervosität. Streß verursacht häufig Verspannungen im Schulterbereich, was dazu führt, daß der Blasenmeridian *Jitsu* wird. Stauchung in den Wirbelsäulenbereichen des Herz- und Herzkonstriktormeridians kann eine Verspannung der Brustmuskulatur hervorrufen und dadurch auch Herzschmerzen, Verspannungen in den Unterarmen weisen auf eine Fehlfunktion des Dreifacher-Erwärmer-Meridians hin. Überprüfen Sie den Herz- und den Herzkonstriktormeridian sowie auch den Dreifacher-Erwärmer-Meridian im Hara- und Brustbereich. Legen Sie bei Herzklopfen die Hand auf den Solar plexus und drücken Sie in Richtung Nabel. Bei Herzschmerzen legen Sie die Hand auf den Magen und drücken sie nach unten.

Angina pectoris

Angina pectoris (Spasmen der Kranzarterien) ist durch Depression, Schmerzen und Angstgefühl in der Brust und Todesangst charakterisiert. Völlige Ruhe hilft in manchen Fällen. Herzmuskelschäden entstehen durch schlechte Blutversorgung des Muskels. In manchen Fällen verläuft die *Angina pectoris* tödlich. Der plötzlich auftretende Schmerz zieht sich von der linken Brustseite in die Schulter bis zum kleinen Finger, dabei sind Herz- und Dünndarmmeridian betroffen. Vor einem Anfall ist der Herzmeridian des Kranken *Kyo*, der Dünndarmmeridian *Jitsu*, was auch bedeuten kann, daß seelischer Druck und geistige und physische Erschöpfung die wahre Ursache des Problems sind und nicht eine Anomalie des Herzens.
Geben Sie Shiatsu auf dem Leber- und dem Nierenmeridian, um den Blutkreislauf zu aktivieren, auf dem Blasenmeridian, um Fehlfunktionen des autonomen Nervensystems zu korrigieren, und auf dem Milzmeridian, um

die Verdauung anzuregen und die Sauerstoffaufnahme zu intensivieren. Geben Sie bei einem Anfall Shiatsu auf die Ober- und Unterarme, auf dem Rücken und auf dem Hara. Üben Sie über längere Zeit gleichmäßigen Druck aus und vermeiden Sie zu starke und abrupte Bewegungen. Wenn Symptome wie Herzrasen, niedrige Körpertemperatur, mangelndes Urin, Schmerzen im Brustraum und andere Zeichen eines schwachen Herzens auch nach dem Anfall noch vorhanden sind, ziehen Sie einen Arzt zu Rate.

Hoher Blutdruck

In Japan führen nur zehn Prozent der Fälle von hohem Blutdruck zu einem Schlaganfall. Deshalb sollten wir, statt uns über mögliche Herzleiden Sorgen zu machen, diesen Zustand als Warnzeichen betrachten, unseren ungesunden Lebensstil zu ändern. Wir sollten uns um eine richtige Ernährung kümmern, seelische und körperliche Erschöpfung nicht auf die leichte Schulter nehmen und uns mehr bewegen.

Bei hohem Blutdruck kann der Herzkonstriktormeridian *Jitsu* oder *Kyo* sein. Wenn der Herzkonstriktormeridian *Kyo*, ist, ändert sich der Druck schnell. Ein hohes Maß an Verspanntheit ist ein häufiger Grund für hohen Blutdruck, deswegen helfen Medikamente kaum und produzieren höchstens noch Nebenwirkungen. Der Nieren-, Blasen-, Leber- und Gallenblasenmeridian scheinen dabei oft miteinander zu verschmelzen. Man spürt wenig Energie im Dünndarm- und Dickdarmmeridian.

Anämie

Starkes Herzklopfen, Kurzatmigkeit, Müdigkeit trotz vorangegangener Ruhe, blasses Aussehen und mangelnde Vitalität sind die charakteristischen Symptome der Anämie. Ein Mangel an roten Blutkörperchen ist schuld an der Unterversorgung des Körpers mit Sauerstoff. Ungenügende Ernährung, Blutungen, Würmer, Mangel an Magensäure und vieles mehr können zur Anämie führen. Gestörte Magen- und Darmfunktionen nach unkontrolliertem Fasten oder einer unausgewogenen Diät können zu einer milden Form von Anämie führen, die sich im Laufe der Zeit verschlimmert. Schwindelgefühle nach langem Stehen können auf eine Unterversorgung des Gehirns mit Blut hindeuten. Menschen, die leicht ermüden oder Hautausschläge bekommen, sind besonders anfällig für Krankheiten und Anämie.

Niedriger Blutdruck

Wenn unser Blutdruck (systolischer Druck) einen Wert von «90 plus Alter» überschreitet, dann machen wir uns wegen unseres Blutdrucks und eines möglichen Herzleidens Sorgen und versuchen sofort, etwas dagegen zu tun. Da die Gefahren des hohen Blutdrucks immer wieder hervorgehoben werden, glauben viele Leute, daß niedriger Blutdruck ein Zeichen für Langlebigkeit und für ein gesundes Herzgefäßsystem ist.

Die übliche Regel, um festzustellen, ob man einen normalen Blutdruck hat, ist, die Zahl 90 und das Alter zu addieren. Da das aber nur einen Mittelwert liefert, kann ein Spielraum von zehn bis zwanzig Punkten nach oben oder nach unten als normal betrachtet werden, da es auf diesem Gebiet individuelle Unterschiede gibt. Ganz gleich, wie alt Sie sind, wenn Ihr Blutdruck bei 120 liegt, können Sie sich beglückwünschen, daß Ihr kardiovaskuläres System immer noch den Zustand eines Dreißigjährigen hat.

Andererseits, wenn der systolische Druck unter 90 und der diastolische unter sechzig liegt, dann haben Sie einen angeborenen niedrigen Blutdruck. Müdigkeit, Schwindelgefühle, müde Augen, Schlaflosigkeit, Kopfschmerzen, Herzklopfen, Kurzatmigkeit, schwacher Kreislauf, Appetitlosigkeit, Empfindlichkeit im Brust- und Bauchraum können davon herrühren. Wenn Sie also jemand behandeln, der einige dieser Symptome aufweist, kann zu niedriger Blutdruck die Ursache sein. Die Einnahme von Medikamenten und Alkohol über längere Zeit, um den Blutdruck zu erhöhen, ist unserem gesamten Gesundheitszustand nicht zuträglich.

Um niedrigen Blutdruck zu beheben, muß man unbedingt ein geregeltes Leben mit einem ausgeglichenen Maß von körperlicher Betätigung und Ruheperioden führen, seine Ernährung auf mehr Gemüse und pflanzliche Fette umstellen und Ganzkörper-Shiatsu anwenden, damit die inneren Organe richtig arbeiten. Schlafmangel, Rauchen und Verstopfung sollten vermieden werden.

Wenn man dieses Problem mit Shiatsu behandeln will, sollten die folgenden Meridiane besonders berücksichtigt werden: Dünndarm-, Herzkonstriktor-, Dreifacher-Erwärmer-, Blasen- und Magenmeridian.

Menschen, die an chronischer Anämie, mangelhafter Ernährung und schlechter Durchblutung leiden und deren Blutdruck unter 100 mmhg (systolischer Druck) liegt, sind die typischen Fälle von niedrigem Blutdruck.

Obwohl sie womöglich länger leben als Leute mit zu hohem Blutdruck, sind die Beschwerden wie Schlafschwierigkeiten, Schwindelgefühle, Apathie, Erschöpfung und Schweregefühl aufgrund von Schlafmangel alles andere als angenehm. Sie neigen auch zu Nervenzusammenbrüchen, Magengeschwüren und Asthma. Der Mangel an Magensäure, Stagnation der Galle und das mangelnde Funktionieren der roten Blutkörperchen lassen den Magenmeridian *Kyo* werden und den Gallenblasenmeridian *Jitsu*. Ungenügende Nahrungsverwertung und schlechte Durchblutung beeinträchtigen den Dünndarmmeridian, während die psychischen Faktoren eine Fehlfunktion des Herz-, Blasen- und manchmal auch des Leber- und Nierenmeridians verursachen. Bei Kreislaufschwäche sind das Herzkonstriktor- und der Dreifacher-Erwärmer-Meridian *Kyo*. Wenn der Dreifacher-Erwärmer-Meridian nicht richtig funktioniert, löst das eine allgemeine Steifheit des Körpers und auf der psychischen Seite Gefühle der Klaustrophobie und des Mißtrauens und ein unerfüllbares Streben nach Perfektionismus aus. Bei Menschen, denen Schlaf fehlt oder die sich selbst nach einer ausreichenden Nachtruhe schläfrig fühlen, sowie bei allergischen Leuten mit empfindlicher Haut werden Sie finden, daß der Nierenmeridian *Jitsu* und der Dreifacher-Erwärmer-Meridian *Kyo* ist. Bei Allergien und Kreislaufschwäche ist der Blasenmeridian *Jitsu* und der Dreifacher-Erwärmer-Meridian *Kyo*. Völlige Erschöpfung, Überarbeitung und Neigungen zu Hitzegefühlen rufen beim Herzkonstriktormeridian einen *Kyo*- und beim Nierenmeridian einen *Jitsu*-Zustand hervor.

Husten

Normalerweise bringt man den Husten mit Grippe oder einer Erkrankung der Atemwege in Verbindung, doch nach einem klassischen Buch über östliche Medizin steht dieses Phänomen mit einer Vielzahl von Meridianen in Zusammenhang. Der Praktizierende muß sich also in der Meridian-Therapie gut auskennen. Erstikkungsgefühle und ständiges Husten sind oft Symptome von neurotischer Verspannung. Sogenanntes «Herzhusten» kommt auch bei Patienten vor, die an Krebsfurcht leiden. Husten, der große Schmerzen in den Seiten des Oberkörpers verursacht und das Zwerchfell nach oben drückt, kann durch mangelhaftes Arbeiten der Leber ausgelöst werden. Zu fette Nahrung, zu viele Süßigkeiten (bei Kindern häufig), übermäßiges Trinken und Erschöpfung sind der Grund für die Fehlfunktion der Leber. Husten mit Auswurf kann auf Unausgeglichenheit des Gallenblasenmeridians und eine schlecht funktionierende Entgiftung hinweisen. Bei Kindern kann Husten beim Überessen oder bei Verstopfung auftreten. Ruhe scheint dieses Problem zu heilen, aber bei ernsteren Fällen tritt entweder der Husten wieder auf, wenn das Kind aktiv wird, oder ein Nesselausschlag entwickelt sich. In solchen Fällen ist der Magenmeridian *Kyo*, der Nierenmeridian *Jitsu* oder umgekehrt. Wenn sich aufgrund des Hustens im Rücken Verspannungen finden, dann überprüfen Sie den Nieren- und Blasenmeridian. Schmerzen im Arm und im Daumen, die sich bis zur Brust hinziehen, weisen auf Fehlfunktionen des Lungen- und Dickdarmmeridians hin. In den Fällen, wo Würmer die Ursache des Hustens sind, sollte man prüfen, ob der Magenmeridian richtig funktioniert. Überprüfen Sie den Dreifacher-Erwärmer-Meridian, wenn der Patient anfällig für Mandelentzündungen, Halsentzündungen, Bronchitis und Erkältungen ist. Schnupfen und fehlendes Riechvermögen weisen auf Störungen des Dickdarm- und Blasenmeridians hin.

5. Krankheiten des Nervensystems

Lähmungen

Störungen im zentralen Nervensystem, Schlaganfall, spinale Kinderlähmung, Kälte in den Extremitäten, rheumatische Arthritis, Nervenentzündung und Beriberi können zu Lähmungen führen. Hohes Fieber, Schmerzen, Taubheit in den Gliedern oder Muskelkrämpfe können Begleiterscheinungen der genannten Krankheiten sein. Gesichtslähmung geht einher mit Ausdruckslosigkeit, Schwierigkeiten, die Augenlieder und den Mund zu schließen, mit der Unfähigkeit, zu pfeifen und richtig zu schlucken, mit unkontrolliertem Speichelfluß und Tränenfluß. Außerdem können Nervenlähmungen in den Oberschenkeln und den Unterschenkeln auftreten. Neuralgien oder Neuritis können die Schultern und die Schulterblätter, Brust und Rükken befallen und die Bewegungsfähigkeit einschränken.

Bei der Behandlung von Paralyse suchen Sie nach Verkrümmungen auf der gesamten Wirbelsäule. Überprüfen Sie auch die Gelenke der Schultern, Ellenbogen, Handgelenke, Beine, Hüften, Knie und Knöchel.

Da Sie nicht immer im Bereich des

Problems *Kyo* und *Jitsu* feststellen können, legen Sie die Hand auf die betreffende Partie und tasten, wo die Verformung sich wirklich befindet. Sie können das tun, indem Sie den dazugehörigen Muskel- und Gelenkbereich diagnostizieren. Sie werden herausfinden, daß sich die Verformung von einem oberflächlichen Phänomen zu einem tieferen verändert und sich ständig wandelt. Deswegen ist es wichtig, daß Sie diesen Zustand vor jeder Behandlung überprüfen.

Neurose

Weil dieses Problem nur schwer mit spezifischen Ursachen in Verbindung gebracht werden kann, halten die meisten Ärzte es für ein eingebildetes Leiden. In der Vergangenheit hat sich die Medizin damit nicht besonders beschäftigt, aber heute verschreiben die Ärzte großzügig Psychopharmaka, um dem Patienten Erleichterung zu verschaffen. Ungefähr ein Drittel aller verschriebenen Medikamente werden gegen Störungen im autonomen Nervensystem oder gegen Angstzustände verordnet. Diese Beruhigungsmittel, die in Wirklichkeit Gifte sind, werden in dem Glauben verabreicht, sie würden den Patienten wieder gesund machen. Der große Nachteil der westlichen Medizin liegt darin, daß sie nicht wirkungsvoll eine Krankheit behandeln kann, die keine festumrissenen Symptome aufweist.

Wir Shiatsu-Therapeuten glauben dem Patienten, daß er wirklich unter psychischem und physischem Unbehagen leidet, und stellen darauf unsere Behandlung ab. Bei Störungen im autonomen Nervensystem (vegetative Dystonie) ist der Blasenmeridian beeinträchtigt; Angst und Zwangsvorstellungen beeinflussen den Nierenmeridian; der Magenmeridian steht in Beziehung zu nervösen Verdauungsbeschwerden und Angst, der Milzmeridian zu übermäßigem Grübeln, der Herzmeridian zu Ungeduld, der Dünndarmmeridian zu Kreislaufschwäche, der Gallenmeridian zu Kopf- und Augenschmerzen. Antriebsmangel und Erschöpfungszustände weisen auf Störungen des Lebermeridians hin, Herzklopfen auf Störungen des Herzkonstriktormeridians und Schwere im Kopf und Augenschmerzen auf Störungen des Dreifacher-Erwärmer-Meridians. Bei Hysterie und Verspannungen im Solarplexus ist der Herzmeridian *Jitsu*.

Die strenge Trennung von psychischen und physischen Aspekten einer Krankheit bringt den westlichen Arzt in Schwierigkeiten. Die östliche Medizin verbindet diese beiden Seiten, weil wir glauben, daß der eine Faktor den anderen beeinflußt. Weil wir eine ganzheitliche Betrachtungsweise haben, wird die Krankheit zu einem vielschichtigen Problem, das aber wirkungsvoll behandelt werden kann.

6. Probleme des Stoffwechsels und des endokrinen Systems

Diabetes (Zuckerkrankheit)

Wenn die Langerhans'schen Inseln in der Bauchspeicheldrüse nicht genügend Insulin produzieren, kommt es zu Störungen des Glukosehaushaltes. Durch einen Mangel an Insulin wird der Blutzucker nicht ausreichend abgebaut. Zucker im Urin zeigt Diabetes an. Die Behandlung dieser Krankheit beinhaltet gewöhnlich die Senkung des Blutzuckerspiegels durch Insulin. Doch diese Art Therapie zielt nur auf das Symptom, nicht auf die Ursache. In vielen Fällen ist bei Diabetes nicht nur die Bauspeicheldrüse gestört, sondern auch die Niere. Die Basedowsche Krankheit oder andere Nebenwirkungen treten oft auch bei Verabreichung von Insulin auf. Menschen, die an Diabetes erkrankt sind, sind immer durstig und haben oft einen Heißhunger auf Süßes. Ständige Müdigkeit, Abnehmen des Sexualtriebs, Hautjucken und andere Hautleiden, Arteriosklerose, Netzhautablösung und andere Augenkrankheiten sind ebenfalls bei dieser Krankheit symptomatisch. Menschen, die zur Völlerei neigen, nervös sind, zu wenig Bewegung haben und ihre Nerven und ihr Gehirn überbeanspruchen, sind anfällig für Diabetes. Bei dieser Krankheit ist der Milzmeridian *Kyo*. Der Nieren- und der Blasenmeridian sollten behandelt werden, um einer Azidose entgegenzuwirken, und der Leber- und Gallenblasenmeridian, um übermäßige Nahrungszufuhr und mangelnden Sexualtrieb zu beeinflussen.

Gicht

Diese Krankheit ist in zwei Dritteln der Fälle durch starke, durchdringende Schmerzen in den Gelenken der großen Zehen während der Nacht gekennzeichnet. Nach etwa einer Woche lassen die Schmerzen nach, treten später aber wieder auf. Das Gelenk schwillt bei diesen Anfällen an, wird rot oder violett; meist hat dabei der Patient auch mäßiges Fieber. Das Gelenk ist so schmerzempfindlich, daß Sie es nicht berühren können. Manchmal sind auch Sehnen und Bänder im Fuß entzündet. In früheren Zeiten wurde die Gicht als «Königskrankheit» bezeichnet, weil sie bei Adeligen, die Essen und Trinken im Überfluß genossen, häufig auftrat. Nach dem Zweiten Weltkrieg gab es auch in Japan aufgrund der Ernährungsumstellung Fälle von Gicht. Ein übermäßiger Anteil von Eiweiß in der Nahrung und zu großer Alkoholkonsum produzieren zuviel Harnsäure im Blut, die sich in den Gelenken von Armen und Beinen ablagert. Störungen der Nierenfunktion, Überarbeitung oder die Wirkungen von männlichen Sexualhormonen können bei der Entstehung von Gicht eine Rolle spielen. Der Mann im mittleren Alter ist das übliche Opfer dieser Krankheit. Der Milz- und Lebermeridian sind in der Behandlung von Gicht am wichtigsten, weil sie mit der großen Zehe und der Achillessehne in Verbindung stehen. Man sollte aber auch den Nieren- und Blasenmeridian beachten. Shiatsu verhindert sehr wirkungsvoll, daß diese Krankheit wieder auftritt.

Basedowsche Krankheit

Diese häufig bei Frauen zwischen zwanzig und dreißig auftretende Krankheit entsteht durch eine Fehlfunktion der Schilddrüse. Die Symptome sind Anschwellen der Schilddrüse, Herzklopfen, Hervortreten der Augäpfel, Zittern der Hände und Augenlider, nervöse Übererregbarkeit und Schlaflosigkeit. Die Schilddrüse, Augenleiden und Schlaflosigkeit hängen mit dem Gallenblasenmeridian zusammen, während das Hervortreten der Augen durch den GB-31 (Gallenblase 31, Fushi-Punkt) beeinflußt werden kann.

Verspannungen im Rücken und Halsentzündungen können durch eine Verschiebung im Bereich des vierten bis sechsten Nackenwirbels ausgelöst sein. Der Gallenblasen- und der Dreifacher-Erwärmer-Meridian sind *Kyo*. Herzklopfen ist dem Herzkonstriktor-Meridian zugeordnet und Nervosität dem Nieren- und Blasenmeridian. Der Dreifacher-Erwärmer-Meridian sollte behandelt werden, um unsere Arme zu entspannen. Der Herzkonstriktor- und der Dünndarmmeridian werden durch jedwede Verkrümmung der Wirbelsäule beeinträchtigt, und das sollte behandelt werden.

Menopause

Wenn bei Frauen die Menstruation aufhört, treten häufig verschiedene Symptome auf: Herzklopfen, Schwindelgefühle, Schweißausbrüche, Kopfschmerzen, Klingeln in den Ohren, Schulterschmerzen wie auch Übergewicht, ständige Müdigkeit und seelische Störungen. Diese Symptome werden durch hormonelles Ungleichgewicht hervorgerufen. Weil es oft schwierig ist, die genaue Ursache für diese vielen Beschwerden zu finden, verschreiben die Ärzte zu schnell und zu leicht Hormonpräparate. Doch diese Medikamente verlängern nur die Schwierigkeiten, die mit der eintretenden Menopause einsetzen. Wenn die Patientin unter Schwindelgefühlen, Klingeln in den Ohren und Schulterschmerzen leidet, sollte man den Dünndarmmeridian überprüfen, weil er mit der Funktion der Eierstöcke in Verbindung steht. Magenbeschwerden und Nervosität oder übermäßiges Essen aus Frustration sind dem Herz-, dem Nieren- und dem Blasenmeridian zugeordnet. Ständige Müdigkeit, Übergewicht, Kopfschmerzen fallen in den Bereich des Dreifacher-Erwärmer-Meridians, während der Gallenblasenmeridian das hormonelle Ungleichgewicht und das Übergewicht beeinflußt. Es ist wichtig, daß vor der Behandlung der Beschwerden, die bei einsetzender Menopause auftreten, eine genaue Diagnose gestellt wird.

7. Krankheiten des Urogenitalsystems

Nierenkrankheiten

Es gibt viele verschiedene Arten von Nierenleiden, daß sogar die professionellen Ärzte Schwierigkeiten mit dem Klassifizieren haben. Aber die Shiatsu-Behandlung hängt nicht davon ab, in welche Kategorie der Krankheitszustand eingeordnet wird, sondern davon, ob die entsprechenden Meridiane *Kyo* oder *Jitsu* sind. Bei akuten Nierenleiden ist es am besten, starkes Shiatsu auf den Nierenbereich auszuüben. Flache und deswegen unzureichende Atmung und Störungen im Entgiftungsprozeß, wodurch zu viele Schadstoffe im Blut bleiben, gehen mit Nierenentzündungen einher. Der Lungen-, der Dickdarm-, der Milz- und der Magenmeridian werden durch übermäßiges Essen und Verdauungsstörungen beeinträchtigt. Bei nervösen Leiden oder zwanghafter Beschäftigung mit Krankheit sind der Herz- und der Dünndarmmeridian wichtig. Überprüfen Sie den Herzkonstriktor- und den Dreifacher-Erwärmer-Meridian bei Schwellungen, Frösteln, hohem Fieber oder Bluthochdruck. Diese Symptome können

die Ursache oder das Ergebnis einer Nierenentzündung sein.
Gemäß der Beziehung der fünf Elemente zueinander beeinflussen chronische Nierenleiden mit Sicherheit die Funktion des Lebermeridians – wegen der Beziehung von Wasser (Niere) zu Holz (Leber). Der Einfluß einer kranken Niere auf den Leber- und den Gallenblasenmeridian kann Appetitmangel, ständige Erschöpfung und müde Augen verursachen.
Ganzkörper-Shiatsu zusammen mit einer guten Diät und einer Stärkung der Nerven haben bessere Ergebnisse bei der Heilung von Nierenkrankheiten geliefert, als eine medikamentöse Therapie. In manchen Fällen, wo die Krankheit tiefer geht und mit der ererbten Konstitution des Patienten zusammenhängt, braucht man für die Gesundung mehr Zeit und Geduld.

Blasenentzündung

Häufiges, mit Schmerzen verbundenes Urinieren, Schlaflosigkeit, Nervosität und Schmerzen in der Kreuzgegend sind die üblichen Symptome bei Blasenentzündungen. Im Fall von Pyelitis (Nierenbeckenentzündung) treten hohes Fieber und Schüttelfrost auf. Die Hauptursache für die meisten Blasenentzündungen ist ein Bazillus, der Verstopfung oder Durchfall erzeugt, sowie menstruelle Unregelmäßigkeiten, Prostataprobleme, Störungen im Ausscheidungssystem und Unterkühlung des unteren Harabereichs. In der Regel werden Sie finden, daß der Dünndarm-, der Dreifacher-Erwärmer- und der Dickdarmmeridian wegen der Kälte in diesen Meridianen *Kyo* sind, während der Blasenmeridian *Jitsu* ist. Bei anormalen Schleimabsonderungen ist der Dreifacher-Erwärmer-Meridian *Jitsu*, der Blasen- oder der Nierenmeridian *Kyo*. Man kann eine exakte Diagnose erstellen, indem man die Hand auf das Hara legt.
Mangelnde Bewegung beeinflußt den Milz- und Magenmeridian. Prostata- und andere Probleme der Fortpflanzungsorgane wirken sich auf den Leber- und den Gallenblasenmeridian aus.

Prostata-Probleme

Bei Vergrößerung der Prostata, die im Alter auftritt, wird die Harnröhre allmählich zusammengedrückt; dadurch entstehen Schwierigkeiten beim Urinieren. Bei manchen Männern muß die Drüse operativ entfernt werden. Doch da so etwas ein massiver Eingriff ist, sollte man es erst einmal mit Shiatsu versuchen. Sogar in ernsteren Fällen können Sie mit

Shiatsu dem Patienten Erleichterung verschaffen. Bei der Diagnose dieses Leidens werden Sie finden, daß der Lebermeridian *Kyo* und der Nierenmeridian *Jitsu* ist. Mit besonderer Berücksichtigung dieser beiden Meridiane behandeln Sie ausführlich außerdem den Gallenblasen- und den Blasenmeridian, wobei Sie die Tonisieren-Sedieren-Technik anwenden. In manchen Fällen werden Sie auch den Dünndarm-, Milz- und Dickdarmmeridian behandeln müssen.

Impotenz, Frigidität

Es ist völlig natürlich, aber auch in unserer «aufgeklärten» Zeit für viele Menschen durchaus noch nicht selbstverständlich, daß ein erwachsener Mensch Lust auf Geschlechtsverkehr hat und ihn ausübt. Jedoch seelisch bedingte Erschöpfung, Verspannungen im autonomen Nervensystem und ein hormonelles Ungleichgewicht können das normale Geschlechtsleben beeinträchtigen. Diese Störung heißt beim Mann Impotenz und bei der Frau Frigidität.
Bei vielen Fällen, wo ich Shiatsu aus einem anderen Grund angewendet habe, verschwand nicht nur die akute Krankheit, sondern auch die sexuelle Störung. Die bloße Behandlung der sexuellen Störung liefert keine andauernden Resultate, da das sexuelle Problem meist vielfältige Ursachen hat. Bei manchen Menschen liegt die sexuelle Unzulänglichkeit nicht in physiologischen Mängeln. Solche Menschen sind oft sehr verspannt, arbeitswütig und deswegen überarbeitet, oder sie tragen eine übergroße Verantwortung, der sie sich im Innersten nicht gewachsen fühlen. Emotionale Faktoren sind oft die Ursache der Frigidität bei Frauen. Sexuelle Gehemmtheit, Schüchternheit im Umgang mit dem anderen Geschlecht und die Assoziation von Sex mit Schmutz und Sünde sind Haltungen, die zu diesem Problem beitragen und die nicht ignoriert werden dürfen. Wir sollten uns darüber klar sein, daß eine gesunde, ausgeglichene Lebensweise in körperlicher wie in seelischer Beziehung die Voraussetzung für ein glückliches Sexualleben sind.
Mit Shiatsu können wir diagnostizieren, wo das Problem liegt, indem wir die Meridiane untersuchen. *Jitsu* auf dem Nieren- und dem Blasenmeridian enthüllt eine Überproduktion von Sexualhormonen, was Entspannung, einen normalen Sexualtrieb und normale Reaktionen erschwert. Bei Erektionsschwäche und vorzeitiger Ejakulation spielen der Leber- und der Gallenblasenmeridian, die den Blutkreislauf beeinflussen, eine große Rolle. Wenn der

Milzmeridian «hart» oder verspannt ist, wie es oft bei Diabetes vorkommt, leidet der Patient unter mangelndem Sexualtrieb. Der Herz- und der Dünndarmmeridian sind bei diesem Problem auch beteiligt. Mangelnde Bewegung kann auch ein Grund für diese sexuelle Störung sein. In diesem Fall sollte der Lungen- und der Dickdarmmeridian normalisiert werden.
Shiatsu kann einen ausgeglichenen Energiefluß im Körper herstellen, und das fördert die sexuelle Potenz am besten. Doch der Therapeut sollte sich bewußt sein, daß psychische Faktoren auch beteiligt sind und eine ebenso wichtige Rolle bei der Erhaltung eines gleichmäßigen Energieflusses spielen.

8. Hautprobleme

Ausschlag und Epidermophytie (Pilzkrankheit der unbehaarten Haut)

Ungesunde Haut, die neben Streß noch andere Ursachen hat, kann den Bakterien und Umwelteinflüssen nicht genügend Widerstand entgegensetzen. Sie behindert den normalen Ausscheidungsprozeß, so daß der Körper nicht genügend entgiftet wird und ebenfalls an Abwehrkräften verliert. Ausschläge und Pilzerkrankungen sind dabei die häufigsten Erkrankungen der Haut, die letzten Endes den gesamten Organismus in Mitleidenschaft ziehen. Um solchen Erkrankungen vorzubeugen oder sie zu heilen, müssen der Lungenmeridian und der Dickdarmmeridian, die beide mit der Haut zusammenhängen, normalisiert werden. Eine Vermehrung der Giftstoffe im Körper, die mit Streßsituationen und falscher Ernährung einhergeht, wirkt sich auf den Dünndarmmeridian aus, so daß auch dieser Meridian behandelt werden muß. Um den Körper ins Gleichgewicht zu bringen, empfiehlt es sich auch, den Nieren- und den Blasenmeridian zu behandeln, die die Flüssigkeit im Körper kontrollieren, dann den Leber- und den Gallenblasenmeridian, die das Blut entgiften. Weiterhin sollten harmonisiert werden: der Milz- und der Magenmeridian, die für die Funktionen des Verdauungstrakts zuständig sind; und der Dreifacher-Erwärmer-Meridian, um den psychischen Streß zu verringern. Ganzkörper-Shiatsu ist ein idealer Weg, Hautprobleme ohne Medikamente erfolgreich zu behandeln.

9. Augenprobleme

Das Auge ist ein sensibles Organ, das mehr Sauerstoff braucht als die anderen Organe unseres Körpers. Leber und Nieren sind die weiteren großen Sauerstoffverbraucher. Herrscht ein Mangel an Sauerstoff im Körper, machen sich die drei Organe ihren Anteil streitig. Da das Auge, im Gegensatz zu den anderen beiden Organen, nicht unmittelbar lebensnotwendig ist, muß es sich dann meist mit dem geringen Überbleibsel zufriedengeben. Deshalb sind die Augen immer mitbetroffen, wenn sich Erschöpfung einstellt und die Leberfunktion sich ändert.

Bei der östlichen Augen-Diagnose steht die Hornhaut mit dem Lebermeridian in Zusammenhang. Der innere und der äußere Augenwinkel haben Verbindung mit dem Herzmeridian; die Lidkante hängt mit dem Milzmeridian zusammen, das Weiße der Augen mit dem Lungenmeridian, die Pupille mit dem Nierenmeridian und die Netzhaut mit dem Dreifacher-Erwärmer-Meridian.

Bei der Untersuchung des Auges vom Meridian-Aspekt her sind der Leber- und der Gallenblasenmeridian am wichtigsten. Der Nieren- und der Blasenmeridian sind wichtig für das Gleichgewicht der Körperfunktionen und für das autonome Nervensystem. Der Lungen- und der Dickdarmmeridian sind für die richtige Sauerstoffaufnahme und Giftausscheidung zuständig. LI-11 (Dickdarm Nr. 11, am Ende der kleinen Falte etwas oberhalb der Ellenbogenbeuge) bringt Erleichterung bei müden Augen.

Augenprobleme, die von einer Nervenkrise herrühren, wirken sich auf den Herzmeridian und den Dünndarmmeridian aus. Solche, die von schlechter Ernährung und Diabetes kommen, beeinflussen den Milz- und den Magenmeridian. Treten Schmerzen oder anormaler Druck hinter den Augen auf, so sind der Herzkonstriktor-Meridian und der Dreifacher - Erwärmer - Meridian betroffen. Von unserer Meridiantheorie her ist es also durchaus zutreffend, wenn manche Leute sagen, das Auge sei der Spiegel des ganzen Körpers.

Kurzsichtige Patienten können eine Besserung durch vernünftige Ernährung mit gemäßigten Portionen erreichen, wenn dazu noch Ganzkörper-Shiatsu gegeben wird, wobei man besonders Schulterbeschwerden und verspannte Nackenpartien, die sich auf das vegetative Nervensystem auswirken, berücksichtigen muß. Sie können zusätzlich noch Shiatsu um das Auge herum geben und mit der flachen Hand vorsichtig auf den Augapfel drücken.

10. Ohrenprobleme

Häufig auftretende Ohrenbeschwerden sind Entzündungen des äußeren Gehörgangs (Otitis externa) Mittelohrentzündung im Zusammenhang mit Erkältungen, nach dem Schwimmen oder Tauchen, oder Ohrenprobleme, die mit Erkrankungen der Nase und des Rachens einhergehen. Klingeln in den Ohren, Erbrechen und Schwindelgefühl hängen häufig mit Erkrankungen des inneren Ohrs zusammen, obwohl auch die Nase, das Gehirn, die Augen und die Verdauungsorgane hier die Ursache sein können. Manchmal wirken sich die Wechseljahre auf das Befinden der Ohren aus.

Eine Behandlung über die auf dem Kopf liegenden Tsubos des Blasenmeridians und des Lenkergefäß-Meridians ist meist sehr wirkungsvoll für die Heilung von Ohrenbeschwerden. Auch die Punkte des Dreifacher-Erwärmer-Meridians und des Gallenblasenmeridians, die im Bereich von Ohren, Hals und Hinterkopf sind, bringen Erleichterung bei Ohrenproblemen und bei Kopfschmerzen. Wichtig sind auch der Dünndarmmeridian im Bereich des Ohres und der Magenmeridian im Nasenbereich. Bei Schmerzen in den Ohren behandeln Sie am besten den Lungenmeridian und den Herzmeridian. Bei Ohrensausen wegen hohen Blutdrucks und Arteriosklerose geben Sie dem Herzkonstriktor-Meridian Shiatsu.

Akupunktur ist eine weitverbreitete Behandlungsmethode bei Ohrenleiden, eingeschlossen Mittelohrentzündung. Da Shiatsu mit denselben Tsubos arbeitet, kann es ebenso gute Erfolge erzielen. Außerdem trägt Shiatsu dazu bei, den gesamten Körper zu revitalisieren, weil es über die Meridianlinien alle Organe und ihre Funktionen erreicht.

11. Gynäkologische Probleme

Menstruationsbeschwerden

Fehlfunktion der Eierstöcke rufen häufig eine anormale Menstruation mit Schmerzen, während und nach der Periode hervor und wirken sich auf den Magen und den Dünndarmmeridian aus. Deshalb sind diese Meridiane wichtig für die Behandlung von Menstruationsbeschwerden. Andere Meridiane, die mit einbezogen werden sollten, sind: der Herzmeridian, der für die normale Funktion des Zwischenhirns zuständig ist; der Blasenmeridian für die normale Funktion des Uterus und des vegetativen Nervensystems; der Nierenmeridian für die normalen Drüsenfunktionen, besonders der Drüsen, die Sexuelhormone produzieren; der Milzmeridian für das Bewältigen von unangenehmen Gefühlen wie zum Beispiel Frustration; und der Dreifacher - Erwärmer - Meridian für eine normale Schleimabsonderung im Uterus. Allgemeines Shiatsu der Lendenwirbelsäule zwischen dem dritten und fünften Lendenwirbel wie auch im Kreuzbein-Bereich helfen, Menstruationsbeschwerden zu beseitigen.

Leukorrhoe (Weißfluß, Fluor albus)

Hierbei handelt es sich um flüssige, nicht blutige Absonderungen aus der Scheide und den höheren Genitalregionen, die häufig mit Entzündungen und Jucken im Schamlippenbereich einhergehen. Infektiöse Formen des Ausflusses, die auf Trichonomaden, Pilzen etc. beruhen, rufen unangenehme Entzündungen im Uterus- und Eierstockbereich hervor. Sogar Schlafstörungen und Nervosität können im Zusammenhang damit auftreten und machen die Behandlung allein mit Medikamenten schwierig. Bei Frauenkrankheiten sind im allgemeinen der Dünndarmmeridian und der Dreifacher-Erwärmer-Meridian für die Heilung wichtig. Neigt jemand zu schlechter Durchblutung und Verkühlungen im Unterleibsbereich, was häufig den Weißfluß zur Folge hat, dann behandeln Sie auch den Dickdarmmeridian und die Beine, um die Blutzirkulation in der Schamgegend anzuregen. Zur Behebung nervöser Spannungen geben Sie außerdem noch Shiatsu am Hinterkopf und auf den Armen.

Schwangerschaftsprobleme

In der ersten Phase der Schwangerschaft kommt es häufig zu morgendlichem Übelsein, hervorgerufen durch Hormonumstellungen und Giftstoffe, die vom Fötus abgegeben werden. Bei gesunden Frauen werden die Gifte von der Leber verarbeitet und über den Körper ausgeschieden. Funktioniert diese aber nicht völlig, gelangen nicht abgebaute Giftstoffe ins Blut und wirken sich auf das Nervensystem aus, das mit körperlichen und psychischen Reaktionen darauf antwortet. In vielen Fällen kommen Giftstoffe auch in den Magen und führen dann zu Erbrechen und Appetitmangel. Sie wirken sich auch auf die Nieren aus und führen zu Verstopfung. Wenn auch manche Ärzte in dem extremen

Fall von Toxämie (Blutvergiftung) zu einer Abtreibung raten, kann man dieses Problem durch Erregelmäßiges Shiatsu des Leber-, Gallenblasen-, Magen-, Nieren- und Dickdarmmeridians beheben.

Shiatsu im fortgeschrittenen Stadium der Schwangerschaft ist ohne weiteres anzuraten, solange Sie keinen direkten starken Druck auf den Fötus ausüben. Wenn Sie nach meiner Meridian-Methode vorgehen, stimulieren und stärken Sie schwächliche Organe und geben die beste Geburtsvorbereitung, besonders, wenn Shiatsu in Verbindung mit speziellen Schwangerschaftsübungen gebracht wird. Um den Geburtsschmerz so gering wie möglich zu halten, empfiehlt es sich, Kreuzbein und Steißbein Shiatsu zu geben.

Stillprobleme

Die Unfähigkeit zu stillen kann verschiedene Ursachen haben: unterentwickelte oder entzündete Milchdrüsen, Hormonstörungen, falsche Rückbildung der Gebärmutter oder Fehler beim Stillen selbst. Schmerzen in der Schulter gehen oft damit einher. Früher gab es japanische Masseure, die sich auf die Massage der Brust in der Schwangerschaft und nach der Entbindung spezialisiert hatten. Mit dem Einfluß der westlichen Medizin sind sie jedoch verschwunden.

Um die Milchbildung und die Erholung nach der Niederkunft zu fördern, ist es wichtig, daß die Frau sich in einer beruhigenden Atmosphäre ausruhen kann und eine ausgewogene Ernährung erhält. Gibt man ihr große Mengen Essen in der Absicht, dadurch die Milchbildung zu stimulieren, erreicht man damit nur das Gegenteil.

Eine wirkungsvolle und schöne Methode, die Milchdrüsen anzuregen, ist eine Brustmassage durch den Ehemann. Die Brust vor und nach der Entbindung liebevoll zu massieren, hilft der Frau sehr, ihr Kind stillen zu können.

Wenn Sie Shiatsu geben, dann massieren Sie die Brüste sanft. Dadurch werden die Milchdrüsen angeregt, und etwaige Entzündungen gehen zurück. Behandeln Sie den Magenmeridian, der über die Brustwarzen und Eierstöcke verläuft, wie auch den Herzkonstriktor-, den Herz- und den Gallenblasenmeridian, die alle über die Brust gehen.

Hat die Mutter nach der Geburt nicht die Möglichkeit, sich genügend auszuruhen, kann sich das Blut stellenweise in den Schultern stauen und Steifheit und ziehenden Schmerz darin hervorrufen. Außerdem kommen dann meist noch Kopfschmerzen, Benommenheit und Schwindelgefühl, Fieber und psychische Unausgeglichenheit hinzu. In solchen Fällen ist Shiatsu des Blasenmeridians, des Dreifacher-Erwärmer-Meridians, des Dünndarm- und des Gallenblasenmeridians im Schulterbereich angezeigt, wodurch Blockierungen beseitigt werden und die Muskulatur sich wieder entspannen kann. Zur Harmonisierung der Eierstockfunktionen und der Organe im Becken- und Schambereich, zur Reinigung der Körperflüssigkeit und zur Stabilisierung des vegetativen Nervensystems geben Sie Shiatsu auf den Nieren- und auf den Blasenmeridian.

12. Shiatsu für den Säugling

Der Säugling hat ein besonders großes Bedürfnis nach Hautkontakt. Er ist für seine Entwicklung von enormer Wichtigkeit. Typische Störungen im Befinden des Säuglings wie Verstopfung, Krämpfe, Durchfall, Erbrechen, Husten, Fieber, Magenschmerzen, Dickdarmentzündung und Ausschlag können durch Shiatsu des Rückens und des Hara behogen werden.

Kann das Kind wegen Übererregung, Fieber und Magenbeschwerden nachts nicht schlafen, geben Sie ihm sanft mit der flachen Hand Shiatsu am Hinterkopf und im Hara-Bereich.

13. Unspezifische Krankheiten

Heutzutage leiden viele Menschen an Beschwerden, für die die westliche Schulmedizin keine wirkliche Bezeichnung hat. Haben die Schmerzen die Grenze des Erträglichen überschritten, entschließt sich der Kranke, einen Arzt aufzusuchen. Die Angst, es könnte ein gefährliches Leiden sein, verschlimmert noch das sowieso schon schlechte Befinden. Es folgt die Kette verschiedenster Untersuchungen, deren Ergebnisse mit Bangen erwartet werden. Und dann bekommt der Betroffene endlich seine Diagnose – es ist alles in Ordnung. Jedenfalls konnte der Arzt nichts finden. So kehrt er mit einem Rezept für Schmerztabletten und Beruhigungsmittel und dem tröstlichen Rat des Doktors heim, sich keine Sorgen zu machen, wenn die Schmerzen wieder auftreten.
Die moderne Medizin hat auf chirurgischem Gebiet und bei der

Behandlung akuter Leiden enorme Fortschritte gemacht, steht jedoch chronischen Beschwerden, die für den Patienten nicht weniger unangenehm sind, hilflos gegenüber. Da chronische Leiden, die zugleich häufig nicht klassifizierbar sind, ständig zunehmen, kehren immer mehr Leute der Schulmedizin enttäuscht den Rücken und suchen Hilfe bei der Volksmedizin und der östlichen Medizin, deren Behandlungsmethoden seit vielen Jahrhunderten auf Erfahrung und überliefertem Wissen basieren. Und obwohl die Schulmedizin verächtlich auf sie herabschaut und sie für unwissenschaftlich und von daher nicht wirksam erklärt, spielen sie eine nicht mehr wegzudenkende Rolle bei der Heilung verschiedenster Krankheiten, denen die Ärzte trotz allem technischen und medikamentösen Aufwand nicht beikommen konnten.

Behandlungen mit den Händen wie Shiatsu sind ein gutes Mittel, das keines Aufwandes bedarf und keine unangenehmen Nebenwirkungen hervorruft. Shiatsu läßt sich sicher und effektiv einsetzen.

Steife Schultern

Kaum ein anderes Leiden ist so weit verbreitet und so schwer zu heilen wie Steifheit im Schulterbereich. Aus Mangel an einer wirksamen Therapie versuchen die Schulmediziner dem Problem mit Vitaminspritzen, Beruhigungsmitteln, heißen Bädern und Packungen, Bestrahlungen und manchmal auch dem Streckbett beizukommen. Rheumapflaster, Salben und Massageapparaturen sind dann die Mittel, auf die viele zurückgreifen, wenn die Methoden der Ärzte erfolglos bleiben.

Manche Leute glauben, die Schulterbeschwerden kämen von den Sehnen, die die Oberarmmuskeln mit dem Schultergelenk verbinden, und andere sagen sich resignierend, das sei eben der Preis, den wir dafür zahlen müssen, daß wir einen aufrechten Gang haben. Doch in den meisten Fällen liegt die Ursache in Funktionsstörungen der inneren Organe, körperlicher und psychischer Erschöpfung und Fehlhaltungen des Körpers.

Wenn Shiatsu gegeben werden soll, ist es wichtig, als erstes den Schultergürtel genauestens zu untersuchen, um die Schmerzen und die Energieblockierungen herauszufinden. Doch Shiatsu im Schulterbereich allein wird die Beschwerden nicht beseitigen. Deshalb muß der Shiatsu-Therapeut dem Patienten erklären, daß sein Zustand auch mit seiner Lebensweise, seiner Einstellung zu allem und damit, wie er mit seinem Körper umgeht, zu tun hat. Als erfolgreicher Therapeut wird er eine Vertrauensbasis mit seinem Patienten herstellen, die auf Verständnis und Mitgefühl für den anderen beruht, was heutzutage bei den Ärzten selten vorkommt, weil diese nur noch Symptome, aber nicht mehr den Menschen sehen.

Zur Behandlung von Schulterbeschwerden gibt es zwei grundlegende Techniken. Bevor Sie sie jedoch lernen, müssen Sie das Prinzip der Tonisierung und Sedierung der *Kyo*- und der *Jitsu*-Punkte beherrschen.

Lassen Sie den Patienten den Fersensitz einnehmen und schieben Sie ihm Ihren Unterarm unter die eine Achsel (Abb. 359). Fassen Sie mit der anderen Hand den Ellbogen und halten Sie ihn stützend (Abb. 360). Winkeln Sie den Arm des Patienten am Ellbogen ab und bringen Sie den Unterarm dann bis vor den Körper (Abb. 361). Heben Sie die Schulter in der Achsel an und drücken Sie gleichzeitig den Ellbogen gegen die Brust (Abb. 362). Führen Sie den Arm im Kreis herum und lassen Sie ihn locker.

Für die zweite Methode legt sich der Patient auf den Rücken. Stützen Sie das eine Schultergelenk, indem Sie ihre Hand darunterschieben. Heben Sie dann die Schulter etwas an und bringen Sie Ellbogen und Unterarm an die Brust des Patienten (Abb. 363). Heben Sie die Schulter noch weiter an, als wollten Sie sie zur Brust ziehen. Ellbogen und Unterarm liegen dabei stützend auf der Brust (Abb. 364). Drücken Sie jetzt die Schulter auf den Boden, wobei der Ellbogen in derselben Position bleiben muß (Abb. 365). Wenn die Schulter fest auf dem Boden liegt, führen Sie den Arm abgewinkelt nach außen und legen ihn ebenfalls auf den Boden (Abb. 366). Halten Sie dann den Ellbogen fest und lassen Sie das Schultergelenk kreisen (Abb. 367).

Buckel und Verkrümmungen im Rücken

Zwar sieht man heutzutage bei alten Menschen nicht mehr so häufig wie früher einen Buckel, was wahrscheinlich auf eine veränderte Lebensweise zurückzuführen ist. Dafür haben Rückgratverkrümmungen und Buckelhaltung bei jungen Menschen erschreckend zugenommen, da das Hara nicht mehr entwickelt wird. Früher brachten die Eltern den Kindern bei, während der Mahlzeiten gerade am Tisch zu sitzen, und achteten überhaupt auf eine gute Haltung. Jetzt ist die Erziehung lockerer geworden, und man verläßt sich eher auf irgendwelche

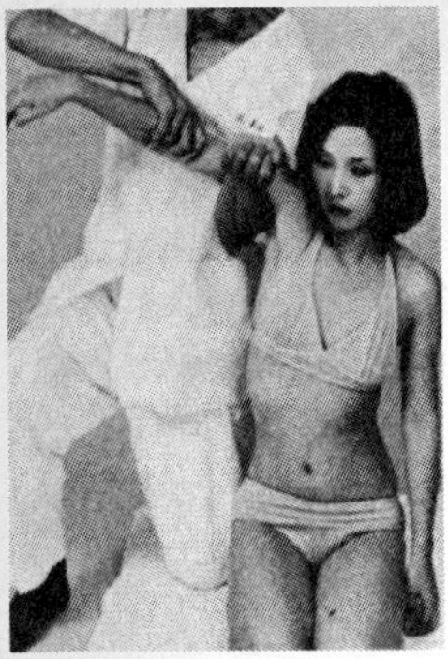

Abb. 359

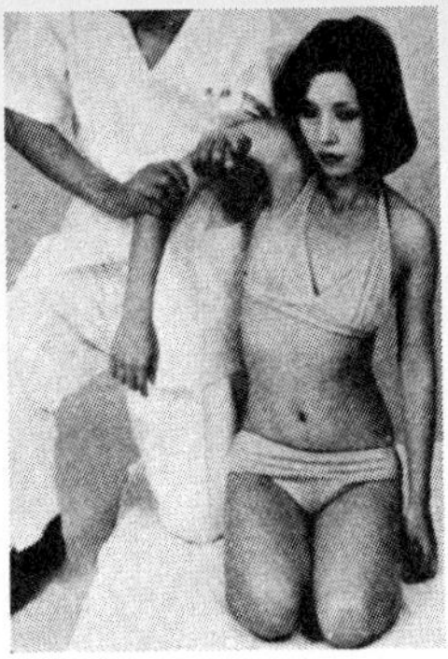

Abb. 360

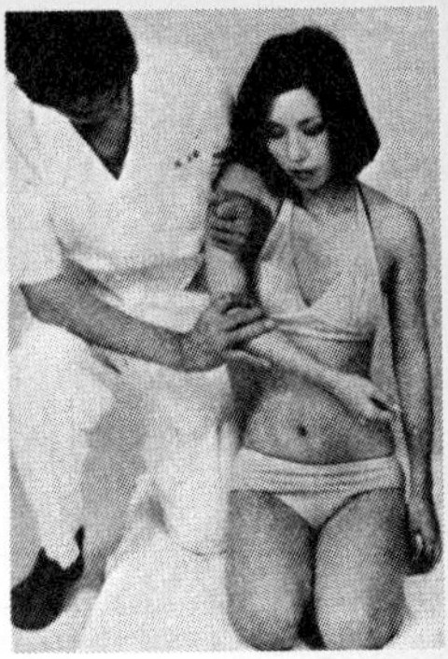

Abb. 361

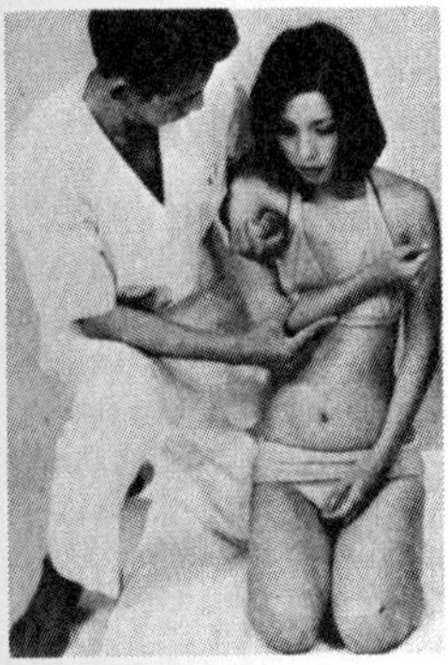

Abb. 362

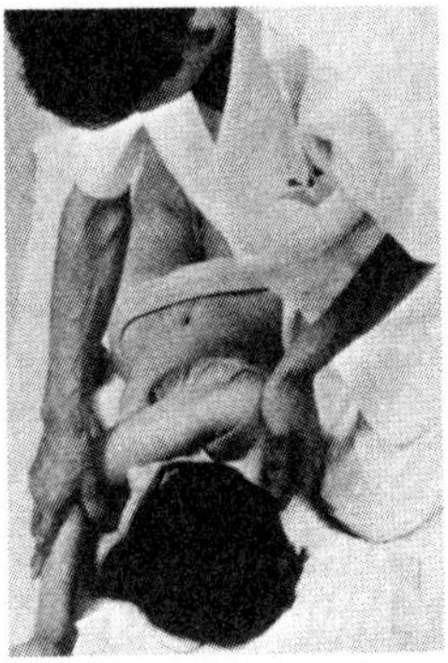

Abb. 363

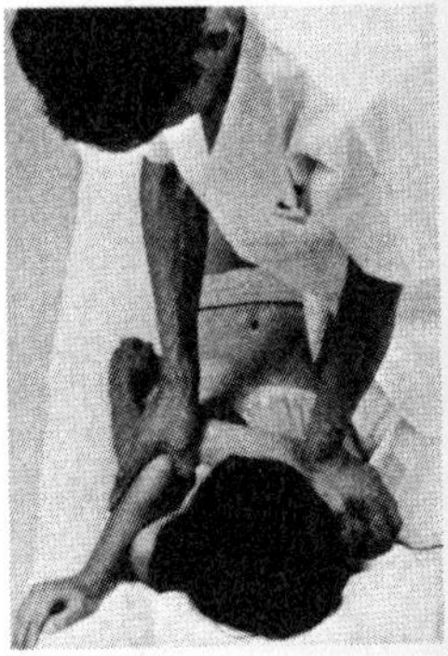

Abb. 364

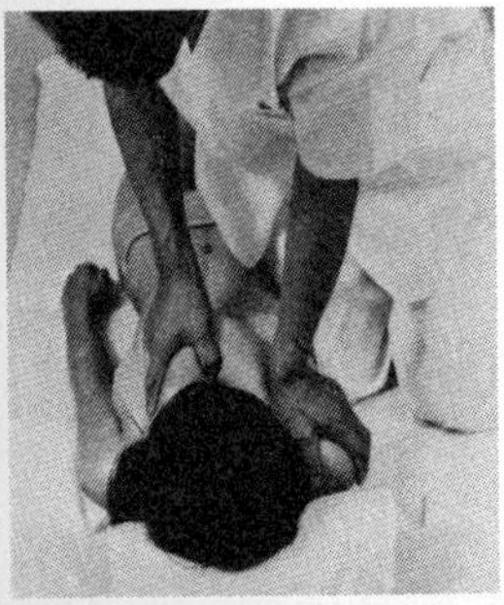

Abb. 365

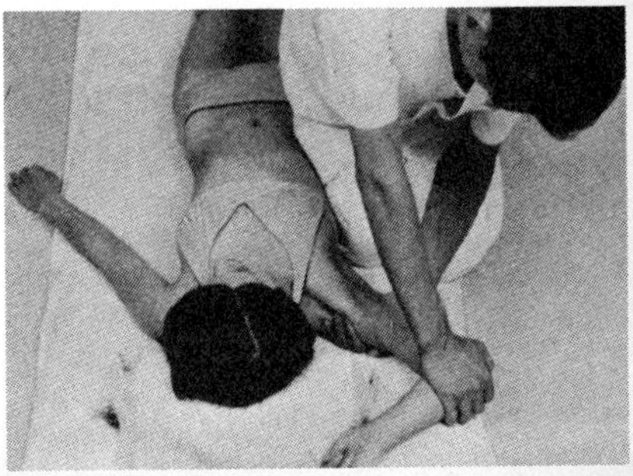

Abb. 366

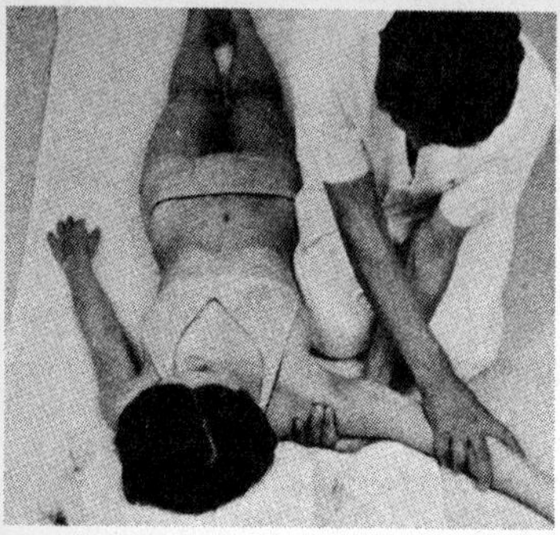

Abb. 367

korrigierenden Behandlungen, als daß man von vornherein für eine gute Haltung und ein kräftiges Hara bei den Heranwachsenden sorgt. Überhaupt ist das Paradoxe an unserer Gesellschaft, daß sie einerseits soviel Wert auf Unabhängigkeit und Freiheit des Individuums legt, andererseits aber die Verantwortung für sich und die Gesundheit ständig an die Medizin delegiert, statt selbständig etwas für den Körper und die Psyche zu tun.

Die Chiropraktiker sehen die Ursachen für Rückgratverkrümmungen im allgemeinen in Fehlstellungen von Wirbeln. Deshalb besteht ihre Behandlung darin, die Wirbel durch verschiedene Methoden wieder in die richtige Position zu bringen. Sie beachten jedoch kaum den Zusammenhang zwischen Funktionsstörungen innerer Organe und Wirbelfehlstellungen. So erfaßt die Arbeit an der Wirbelsäule nur einen Teil des Problems. Bei Kolitis (Dickdarmkatarrh) besteht bei den Betroffenen unbewußt die Neigung, den unteren Teil der Wirbelsäule nach vorn zu ziehen, um dadurch den Schmerz zu mildern. Die Beschwerden eines inneren Organs können so allmählich zu Rückgratveränderungen führen. Bei Schmerzen in der Brust besteht oft die Tendenz, den Rücken nach hinten zu strecken, damit der unangenehme Druck etwas nachläßt. Das ist eine instinktive Art der Selbstbehandlung. In den vielen Jahren meiner Praxis habe ich früher oft bei der Shiatsu-Behandlung einer inneren Störung chronische Wirbelsäulenbeschwerden des Patienten mitgeheilt, ohne das bei der Behandlung beabsichtigt zu haben.

In der Shiatsu-Klinik, die ich heute leite, basiert die Behandlung auf der Erfahrung, daß jeder Wirbel in Zusammenhang mit einem Organ steht. Wir haben herausgefunden, daß Funktionsstörungen innerer Organe der Grund für die Subluxation sind. Das Zusammenziehen von Muskelpartien und Sehnen verursacht Schmerzen, die uns davon abhalten, instinktiv eine korrekte Wirbelhaltung einzunehmen.

Deshalb korrigieren wir die Subluxation der Wirbel durch Streckung der betroffenen Bereiche und wenden Ampuku-Therapie für die Meridiane an, um die Funktionsstörung des jeweiligen inneren Organs zu beheben.

Eingeschlafene Gliedmaßen, Taubheit

All jene, die Zen praktizieren oder oft im Fersensitz oder Lotossitz über einen längeren Zeitraum reglos verharren, machen immer wieder die Erfahrung, daß ihnen dabei die Beine einschlafen. Diese Taubheit in den Gliedmaßen kommt von einer ungenügenden Blutzirkulation und Blockierungen im peripheren Nervensystem durch die Anspannung der Beinmuskeln. Es fällt dann schwer aufzustehen, ein prickelnder, stechender Schmerz durchfährt die Beine, und sie lassen sich nicht mehr richtig koordinieren. In solchen Fällen ist es wichtig, ruhig zu bleiben und den *Sanri*-Punkt (ST-36, Magen Nr. 36) zu drücken. Dann geben Sie noch dem Dreifacher-Erwärmer-Meridian in den Beinen kräftiges Shiatsu. Stimulieren Sie die Beine in sitzender Position, wie in dem Abschnitt «Selbst-Shiatsu für die Beine» angegeben ist.

Im allgemeinen neigen Menschen mit Verdauungsproblemen zu eingeschlafenen Beinen. Aber auch ernstere und chronische Leiden wie verrutschte Zwischenwirbelscheiben, Schleudertrauma, Diabetes, Arteriosklerose, Gehirnblutung und eingeklemmter Nerv können die Ursache für Taubheit in den Beinen sein. In solchen Fällen muß entsprechend behandelt werden. Taubheit der Gliedmaßen in größerem Umfang deutet auf Störungen im Nervensystem oder eine mangelhafte Blutzirkulation hin. Dann sollten Nervensystem und Blutkreislauf durch Ganzkörper-Shiatsu gestärkt werden.

Muskelkrämpfe

Jeder von uns hat irgendwann die unangenehme Erfahrung eines Muskelkrampfs gemacht. Auch wenn wir so etwas selten ernst nehmen, kann es doch zu verhängnisvollen Unfällen führen. Die häufigsten Krämpfe treten wohl in den Waden auf. Schwimmer erleben das häufig, wenn sie längere Zeit im kalten Wasser sind. Und wer ist noch nicht in der Nacht aufgewacht und hatte plötzlich einen fürchterlichen Krampf in einem Bein oder Arm? Eine Diät, ein schwacher Magen und Darm und Schlafmangel können die Ursachen für die Krämpfe sein, aber es gibt noch weitere Gründe. Zu geringe Blutzirkulation im Verhältnis zur Muskelarbeit, die gerade geleistet werden muß, ruft häufig diese Störung hervor. Von daher ist es wichtig, vor körperlicher Anstrengung die Muskeln aufzuwärmen. Kommt es zum Krampf, können Sie sich Erleichterung verschaffen, indem Sie den Muskel strecken und beugen. Geben Sie dann dem betroffenen Muskel leichtes Shiatsu in Greiftechnik. Hält der Krampf trotzdem noch weiter an, halten Sie stützend das eine Ende des Muskels im Übergang zur Sehne und geben Sie mit der anderen Hand dem verkrampften Bereich Shiatsu. Ist der Wadenmuskel befallen, müssen Sie die Kniekehle kräftig mit Shiatsu behandeln und dabei die große Zehe nach oben biegen. Um solchen Krämpfen vorzubeugen, ist Ganzkörper-Shiatsu das beste Mittel.

Entzündung der Mundschleimhaut – Stomatitis

Diese Krankheit ist häufiger bei Kindern als bei Erwachsenen anzutreffen und tritt meist im Zusammenhang mit Erschöpfung oder verdorbenem Magen auf. Kleine weiße Eiterbläschen oder Flecken bilden sich auf der Mundschleimhaut und schmerzen zum Teil sehr unangenehm. Das weist im allgemeinen auf einen gestörten Säuregehalt im Magen und eine in Mitleidenschaft gezogene Magenschleimhaut hin. Deshalb ist es wichtig, daß als erstes der Magen behandelt wird. Geben Sie den Armen und Beinen Shiatsu und auch Ampuku, um die verspannten Muskeln zu lockern, so die nervösen Verkrampfungen aufzuheben und das Magen-Darm-System zu stimulieren, das in solchen Fällen häufig untrainiert ist. Mundgeruch ist auch ein Anzeichen für Stomatitis, von der es mehrere Formen gibt.

Ein japanisches Sprichwort sagt, der Magen ist die Wurzel aller Krankheiten, weil alle Krankheiten durch den Mund hereinkommen. Es ist wichtig, daß Sie gesund leben und sich täglich Shiatsu geben. Bei Neigung zu Mundentzündungen werden Sie feststellen, daß besonders der Dreifacher - Erwärmer - Meridian in den Armen Störungen in dem Bereich anzeigt.

Herzklopfen

Es bedarf einer ungeheuren Menge an Energie, damit der gesamte Körper funktioniert. Unser Herz ist so angelegt, daß es unaufhörlich riesige Mengen Blut in alle Teile unseres Körpers pumpen kann. Braucht der Körper bei anstrengender Bewegung einen rascheren Bluttransport, schlägt das Herz schneller. Die vegetativen Herznerven können aber auch unabhängig von körperlicher Leistung den Herzschlag verändern. Sind wir nervös, wird über den Sympathikus der Herzschlag gefördert, das Herz schlägt also rascher. Oft meinen wir dann schon, ein Herzleiden zu haben.

Oft wird Herzklopfen erst zu einem Problem, wenn wir uns Sorgen über unseren Herzzustand machen und ängstlich in uns horchen, wie unser Herzrhythmus ist. Wir regen uns dabei nur unnötig auf, was nicht nur unser Herz schneller schlagen läßt, sondern auch noch unseren Magen ungünstig beeinflußt.

Ganzkörper-Shiatsu und Ampuku-Therapie sind hier hilfreich. Sanftes Vier-Finger-Shiatsu auf beiden Seiten des Solar plexus bringen bei nervösen Herzstörungen Erleichterung und beruhigen den Patienten. In Fällen, wo Funktionsstörungen der inneren Organe die Ursache für das Herzklopfen sind, ist Ganzkörper-Shiatsu angezeigt. Sie werden feststellen, daß der Herz- und der Magenmeridian *Jitsu* ist und der Herzkonstriktor-Meridian *Kyo* oder *Jitsu*.

Kurzatmigkeit

Die meisten Menschen leben in den Tag hinein, ohne sich Gedanken über ihre Gesundheit zu machen und etwas für ihren Körper zu tun, bis sie vierzig werden und die ersten Beschwerden wie Rheuma und Erschöpfung auftreten. Allmählich wird auch der Atem flacher, und wir ringen nach Luft, wenn wir eine Treppe steigen. Und wenn dann noch der Bauch im Weg ist, wenn wir uns bücken, um uns die Schuhe zuzubinden, ist es Zeit, sich endlich mit unserem alarmierenden Gesundheitszustand zu befassen und die Signale nicht einfach resignierend als Alterserscheinungen abzutun. Schlechter Schlaf infolge von Fehlernährung, blasses Gesicht bei viel Körperfülle, Schwindelgefühl bei Blutarmut – das sind alles Anzeichen, daß es an der Zeit ist, dem Körper endlich eine gründliche Reinigung zu gönnen. Indem man sich für Shiatsu entschließt, ist eine umfassende Diagnose durch das Herausfinden der verspannten und schmerzenden Bereiche und das Prüfen der Flexibilität der einzelnen Gelenke möglich. Die darauffolgenden Behandlungen beugen dann einer Verschlimmerung des Befindens vor und führen nach entsprechender Umstellung der Lebensweise des Patienten zur Heilung. Wenn wir begreifen, daß wir sorgfältig mit unserem Körper umgehen müssen, soll er lange funktionstüchtig sein, brauchen wir uns auch nicht vor dem Alter zu fürchten.

Verstopfung der Nase

Es gibt verschiedene Ursachen für eine verstopfte Nase. Da ist der sogenannte akute Schnupfen, der mit einer Erkältung einhergeht. Chronische Nasenverstopfungen hängen mit Entzündungen zusammen, die wegen einer Überempfindlichkeit der Schleimhäute bereits bei der geringsten Reizung auftreten. Schiefe Nasenscheidewände und von der Anlage her minderwertige Schleimhäute führen ebenfalls zu extremer Schleimansammlung und einem geschwollenen Naseninneren. Eine weitere Ursache ist eine Infektion der Nebenhöhlen mit Eiteransammlung.

Wetter und Klima wirken sich nicht nur auf die Nase, sondern auch auf Asthma, Tuberkulose und Neuralgien aus. So gibt es Klimazonen, die für manche geradezu gewisse Erkrankungen der Atemwege hervorrufen. Und häufig werden zum Beispiel Nebenhöhlenprobleme allein durch einen Klimawechsel ausgeheilt. Ein weiterer, leider immer bedeutenderer Faktor bei dieser Art von Beschwerden ist die Luftverschmutzung. Geht man die Erkrankung nicht an und gibt sich, wie viele Ärzte es tun, damit ab, daß sie eben chronisch ist, werden letztlich die Lunge und sogar das Gehirn in Mitleidenschaft gezogen. Tabletten und Nasentropfen oder -sprays bringen nur temporär Linderung, indem sie die Schleimhäute abschwellen. Doch sie haben Nebenwirkungen, die das Problem unter anderem nur verschlimmern.

Shiatsu dagegen behandelt grundlegend und bringt auch in chronischen Fällen Heilung. Dabei sollte man nicht nur auf den Nasenbereich achten, sondern auch den Nieren-, den Blasen-, den Dickdarm- und den Dreifacher-Erwärmer-Meridian behandeln. Da viele Leute mit Nasenproblemen gleichzeitig dazu neigen, zuviel zu essen, sind Magen und Darm geschwächt, und man muß auch den Zustand von Milz- und Magenmeridian überprüfen.

Ist der Körper gesund, dann hat der Körper genügend Widerstandskraft, um mit Wetterwechsel oder schlechter Luft fertig zu werden.

Anmerkung zur Übersetzung aus dem Japanischen ins Englische

In einem dunklen Raum in der Evangelisch-Lutherischen Kirche in Hiroshima begann vor fast dreißig Jahren mein Unterricht in englischer Konversation. Ein amerikanischer Missionar, der aus Kalifornien stammte, gab mir die Stunden. Auch wenn es ihm nicht gelang, aus mir einen gläubigen Christen zu machen, so brachte er mich doch dazu, recht munter Englisch zu reden. Durch die Erfahrungen mit meinem Lehrer ist mir erst richtig bewußt geworden, welche Schwierigkeiten allein die sprachliche Verständigung zwischen zwei verschiedenen Kulturen birgt. Wie kann man die Erfahrung einer Kultur verpflanzen? Hier liegt das Dilemma jeder Übersetzung. Wie genau kann sie das Denken der Originalsprache wiedergeben?

Während ich in Amerika Vorträge über östliche Kultur hielt, habe ich öfter diese frustrierende Erfahrung gemacht, bestimmte Sachverhalte nicht so ausdrücken zu können, wie ich es wollte. Anfangs schob ich es noch auf mein schlechtes Englisch, doch bald wurde mir klar, daß das Problem in dem Kulturunterschied lag. Und ich arbeite seitdem daran, diese Kluft zu überbrücken.

Zu Beginn meiner Lehrerkarriere fühlte ich mich als Unterrichtender verpflichtet, alle Fragen, die meine Studenten mir stellten, zu beantworten, ganz gleich, ob ich die Antwort wirklich wußte oder nicht. Die Menschen des Westens neigen dazu, immer fertige Antworten auf alles zu erwarten, sei es von einem Lehrer, einem Buch, einer Autorität oder auch nur vom Nachbarn nebenan. Diese Haltung führt leider dazu, daß viele Erklärungen abgegeben werden, ohne daß sie vom Erklärenden selbst genau verstanden werden. Ich bin der Auffassung, daß es auf viele Fragen keine Antworten im üblichen Sinn gibt, und daß manche vom Studenten selbst beantwortet werden müssen. Es ist oft wichtiger, Raum zu haben, um mit einer Idee, mit einem Konzept zu wachsen, als irgendein fertiges Konzept vor die Nase gesetzt zu bekommen.

Ich muß gestehen, daß meine Zusage, dieses Buch aus dem Japanischen ins Englische zu übersetzen, Alpträume bei mir hervorgerufen hat, weil mir klar war, in welche Zwickmühle mich die Kulturunterschiede bei meiner Aufgabe bringen würden. Aber wie ein Don Quichotte, der zum erstenmal eine Honda besteigt, nahm ich all meinen Mut zusammen und fuhr los. Ich hoffe nur, daß ich unterwegs nicht zuviele beschädigte Zäune zurückgelassen habe.